# 頭痛診療 のコツと落とし穴

編集／坂井文彦

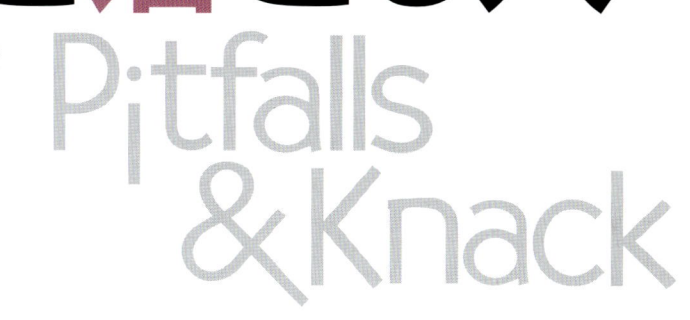

Pitfalls & Knack

中山書店

本書に記載されている内容は各著者の永年の経験に基づいたものです．したがって，読者ご自身の診療に応用される場合には，ご精読のうえ十分な注意と配慮を払われることを要望いたします．

中山書店

# 序

　頭痛患者の診療をスムーズに行うためには，工夫が必要である．自覚症状が主体であるため，頭痛の経過，重症度，支障度などの実体の把握が容易でないことがある．本書には，頭痛診療の第一線で活躍されている先生方の貴重な経験や苦労，工夫が随所にみられ，経験的医療の中で気づいた頭痛診療のコツと落とし穴が多く集められている．

　現代医療にはエビデンスに基づいた，いわゆるEBM医療が求められている．頭痛診療も当然，EBM医療でなくてはならない．日本でも内外のエビデンスを集めた「頭痛治療ガイドライン」が日本神経学会で作成された．しかし医療の現場では，患者からの正確な頭痛情報を得るには，医師と患者との良好なコミュニケーションがまず必要である．頭痛診療のコミュニケーションをいかにしたら良いかは，先人の経験を参考にするのが手っ取り早く，その意味でも本書は参考になる．

　慢性頭痛の患者の訴えには，我々医師も学ぶところが多い．市民講座などの質疑応答で患者から聞く言葉の中で,「自分と同じ片頭痛に悩む人がこんなに多いとは知らなかった」,「片頭痛が病気で治療できることがわかり安心した」,「今まであきらめて我慢していた」,「どうやって片頭痛を識別するのか知りたい」,「新しい治療薬を使ってみたい」,「自分で治す方法を知りたい」といった言葉は印象に残る．WHO（2001）の調査でも，片頭痛による日常生活支障度の高さは，すべての慢性疾患のうち女性では第12位，男女合計では第19位と高い．片頭痛の支障度の高さを知ることが，患者とのコミュニケーションの第一歩となる．

　日本には肩こり頭痛は多いが，片頭痛は少ないのではと考える人が少なくない．しかし疫学調査によると，慢性頭痛のチャンピオンである片頭痛は人口の8.4％と，欧米での10〜14％ほどではないが，かなり多いことがわかった．慢性頭痛に対する認識が，くも膜下出血などの症候性頭痛への注意とともに，本書を通じ，さらに深まることを期待する．

2003年3月

北里大学医学部内科（神経内科）
坂井　文彦

# 目次

## 問診・検査・診断

定型的症状を知ることの大切さ　2
宮崎　東洋

頭痛の問診の要点　4
内野　誠

頭痛の問診の工夫　6
間中　信也

頭痛の訴えへの対処の仕方　9
髙栁　哲也

問診票を効果的に用いた頭痛診療　10
赤松　直樹，辻　貞俊

問診票による判別関数を用いた頭痛の診断　12
内堀　歩

診察室でできる頭痛の用手診断術　14
寺本　純

頭痛患者の後頸部のみかた　16
松本　博之

大病院へ送るべき頭痛の診断と診療上の注意点　18
大石　実

緊急を要する頭痛について　20
黒岩　義之

突然起こる激しい頭痛──命にかかわる頭痛と命にかかわらない頭痛　22
松本　清

機能性頭痛と器質性頭痛とを鑑別するポイント　24
松本　清

慢性頭痛の問診を的確に行うコツ　25
髙木　繁治

片頭痛の問診を的確に行うコツ　**26**
喜多村　一幸

片側の頭痛は片頭痛とは限らない——片側頭痛と片頭痛　**27**
山口　三千夫

患者はしばしば頭痛を片頭痛と言うのでご注意を　**28**
高栁　哲也

片頭痛発作期の脳血管動態　**29**
金　浩澤

片頭痛および群発頭痛の鑑別診断のポイント　**30**
濱田　潤一

片頭痛，群発頭痛と脳血流異常　**32**
田中　尚

多彩な背景疾患を有する脳底片頭痛　**34**
上津原　甲一

多彩な神経症状を呈する脳底型片頭痛　**36**
山根　清美

20年間，片頭痛として治療されていた後頭葉動静脈奇形の一例　**38**
小松本　悟

前兆を伴う片頭痛様発作を繰り返した脳動静脈奇形の一例　**40**
美原　盤

脳底型片頭痛様発作を繰り返した一過性脳虚血発作の一例　**41**
美原　盤

片頭痛の病態生理——3つの学説と血管作動性物質，遺伝子異常　**42**
荒木　信夫

緊張型頭痛と片頭痛の関係——合併 vs 一元論　**45**
竹島　多賀夫

緊張型頭痛が示すさまざまな臨床症状　**48**
山根　清美

緊張型頭痛の誘因の特定に必要な問診　**50**
桑澤　二郎

緊張型頭痛の問診法と鑑別診断　**52**
目崎　高広

緊張型頭痛の非定型症状——診断，他科疾患との鑑別診断　**53**
森松　光紀

頭重感などを呈する緊張型頭痛には抗うつ薬の考慮も　**54**
中野　今治

緊張型頭痛の背景にある「うつ」の検査も重要　55
小林　祥泰

緊張型頭痛を呈した髄膜癌腫症　56
古和　久典

冠名頭痛症候群の行方　58
片山　宗一

慢性連日性頭痛の診断のコツ　60
平田　幸一

医療費からみた緊張型頭痛患者の画像診断のタイミング　62
五味　愼太郎

頭痛診断における頸椎X線の有用性　63
喜多村　孝幸

外傷後の難治性の頭痛は頸椎が重要　64
山口　三千夫

CT，MRI検査の適応の実際　66
下村　登規夫

症候性頭痛の痛みの特徴と確定診断に有効な画像所見　68
内野　誠

脳神経外科手術が必要な頭痛——診断，他疾患との鑑別診断　70
平山　晃康

誤診イコール死に直結するくも膜下出血　72
久保　慶高，小川　彰

くも膜下出血からのminor leakによる頭痛　73
北川　泰久

初診時の頭部CTでくも膜下出血を見落とさないために——くも膜下出血の診断は第一線の医師の手で　74
山口　三千夫

頭部CTで異常のみられなかったくも膜下出血　76
赤松　直樹，辻　貞俊

どうみてもSAHを疑ったthunderclap headache　78
岡安　裕之

自律神経症状を伴う一側性頭痛——診断，他科疾患との鑑別診断　79
森松　光紀

脳梗塞に伴う頭痛　80
山田　健太郎，成冨　博章

内科疾患に伴う頭痛　82
黒岩　義之

頭痛を訴える特殊な疾患──ミトコンドリア脳筋症　　84
田中　尚

髄膜炎での頭痛の特徴──ウイルス性髄膜炎　　86
綾部　光芳

忘れてはならない頑固な頭痛の原因──肥厚性脳硬膜炎　　88
新藤　和雅, 新田　清明

頭痛のみが主症状であった尾状核出血　　89
鈴木　則宏

起立性頭痛を呈する低髄液圧性頭痛の診断のポイント　　90
阿部　隆志

特発性低髄液圧症候群による頭痛の診断, 鑑別, 治療　　92
五十棲　一男

頭痛のみを呈する椎骨動脈解離性動脈瘤　　93
大田　泰正, 阿部　康二

椎骨脳底動脈解離の診断　　94
平山　晃康, 片山　容一

動脈解離にみられる頭痛の特徴　　96
星　明彦

緊急を要する頭痛の鑑別──解離性脳動脈瘤による頭痛と診断　　98
池田　幸穂

繰り返す, 短時間持続の発作性頭痛──褐色細胞腫を疑う　　99
中島　健二

てんかんの混在の多い家族発生片頭痛　　100
上津原　甲一

てんかんと関連する頭痛　　102
赤松　直樹, 辻　貞俊

頭痛と神経痛──末梢神経からのアプローチ　　104
藤村　晴俊

高血圧症患者にみられる頭痛への留意点　　106
森若　文雄

咳嗽によって誘発される頭痛　　107
根来　清

視力障害を伴う頭痛の鑑別診断　　108
立花　久大

切迫くも膜下出血症状を呈した急性緑内障例　　110
宮川　洋輔

急性緑内障との鑑別が必要な頭痛　112
星　明彦

副鼻腔炎の存在は重要——sinus headache と呼ばれるもの　113
山口　三千夫

片頭痛および群発頭痛と副鼻腔炎との鑑別診断およびその治療法　114
清水　俊彦

群発頭痛様頭痛で発症した慢性副鼻腔炎の急性増悪例　116
藤木　直人

入浴，あるいはお湯をかぶることで誘発される頭痛　117
根来　清

筋由来の緊張型頭痛——はぎしり・くいしばりや筋筋膜痛に起因する緊張型頭痛　118
井川　雅子

口腔顔面領域に疼痛を生じさせうる神経血管性頭痛——片頭痛と群発頭痛　120
井川　雅子

運動に関連した頭痛の分類と対処法　122
鈴木　ゆめ

性交の際に起こる頭痛——benign coital cephalalgia　124
小松本　悟

統合失調症（精神分裂病）に関連する頭痛　126
五十棲　一男

境界性人格障害に伴う頭痛にはまらないために　127
端詰　勝敬

頭痛に影響を与える職場環境・生活様式　128
魚住　武則

## 治療

片頭痛治療薬の使い方　130
岩田　誠

片頭痛の発作時の治療と予防的な治療　132
濱田　潤一

片頭痛薬トリプタン製剤とエルゴタミン製剤の副作用　135
喜多村　一幸

片頭痛発作頓挫薬の種類と重症度別，ステージ別の使用法　136
五十嵐　久佳

頭痛の性質による薬物の使い方——特に緊張型頭痛について　138
目崎　高広

緊張型頭痛の治療には動機づけが必要　**139**
髙木　繁治

罹患率が最も高く，背景も多様な緊張型頭痛の治療　**140**
平田　幸一

症状のひどい慢性緊張型頭痛の薬物治療　**142**
高瀬　靖

心療内科的アプローチが必要な難治性緊張型頭痛の治療　**144**
桑澤　二郎

診断が何よりも大切な群発頭痛の治療　**146**
山口　三千夫

群発頭痛の病態生理と治療　**148**
荒木　信夫

群発頭痛の発作時の予防的治療　**150**
北川　泰久

群発頭痛の急性期治療と予防療法　**152**
五十嵐　久佳

酸素療法に代わるトリプタンによる群発頭痛の治療　**154**
廣瀬　源二郎

片頭痛のない視覚の前兆症状だけがみられる症例の治療　**155**
若山　吉弘

頭痛の鎮痛補助薬　**156**
松本　博之

トリプタン製剤の理想的な使い分け　**158**
清水　俊彦

トリプタンの服用時期について　**160**
片山　宗一

頭痛を鎮静するアスピリンという薬について　**162**
鈴木　ゆめ

頭痛患者の生活指導の基本と応用──DASCH dietを中心に　**164**
下村　登規夫

医者の頭痛の種──chronic daily headache　**166**
坂井　文彦

頑固なchronic daily headacheの治療に苦慮する　**168**
荒木　淑郎

鎮痛薬やエルゴタミン製剤を乱用している患者をどのように治療するか　**170**
高瀬　靖

鎮痛薬乱用性頭痛診療のポイント　**172**
大石　実

## 小児・高齢者の頭痛

小児の頭痛診療のコツ　**174**
藤田　光江

小児頭痛診療の落とし穴体験　**176**
藤田　光江

繰り返す頭痛とめまい——basilar migraine　**178**
岡安　裕之

注意すべき高齢者の頭痛——側頭動脈炎　**179**
新藤　和雅, 渡辺　春江

慢性硬膜下血腫による症候性頭痛　**180**
阿部　隆志

**執筆者とテーマの索引**　**183**

**テーマを検索する索引**　**186**

# 問診・検査・診断

問診・検査・診断
2

# 定型的症状を知ることの大切さ

宮崎 東洋（順天堂大）

患者の訴える頭痛は生命を脅かすようなものから，生命に関係はないとしても慢性的に持続し，患者のQOLを低下させるものまで種々雑多である．しかし，それらの頭痛にはそれぞれに特徴的な所見や症状，徴候を有していることが多い．頭痛のみならず，痛みの診断を確実に行うには，その定型的な症状や徴候，所見を確実に覚える以外に診断の王道はないといえる．

## 頭痛の診断の王道は定型例を確実に覚えることのみ

この頭痛は定型的な症状と異なるなと気がつくことが大切である．

## 問診すべき基本的4項目

頭痛を訴える患者を診るときに，性別，年齢，職業，既往歴，家族歴など簡単に知りうる事柄を聴取することは当然である．

同時に必ず問診せねばならない基本的項目があり，それは痛みの部位に関する問診，痛みの発症に関する問診，痛みの推移・性質に関する問診，痛みの評価に関する問診の4つであり，一言でいえば頭痛の様相を詳しく知るということである（❶）．それぞれの頭痛の定型的症状を頭に入れて，基本に従った問診を行えば，頭痛の診断はほぼ確実にできるといっても過言ではない．顔面に痛みを訴えれば三叉神経痛，片側の頭痛なら片頭痛という短絡的な診断は絶対に行ってはならない．

## 問診が不十分なまま検査を急いではならない

今日の医療では多くの検査機器の発達に合わせて，必要度を超えて，多角的な検査が行われることが非常に多くなっているのが現状である．頭痛患者のかなりの者も例外ではなく，すでに他の専門医の診察を受け，いくつもの検査を受け，結果的には効果的ではない治療を受けている場合が多くみられる．

さらには，検査の行きすぎは無駄な費用がかさむだけではなく，潜在的には危険を伴うものも少なくはない．

また，よく問診を行えば，あまり重要ではないと判断できる患者の訴えに対して，大々的な検査を行ったために，患者に誤った思い込みを生じさせることさえある．

症状が多彩であるために，一元的な診断が確定できにくいときなどに，必要な検査を実施するべきであり，"下手な鉄砲も数打ちゃ当たる"的な検査施行は慎むべきで，論理的に運ばれる必要がある．

ただし，十分な問診を行って，99%確定した診断だからと思っても，それを過信してはいけない．万が一，余計なものはないのかをチェックすることは当然である．三叉神経痛に最も多いのであるが，神経脱落症状がまったく認められず，定型的なものと判断した症例でも，驚くような腫瘍を見つけて脳外科のお世話になったことも一度や二度ならず経験している．

## NSAIDsの効く三叉神経痛はおかしい

いわゆる特発性三叉神経痛の大方は，脳の小血管による三叉神経根の圧迫で生じるものが多いと最近では考えられている．このような三叉神経痛の痛み方はきわめて定型的なものであり，先に述べたように時々脳腫瘍が混じている可能性があることを除けば，診断を誤ることはほとんどないはず

### ❶ 問診すべき基本的項目

**痛みの部位**
- （1）どこが痛みますか？
- （2）いつも同じ部位ですか？ それとも部位が変わりますか？ もし，変わるときはどこへどんな時にですか？

**痛みの発症**
- （3）いつから始まりましたか？
- （4）始まり方は突然にでしたか？
- （5）痛みが始まったとき，何か原因がありましたか？

**痛みの推移・性質**
- （6）どんな時に痛みますか？
- （7）どのような痛みですか？
- （8）痛みの強さはどの位ですか？
- （9）何が痛みを強くしますか？
- （10）何が痛みを軽くしますか？
- （11）痛みに随伴する症状がありますか？

**痛みの評価**
- （12）これまでの治療はどうでしたか？
- （13）なぜ痛いと思いますか？
- （14）自分自身で痛みを和らげる方法がありますか？

## 問診・検査・診断 3

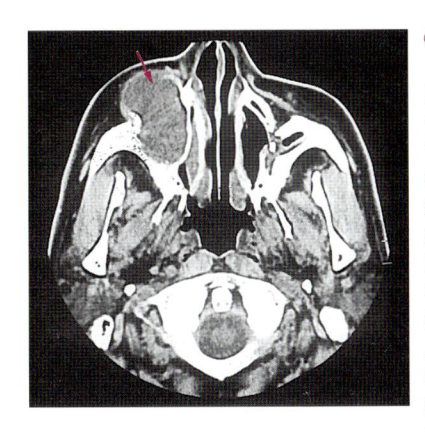

❷ 三叉神経痛として紹介された術後頬部嚢腫

「神経ブロックを試みたがうまくいかない三叉神経痛で，NSAIDs が有効なので投与してあります」として紹介された．NSAIDs が有効な三叉神経痛と聞いただけで"それは違う"と考えるべきである．痛みは鈍痛・持続性で鼻閉を伴い，よく観察すると顔面頬部の腫脹もあり，十数年前に副鼻腔の手術を受けていた．定型的な術後頬部嚢腫（矢印）であり，骨破壊まで伴っていた．

である．

ところが，三叉神経痛と診断されて送られてくる症例が上顎癌であったり，術後頬部嚢腫（❷）であったりすることはそんなに珍しいことではない．三叉神経痛の痛みはその支配領域を越えない部位に訴えられるが，同時に鋭く，短い痛みである．決して持続的で重苦しい鈍痛ではない．また，カルバマゼピンに代表される抗痙攣薬が特効的であり，NSAIDs が効果を示すことは決してないと考えるべきであるし，もし NSAIDs が効いたときは，"危ない何かがある"と慎重に対応する必要がある．NSAIDs は炎症性の疼痛に効果を示すのである．

### 呼吸器の手術の既往に気をつけろ

ある時，頭痛の診断・治療にきわめて長けている医師から，「慢性の頭痛ですが診断が付きません．いろいろな鎮痛薬を試しましたがほとんど無効でした．よろしくお願いします」という紹介を受けた．患者の主訴は明らかに持続性，拍動性の頭痛であり，片頭痛などの機能性頭痛であろうと診断することはやさしかったが，それ以上の確定診断はできず戸惑った経験である．ところがよく観察すると，患者は肩を上下動させるほどの頻呼吸であり，同時に顔面に著しい冷や汗が認められ，既往歴に結核の治療のために気胸術を受けていたことがわかった．直ちに動脈血酸素分圧をチェックしたところ，炭酸ガス濃度が 62 mmHg と高度の呼吸性アシドーシスであることが確認された．治療により呼吸機能が改善されるとともに頭痛は消失した．炭酸ガス貯留は脳血管を拡張させて頭痛を起こすことがあり，cor pulmonale と頭痛は関連が深い．

### 突然の嘔吐は片頭痛ではない

片頭痛に嘔吐は付き物と認識されている．しかし，片頭痛による嘔吐に"いわゆる気持ち悪さ"，すなわち嘔気が先行することは必定である．嘔気がなく，突然に嘔吐するときは脳圧亢進を第一に考えるべきである．片頭痛であろうと紹介された症例で，脳腫瘍や脳膿瘍であったものをいくつも経験している．しかも，定型的な頭痛は大方ある程度の長さの病歴を有しているものが大多数であるが，これらの病歴はほとんど数か月にすぎず，ことごとく短いという特徴がある．いかに定型的と思われる頭痛であっても，病歴が短いときには慎重に観察する必要がある．

### さらに追加すべきこと

頭痛の定型的症状を理解しないために生じる誤診などの事柄は枚挙に暇がない．緊張型頭痛の多くは精神的・心因的要素が絡むとされているが，頸椎の変形などによる後頭部痛がそれと誤診されていることが多い．頸椎の後屈などの運動負荷で増悪する緊張型頭痛はない．

顔面などにきわめて狭い範囲，たとえば指先で押し示すことのできるほどの範囲に訴えられる痛みは器質的または機能的な痛みではないことが大部分であり，心因的な原因の関与を考えるべきである．群発頭痛がよく三叉神経痛と間違えられるが，流涙や鼻汁を伴う三叉神経痛はないし，三叉神経第1，2枝同時というよりは，眼の部位を手のひらで覆って示されるような眼窩奥にえぐられるような痛みとして訴えられる三叉神経痛はない．

定型的な症状を理解しなければ，正しく頭痛を診断することはできない．

問診・検査・診断
4

# 頭痛の問診の要点

内野 誠（熊本大）

頭痛は日常の診療で最もよく遭遇する症状の一つであり，診断に際しては，機能性頭痛か症候性頭痛かを見極めることが大切である．すなわち，痛みの訴えとしては深刻でも生命予後は良好で緊急性は乏しく，むしろ長期にわたる治療・予防対策が必要となる機能性頭痛か，症状の軽重にかかわらず救急処置がなされなければ生死にかかわる可能性もある器質的疾患に基づく症候性頭痛であるのかを鑑別することが最も重要となる．頭痛を呈する代表的な疾患の発症様式と臨床経過を❶に示す．

頭痛の診療では第一段階として，問診，一般身体所見，神経所見，必要な補助検査（血液検査，髄液検査，神経超音波検査，X線検査，頭部CT・MRI・MRA検査，脳波検査など）により正確な診断をつけ，第二段階として，診断に基づく的確な治療法を選択することが肝要である．機能性頭痛では受診時に症状を呈することはむしろ少なく，診断には問診が重要になる．機能性頭痛では原則として持続的な神経症候は認めない．神経症候を認める場合は器質的疾患を疑い，鑑別を進める．

**問診の要点を心得よう**

**頭痛の発症様式と経過：急性か慢性か，進行性か反復性か** 頭痛は突然生じてきた突発性発症か（くも膜下出血，脳出血，三叉・舌咽神経痛，大後頭神経痛など），数時間〜数日かけて進行してきた急性発症か（細菌性・ウイルス性髄膜炎，高血圧性脳症，眼・耳鼻・歯科疾患など），数週間かけて進行した亜急性発症か（結核性・真菌性髄膜炎，硬膜下血腫，脳腫瘍，脳膿瘍，側頭動脈炎など），数か月かけて徐々に強くなった慢性発症か（脳腫瘍など）を確かめる．また経過から進行性の頭痛か，極期に達した後改善しているのか，長期にわたり反復しているのか（片頭痛，群発頭痛，反復発作性緊張型頭痛など）を明らかにするのも大切である．

**頭痛の部位，性質，程度：片側性か両側性か，拍動性か，激しいか** 頭痛の部位は片側性か（片頭痛，群発頭痛），両側性か（緊張型頭痛，くも膜下出血，髄膜炎，脳腫瘍），限局性か（側頭動脈炎，三叉・舌咽神経痛，大後頭神経痛，Tolosa-Hunt症候群，眼・耳鼻・歯科疾患）を確認する．性質と程度に関しては，ズキンズキンと脈拍と同期して痛む拍動性頭痛か（片頭痛，群発頭痛），非拍動性頭痛か（緊張型頭痛など），キリでえぐられるようなあるいは刺されるような痛みか（群発頭痛），これまで経験したことがないような

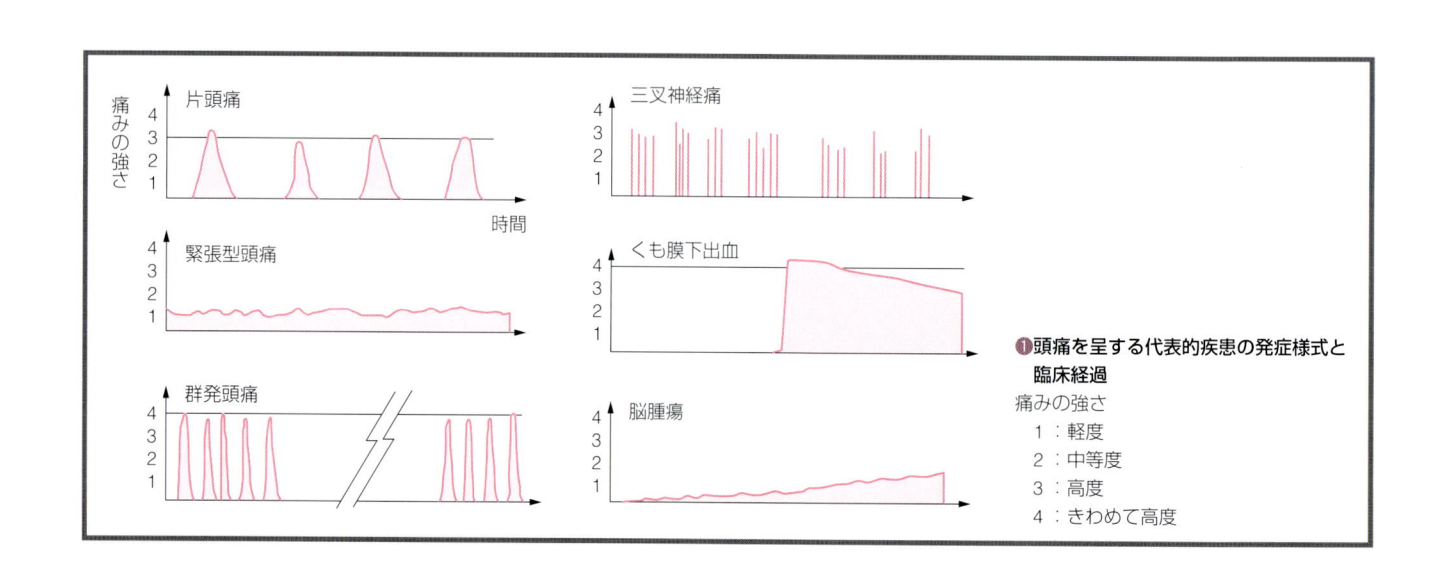

❶頭痛を呈する代表的疾患の発症様式と臨床経過

痛みの強さ
1：軽度
2：中等度
3：高度
4：きわめて高度

激しいものか（くも膜下出血）を確かめる．

### 持続，頻度，日内変動：瞬間的か持続的か，いつ現れるのか

頭痛の持続は瞬間的であるのか（三叉・舌咽神経痛，大後頭神経痛），数時間続くのか（片頭痛，群発頭痛），数日間続くのか（反復発作性緊張型頭痛，髄膜炎），数か月続いているのか（脳腫瘍，慢性緊張型頭痛）を確かめる．また毎日ほぼきまった時刻に短時間反復して起こっているのか（群発頭痛），ひと月に2～3回程度なのか（片頭痛），午後～夕方に増強する傾向があるのか（緊張型頭痛），早朝強くなり頭痛のため目覚めるのか（脳腫瘍）などを明らかにする．

### 前兆・随伴症状があるのか

前兆として閃輝暗点を伴っているのか（前兆を伴う片頭痛），一側上肢・下肢の脱力を伴うのか（片麻痺性片頭痛），結膜充血・流涙・鼻汁・前頭部発汗・顔面紅潮などの自律神経症状が痛みと同時に出現するのか（群発頭痛），発熱を伴うのか（髄膜炎），嘔吐・光過敏がしばしばみられるのか（片頭痛），リウマチ性多発筋痛症や視力障害などを合併しているのか（側頭動脈炎）などに注意を払う．

### 誘発因子，増悪因子があるのか

片頭痛ではしばしば月経，精神的緊張，空腹などが誘発因子となる．群発頭痛では飲酒やニトログリセリンなど血管拡張薬の服用などで発作が誘発される．脳腫瘍など頭蓋内圧亢進症による頭痛では咳や力みによって増悪する．髄液漏出やシャント術後の過剰ドレナージによる頭蓋内圧低下症では坐位や立位姿勢をとると頭痛を生じ，臥位になると消失する．三叉・舌咽神経痛では特定部位を触れることで痛みが誘発される（トリガーポイント）．

### 家族歴，既往歴はどうか

片頭痛は家族歴を有する率が高い．家族性片麻痺性片頭痛やしばしば片頭痛を前駆症状としてもつCADASILは常染色体優性遺伝で，ともに19番染色体に遺伝子座が存在するが，前者はP/Q-型$Ca^{2+}$チャネル$\alpha$1A-サブユニットの点突然変異であり，後者は*Notch* 3遺伝子の点突然変異である．既往では頭部外傷，眼・耳鼻・歯科疾患，高血圧，代謝・内分泌疾患などの有無について確かめる．

## 代表的な機能性頭痛それぞれの特徴

### 片頭痛は拍動性の痛み

頭痛は片側性が多いが，両側性にくることもある．拍動性で，数時間から2～3日続く．極期を過ぎるころには拍動性に加えて絞扼性の痛みも混じるようになる．頭痛に先行して閃輝暗点，視野障害などの前兆症状が出現するもの（古典型片頭痛）と伴わないもの（普通型片頭痛）がある．女性に多い．チョコレート・柑橘類・アルコールなどの食物，月経，睡眠不足・過多，ストレスからの開放（週末）が誘発因子になる．しばしば家族性に発症する．特殊な型として，脳底型片頭痛では視野障害，回転性めまい，運動失調，構音障害，耳鳴，感覚障害のほか，一部の例では意識障害を伴うことがある．眼筋麻痺型片頭痛では眼窩周囲の痛みが生じた後，動眼神経麻痺による眼瞼下垂，散瞳，外眼筋麻痺，複視が出現する．器質的疾患が否定できない場合は躊躇せずに補助検査も実施する．

### 緊張型頭痛は締めつけるような痛み

後頭部から側頭部あるいは頭頂部を経て前頭部にいたる締めつけるような絞扼性または圧迫性の頭痛で，両側性が多い．数十分から数日持続する．午後～夕方に発症，増悪することが多い．頭頸部筋群の過剰な収縮により起こり，精神的要因が症状に強く関与する．悪心・嘔吐は伴わない．

### 群発頭痛は堪え難い痛み

一側の眼窩から前頭部に及ぶ灼熱感の後，同側の側頭部から頭頂部にかけて激痛が出現する．キリで刺されるような，眼球をえぐられるような，拍動性の要素をもつ場合も，もたない場合もある堪え難い痛みで，30分～2時間持続．顔面発汗，流涙，結膜充血，流涎，鼻汁，鼻閉を伴う．夜間～早朝に多く，2～6週間連日して起こり，1～5年の休止期をおいて群発する．春秋に集中する傾向がある．飲酒，ニトログリセリン服用，発熱などが誘因となる．青壮年男性に多い．

頭痛を主訴に来院する症例の診方について，問診上の注意点を中心に述べた．外来診療において頭痛は最も頻度の高い病態の一つである．頭痛の基本的な診方，治療方針の立て方について習熟していることは，神経内科，脳外科など専門診療を行っている診療科に限らず，一般の内科，その他の診療科でも不可欠と思われる．

問診・検査・診断
6

# 頭痛の問診の工夫

間中 信也（間中病院）

### 頭痛診療は問診がすべてである

頭痛診療は「問診がすべて」ともいえる疾患である．よりよい頭痛診療を行うには問診技術をみがく必要がある．「頭痛を治療する能力は内科医の力量を測るのに最もよい」（19世紀末の医聖 William Osler）．一般に患者は病状を的確に医師に伝えられない．作家の Virginia Woolf（自分自身も頭痛もち）いわく「恋に陥ると，ほんの小娘の女子学生でもシェイクスピアやキーツの口を借りて自分の胸のうちを語ることができる．しかし，病人が医者に自分の頭痛を説明しようとすると，言葉はたちまち枯渇してしまう」（David B. Morris 著，『痛みの文化史』より）．このことをよくわきまえて問診する．

### 症候性頭痛を見逃さない問診が何より大切である

頭痛問診で何よりも大切なことは，生命に直結する頭痛か否かを見抜くことである．単発性・（亜）急性頭痛（くも膜下出血や脳腫瘍のような症候性頭痛の可能性がある）か反復性・慢性頭痛（片頭痛や緊張型頭痛のような機能性頭痛のパターン）かを鑑別する．症候性頭痛は痙攣，麻痺，複視，失語などの神経・精神症候を伴う場合は容易に推定がつく．これらの症状がない場合には first worst headache（最初にして最悪の頭痛）が症候性頭痛であることを疑うポイントとなる．

脳腫瘍や慢性硬膜下血腫は直近1か月で頭痛が増悪してくる．逆に慢性頭痛は機能性頭痛の可能性が高い．慢性頭痛患者（6か月以上）の患者に造影 CT を行ったところ，脳腫瘍など大きな病変は1%にすぎなかったという報告もある．症候性頭痛のなかでも最も気をつけるべき疾患はくも膜下出血である．その原因の多くは脳動脈瘤であり，見逃しは重大な結果を招く．

問診例：今度の頭痛はいままでに経験したことのないような頭痛ですか．いままでで最悪の頭痛ですか．いまの頭痛はいつもある頭痛の繰返しですか．

### くも膜下出血を見逃さない問診：「突然性」の有無を聞く

くも膜下出血による頭痛は「突然」がキーワードである．初診の頭痛患者の場合はかならず「突然性」の有無を聞きだす．突然の頭痛であれば，CT 検査を，それでもくも膜下出血の有無が判然としない場合は腰椎穿刺を行う．これらの検査が不可能であれば，できるだけ早く脳神経外科・神経内科への受診を勧める．くも膜下出血の1/3は失神ないし気が遠くなる感じがある．

問診例：バットで殴られたような突然の頭痛ですか，何時何分に頭痛が現れましたか．頭痛とともに気が遠くなりませんでしたか．

### 頭痛問診の基本：問診票を用いる

患者背景情報（性別，年齢など），頭痛の経過，頭痛の頻度・持続・強度，頭痛の好発時間帯・日内変動，頭痛時の対応行動（体位），頭痛の三属性（局在，性状，随伴症状），誘因と増悪・軽快因子などを聞きだす．問診を的確に行うには問診票を用いるとよい．片頭痛啓発組織（ADITUS）の提唱する問診票（入手法は ADITUS Japan ホームページ http://www.aditus japan.com 参照），あるいは筆者の問診票（http://homepage2.nifty.com/uoh/hosp/q.htm）などを参考にされたい．

### 患者背景情報

性別，年齢，既往歴・家族歴，治療歴は頭痛問診の第一歩である．片頭痛は女性に多く，遺伝性がある（片親が片頭痛であると子孫の50%は片頭痛を発症する）．1～2か月以内に頭を打撲している場合の頭痛は慢性硬膜下血腫を，HIV の既往のある患者の頭痛は悪性脳腫瘍を疑う．ほぼ連日のように鎮痛薬を頻用している患者の頭痛は薬剤誘発性頭痛の可能性がある．群発頭痛は男性に多く，飲酒などにより一側の眼窩部疼痛が起こる．60歳以降の年配者が一側の頭痛を起こしてきた場合は側頭動脈炎を疑い，CRP，血沈を検査する．

## 問診・検査・診断

### 頭痛の経過情報

慢性反復性の頭痛ないし急性頭痛が，機能性頭痛と症候性頭痛の鑑別点になることはすでに述べた．頭痛に群発性（寛解期のあとに連日の頭痛）がある場合は群発頭痛の可能性が大である．発症のスピードも診断のヒントとなる．突発完成型頭痛はくも膜下出血を疑う．群発頭痛は10分程度，片頭痛は1時間程度で最強に達する．緊張型頭痛はいつとは知れずに始まる．

問診例：頭痛はいつごろから（何歳から，何年前，何日前から）始まりましたか．頭痛の起こり方は突然ですか，急ですか，徐々ですか（何分，何時間で最高の痛みになりましたか）．

### 頭痛の三要素：頻度・持続・強度

頭痛の三要素，すなわち頭痛の頻度・持続・強度は，横軸を時間，縦軸に頭痛強度としたグラフないし表によって表現可能である．頭痛の経過はメモ用紙にスケッチしてもらうとよい．頭痛日記（http://bme.ahs.kitasato-u.ac.jp:8080/docs/ts/html/ha/ha.htm）を利用すると，さらに確実な情報が得られる．

頭痛の頻度についていえば，片頭痛は月数回，緊張型頭痛は月1回〜連日，群発頭痛は2日に1回〜1日8回の頻度で起こる．頭痛の持続は片頭痛が4〜72時間，緊張型頭痛は30分〜7日，群発頭痛は15〜180分である．頭痛の強さは最強が群発頭痛，強〜中は片頭痛，中〜弱は緊張型頭痛である．生活支障度（disability）の情報も治療を選択するうえで重要である．生活支障がある頭痛はその80%が片頭痛である．症候性頭痛のなかでも劇烈なのはくも膜下出血や髄膜炎である．脳腫瘍や慢性硬膜下血腫は高度なものから軽いものまでさまざまである．片頭痛の重症度についてはMIDASという指標を利用するとよい（http://www.aditusjapan.com 参照）．

患者の痛みの程度を理解するにはVAS（visual analogue scale，考えられる最高の痛みを10とし自分の今の疼痛を数値で表現してもらう）を使うとよい．筆者はフェーススケールとVASを合わせた❶のようなスケールを用いている．

問診例：頭痛は（年に，月に，日に）何回起こりますか．1回の頭痛はどのくらい（何日，何時間，何分，何秒）続きますか．痛みの程度はこの図（❶）で示すとどのあたりですか．考えられる最高の痛みを10とすると今の痛みはいくつぐらいですか．仕事への影響がありますか．会社や学校を休みますか．それは月に何日ほどですか．寝込むことはありますか．

### 頭痛の好発時間帯・日内変動

群発頭痛は睡眠中に，片頭痛は覚醒時から始まっていることが多い．緊張型頭痛は午後に好発する．早朝・未明の頭痛は脳腫瘍の特徴のようにいわれるが，例外も多い．睡眠時無呼吸症候群では起床時に強い頭痛を呈する．

問診例：頭痛は1日のいつごろに一番起こりやすいですか．

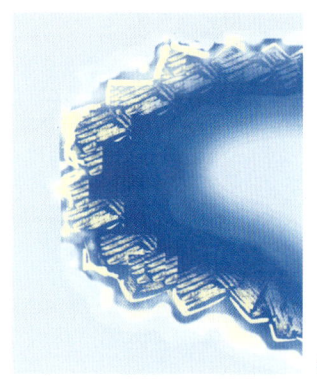

❶痛みの尺度判定用スケール
フェイススケールとVASの合体図

❷頭痛部位記入用の図

❸閃輝暗点を確認するためのツール

### 頭痛時の対応行動（体位）

群発頭痛は痛いときじっとしていられず，のたうち回る．立ったり，歩き回ったり，頭を壁に打ちつけたりする．このような頭痛は群発頭痛の特徴である．片頭痛やくも膜下出血，髄膜炎の場合はじっと頭を動かさないようにしている．緊張型頭痛は日常生活動作はふだんのままである．低髄液圧性頭痛は起立で悪化し，臥位で楽になる．前にかがむと悪化するのは副鼻腔炎の可能性がある．

問診例：頭痛の時にはどのようにして過ごしますか．体の位置や動作と関係しますか．

### 頭痛の三属性：局在・性状・随伴症状

頭痛の局在と性状，随伴症状も頭痛診断の重要なかぎとなる．頭痛の局在（側と部位）は言葉で表現させると不正確である．頭痛の部位は患者に指し示してもらい，それを医学的な用語（前頭部，後頭部など）に置き換える．頭痛部位は❷に書き込むと一目瞭然である（ズキズキは赤あるいは点々，重い頭痛は青あるいは斜線で示すなどの工夫をする）．片頭痛の4割は両側性，緊張型頭痛の多くは両側性，群発頭痛は厳密に一側性である．

片頭痛は脈動痛が特徴とされる（持続痛のこともある）．脈動痛は「ズキズキ」ではなく「ズキンズキンしますか」というように質問してほしい．日本人はとかくズキズキという表現を好むからである．一方，頭重感，緊迫感，被帽感は緊張型頭痛の特徴である．群発頭痛は目をキリで穿たれるようなと表現される．

閃輝暗点は前兆を伴う片頭痛に特徴的である（まれに後頭葉に動静脈奇形や脳腫瘍があることもある）．「光が見えますか」とたずねると羞明か飛蚊症まで含まれてしまうことがある．そこで筆者は❸のようなスライドを眼の前にかざして，あるいは見せて，「このように見えるのですか」と確認をとっている．患者にどのように見えていたのかスケッチをしてもらってもよい．

悪心・嘔吐も片頭痛の診断基準になっているが，脳腫瘍，髄膜炎，くも膜下出血にも随伴する．一方，緊張型頭痛は悪心はあっても嘔吐を伴うことはない．流涙，鼻漏，鼻閉などの自律神経症状は群発頭痛に特有の随伴症状である．麻痺，半盲，痙攣など神経症候を伴う頭痛の場合は，頭蓋内器質的疾患の可能性が高い．

問診例：どこが痛むのですか，手で指してみてください．どのように痛みますか．頭痛はズキンズキンしますか，脈と一致しますか，頭の中に心臓がある感じですか．頭痛の前に光が見えますか．頭痛の前に見え方が変になりませんか．吐き気や吐くことがありますか．

### 誘因と増悪因子，軽快因子

アルコールでてきめんに誘発される頭痛は群発頭痛である．運動・労作で悪化するのは片頭痛，影響がないか楽になるのは緊張型頭痛である．血流をよくする行為（入浴，飲酒，薬品，マッサージ）で改善するのは緊張型頭痛，増悪するのは片頭痛である．片頭痛は睡眠後に軽快する．逆に過眠で片頭痛が誘発されることもある．

問診例：ご自分の頭痛の原因は何によると思われますか．何をすると悪くなりますか．逆に何をするとよくなりますか．

### そのほかの付随情報

いままでの診断・検査，治療情報（有効だった治療，無効だった治療，使用薬剤とその効果），何種類の頭痛を感じているか，季節変動，天候との関係，症状や発作頻度の変化，睡眠パターン（不眠の有無，睡眠時無呼吸の有無，睡眠と頭痛の関係），性格，うつ気分の有無なども頭痛診断の参考となるので，時間の許す限り問診する．

問診・検査・診断

9

# 頭痛の訴えへの対処の仕方

髙栁 哲也（奈良医大）

神経内科の患者の訴えで多いのが，しびれ，めまい，ふるえ，こわばりなどの訴えとともに，頭痛である．患者の表現する頭痛のもつ意味は多様多彩であり，問診に際して解析的，分析的に聞きただすことが必要である．神経内科では，他科に比べて特に問診に注意して，病歴を詳細に聞くのが診断上重要であり，十分に時間をかけて，ゆっくりと聞きただすのが常であるが，頭痛の場合には特にその重要性が増す．問診と神経学的理学的所見によってどのような検査をするかを考え，診断をすることに重点がおかれているからであり，それは頭痛の病態が複雑だからである．

ここでは頭痛の訴えにどう臨むかについて概説する．既往歴，家族歴，頭痛の性質と経過，頭痛の急性疾患，慢性頭痛，頭痛への対処の仕方について順次述べる．

## 既往歴のチェックポイント

患者が頭痛を主訴とする場合に，その既往歴として特に注目しなければならない疾患について述べる．

頭痛をこれまでに訴えたことがあったかどうかが，まずは大切である．もし過去に頭痛を訴えたことがあれば，今回の頭痛はこれまでの頭痛と同じかどうかを聞いて，今回の頭痛がその病態上で同じ疾患か，別の疾患を考えなければならないかを検討する．頭痛の性質と期間についても問診する．

高血圧，低血圧などの循環器疾患の有無，発熱などの感染症，眼疾患，生活習慣病といわれる糖尿病，歯科疾患，耳鼻科疾患，さらに脊柱の疾患などの整形外科疾患についても聞き落とさないようにする．

癌，免疫疾患，糖尿病などの全身疾患ではやせ，全身倦怠，食欲不振などの訴えを伴うので，患者の様子を注意してとらえて，聞きただすことが必要である．

## 家族歴が問題となるのは片頭痛

慢性頭痛では片頭痛が遺伝することがしばしばみられる．その他の慢性頭痛では遺伝することはない．その他の頭痛では，家族歴は診断上で問題とならない．

## 頭痛の性質と経過，急性と慢性の頭痛を鑑別する

今までに頭痛を経験したことがない人が頭痛を訴えれば，まずは慢性頭痛では"ない"と考えることができ，急性頭痛と診断され，髄膜炎を含む感染症，脳血管障害などの急性疾患が疑われる．急性頭痛はこのほかに，高血圧に伴う血管性頭痛，感冒，インフルエンザ，歯科疾患や耳・鼻の感染性疾患，緑内障などでみられるので，その鑑別診断に意を注ぐ．慢性頭痛は長い経過をもつので，よく聞きただすことが最も大切であり，すでに本人がその経過を知っていて，転帰を十分に認識していることが多い．

頭痛の性質は患者の表現によってまちまちであるが，肝心な点は拍動性か，圧迫性かである．ズキンズキンと脈を打つように感ずるのが前者であり，後者はズーンと押さえるように感ずることである．さらに激しく刺すような感じの痛み，頭が割れるような感じの堪え難い痛み，またこれらが混じりあったような痛みと多彩である．片頭痛は拍動性，緊張型頭痛は圧迫性，髄膜炎では項部の突っ張った感じを訴える．脳血管障害では痛みは多様であり，くも膜下出血では堪え難い強烈な痛みを訴えるが，その出血の程度によって多彩であり，また痛みの軽いこともある．

## 頭痛への対処のコツ

重大な疾患で生命にかかわる緊急性を要することもあれば，慢性頭痛で何度も繰り返す発作的頭痛に本人が馴れていて，例の"痛み"と本人が指摘する程度の痛みもあるが，どんな場合でも痛みは患者の日常生活に大きな影響を与えるので，十分に親切に患者に対応して，的確に診断し，疼痛を少しでも軽減して，日常生活のQOLが向上するように，われわれ医師は尽力したいものである．

# 問診票を効果的に用いた頭痛診療

赤松 直樹, 辻 貞俊（産業医大）

頭痛の診療においては問診が決定的に重要な役割を果たす. 頭痛の診断では最初に症候性頭痛と機能性頭痛の鑑別がなされなくてはならない. この鑑別において問診が大切であるのには論を待たない. 症候性頭痛の場合は神経学的所見を含む身体所見, 画像検査や髄液検査といった検査が重要となってくるが, 検査所見だけからでは機能性頭痛の鑑別診断はできない. 問診において, 患者記入による問診票は有用なツールであり, 本稿では問診票を用いた頭痛外来診療のコツについて述べる.

### 通常の問診票と頭痛問診票およびそのポイント

頭痛診療の問診事項のポイントを❶に示した. これらの事項について問診で系統的に情報収集するわけであるが, 問診票を用いることにより短時間で効率的な問診ができる. 筆者らの施設では, 初診時に通常の外来初診問診票と頭痛問診票の両方に記入してもらっている. 通常の問診票で来院目的, 既往歴, 生活歴, 治療歴, 家族歴を把握し, 頭痛問診票で頭痛についての系統的な情報を得ている. 頭痛問診票としてADITUS Japan（http://www.aditusjapan.com）が開発した質問紙があり, 参考にされたい.

### 問診票はできれば患者と一緒に記入する

問診票はあらかじめ診察を待つ間に記入してもらう方法と, 問診票を患者と医師が一緒に見ながら記入するやり方がある. 前者のほうが診療時間の短縮につながるが, 後者のほうは患者とのコミュニケーションがとれ, 細かいニュアンスが伝わりやすいという利点がある.

**発症様式, 発症年齢** 症候性頭痛と機能性頭痛の鑑別に特に重要である. 1分以内に症状が完成する突発頭痛は, くも膜下出血をはじめとする頭蓋内病変を疑わないといけない.「○日から起こりました」と記されていれば, さらに詳しく突発完成型かどうか, 以前からある片頭痛発作がその日に生じたのかを聞かなければならない. 片頭痛は小児・思春期から発症することもまれではなく, 多くは30歳代くらいまでに発症する. 50歳以降の発症では頭蓋内外の器質的病変を疑う.

#### ❶ 頭痛診療の問診のポイント

発症年齢, 頻度, 持続時間, 発症様式, 好発時間
頭痛の局在, 性状, 強さ
随伴症状
誘因, 増悪および軽快因子
治療歴, 受診歴
家族歴, 既往歴

**頻度** 片頭痛は「月に2〜3回」が平均であるが, 週1回から年に数回と幅がある.「毎日ある」と書く頭痛患者は, chronic daily headacheであることが多いが, 群発頭痛の発作期であることもある. 緊張型頭痛は不定期に起こることが多く頻度ははっきりと述べにくいことがしばしばある.

**持続時間** 片頭痛は4〜72時間, 群発頭痛は15〜180分, 緊張型頭痛は30分〜1週間がふつうである. 片頭痛では睡眠のため, 翌日に消失すると答えることもある.

**好発時間** 片頭痛はかならずしも決まった時間に起こらないが, 早朝に多い傾向はある. 緊張型頭痛は午後に悪化することが多い. 群発頭痛は半数が夜間に起こる. 覚醒時頭痛は, 睡眠時無呼吸症候群, 慢性呼吸不全, 脳腫瘍（頭蓋内圧亢進）, 慢性副鼻腔炎, うつ病などの可能性がある.

**部位** 頭痛の部位は文字では表現しにくい患者もあり, 実際に手で示してもらいながら図に記録することも役立つ. 緊張型頭痛は通常両側性で, 片頭痛でも40%は両側性であり, 群発頭痛は常に一側である. 痛みの最強点は, 片頭痛はこめかみ, 緊張性頭痛は後頭部, 群発頭痛は眼窩部である.

**性状** 日本人は痛みを表す表現として「ズキズキ」という表現をすることがある. 問診票に「ズキズキ」と記してある場合は, 拍動性頭痛かどうか確かめるために「脈打つように, ズキンズキンしますか」と確認したほうがよい.「ズキンズキン」の場合はたいてい拍動性頭痛である.

**強さ** 問診票では「寝込んだり, 何もできない」,「我慢はできる程度」といった具体的な例の中から選んでもらうのがわかりやすくてよい.

**随伴症状** 片頭痛にみられる閃輝暗点や嘔吐, 光および音過敏などの症状の例から選択するようにすれば, 聞き落とし

### ❷問診票を用いた診療の利点と欠点

| | |
|---|---|
| 利点 | 頭痛に的を絞った質問であるため，記入に時間がかからない．<br>診察の待ち時間を利用して記入ができる．<br>系統的な情報収集ができて，情報の収集もれがない．<br>記入された質問票をみながら問診することにより，情報の再確認ができる．<br>問診に時間がかからない．<br>担当医（診療科）の振り分けに参考にできる．<br>問診票をカルテに貼ることで診療記録の一部として用いることができる． |
| 欠点 | うまく言葉に言い表せない患者がいる．<br>直接医師に話したくて，いい加減にしか記入しない．<br>質問の意味がうまく伝わらないことがある．<br>視力障害のある人では質問紙が使えない．<br>問診票で診断の見当がつくので，詳しい病歴の聴取を怠る．<br>主に機能性頭痛（慢性頭痛）の診断に用いられ，症候性頭痛には適さない．<br>あらかじめ問診票を準備しておく必要がある． |

がない．眼精疲労の症状を「文字が見えにくくなる」に当てはまるとしたりすることもあるので（暗点を意図した項目），問診で再確認する必要がある．

**誘因，増悪および軽快因子**　　ストレス，アルコール，食物，月経などに関連があるかどうか聞く項目である．

> **利点と欠点を理解して問診票の活用を**

❷に問診票を用いた診療の利点と欠点を示した．頭痛診療においては，問診票はまちがいなく非常に有用なツールである．問診票の利点と欠点をよく理解して頭痛診療に役立てたいものである．

## 問診票による判別関数を用いた頭痛の診断

内堀 歩（杏林大）

頭痛を訴えて外来を訪れる患者は大勢おり，その原因は多岐にわたるため診断には慎重な問診を要する．しかし，頭痛はきわめて個人的な感覚に基づくため，痛みを客観的にとらえて評価するのは困難であり，あくまでも患者の訴えを聞き，それを土台にして診断していかねばならない．いかに正確に患者から情報を引き出すかが頭痛の診断にあたってのポイントとなる．

### 問診票を利用して緊張型頭痛と片頭痛を判別する

問診を簡便にするために当科で用いている頭痛の問診票を以下に紹介する（❶）．問診票は6つの質問事項と頭痛の場所を記入する図からなっている．内容としては，慢性頭痛として頭痛診療で頻度の高い緊張型頭痛と片頭痛を鑑別するのに適している．質問に対して「はい」または「いいえ」のどちらかを選択し，合計点を求める形式となっている．最高点は＋10，最低点は－10となり，その合計点はプラスが多いほど緊張型頭痛，マイナスが多いほど片頭痛の要素が多くなるように配点されている．

### 問診票で実際どのくらい判別できるのか

1998～2002年の当科外来を頭痛を主訴に受診した患者361名の国際頭痛学会分類（1988）に基づいた最終診断をグラフに示す（❷）．全体のうち頭蓋内に器質的疾患を証明できない機能性頭痛のうち緊張型頭痛が60％（361人中218人），片頭痛が17％（361人中62人）と約8割を占めている．さらに両者の問診票のスコアの平均値を表に示す（❸）．それぞれの平均値は，緊張型頭痛では6.2±2.9 SD，片頭痛では－3.9±3.3 SDであった．＋4点以上を緊張型頭

### 頭痛の問診票

お名前

はい，いいえに○をつけてください．

| | はい | いいえ |
|---|---|---|
| 頭痛の直前に光がチカチカ見える | －3 | 1 |
| 頭痛のとき，いつも肩こりがある | 3 | 0 |
| 頭の後ろ，ぼんのくぼに重い痛み（鈍痛）が起こる | 3 | －1 |
| 頭の右あるいは左だけが痛くなる | －2 | 2 |
| 頭痛とともに吐くことが多い | －2 | 1 |
| 頭痛のあいだ，光がまぶしい | －2 | 0 |

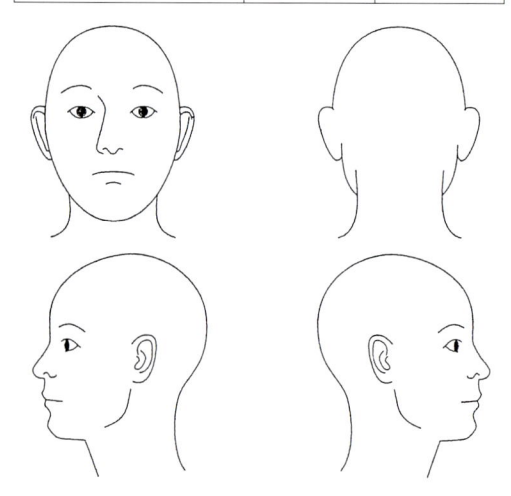

痛みの場所に印を付けてください．

❶頭痛の問診票

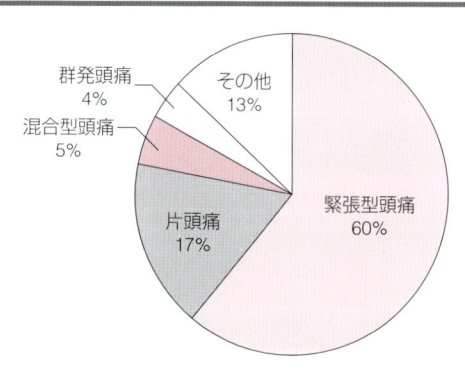

❷頭痛の最終診断

緊張型頭痛 60％
片頭痛 17％
混合型頭痛 5％
群発頭痛 4％
その他 13％

❸緊張型頭痛と片頭痛の問診票スコアの合計点と感度・特異度

| | 緊張型頭痛 | 片頭痛 |
|---|---|---|
| N | 218 | 62 |
| Mean | 6.2 | －3.9 |
| SD | 2.9 | 3.3 |
| 感度（％） | 80.7 | 56.5 |
| 特異度（％） | 93.1 | 89.7 |

痛，−4点以下を片頭痛とした場合，緊張型頭痛の感度は80.7%，特異度93.1%であり，片頭痛では感度56.5%，特異度89.7%であった．緊張型頭痛が後頸部に好発する，片頭痛は片側性が多い，など痛みの部位の特徴とスコアを併せて検討することで，さらに診断に有用となる（❹）．

> 判別関数を用いることにより，問診票での診断率の向上が望める

また，診断率を上げる手段として当科では問診票の回答から得られるスコアに統計関数を用いることを現在検討している．問診票を回収しえた患者83名を対象とし，緊張型頭痛と片頭痛の判別率が最大となるような問診票の各質問事項を独立変数にもつ関数の作成を試みた．問診票に対する回答を「はい」＝1，「いいえ」＝0として判別関数に導入した．2群を振り分けるのに有用であるロジスティック回帰分析（❺）を用いた場合，緊張型頭痛の感度は97.1%へ，片頭痛の感度は95.2%へ上昇した（❻，❼）．Nを増やし，関数の変数を変化させることでさらに判別率の向上を望める．最終的には「はい」と「いいえ」を式に挿入することにより両者を判別し，問診票による診断率の向上を期待している．

問診票の利用は頭痛診療に有用であり，頭痛が専門ではない診療者にとっても診断の一助として役立てていただければ幸いである．

$$\log\left(\frac{p}{1-p}\right) = k_0 + k_1 X_1 + k_2 X_2 + k_3 X_3 + k_4 X_4 + k_5 X_5 + k_6 X_6$$

$X_i$：質問事項1～6に対する回答
　　「はい」＝1，「いいえ」＝0
$k_0$：定数項
$k_i$：質問事項1～6に対するロジスティック回帰係数
$p$：片頭痛である確率

❺ ロジスティック回帰分析の関数

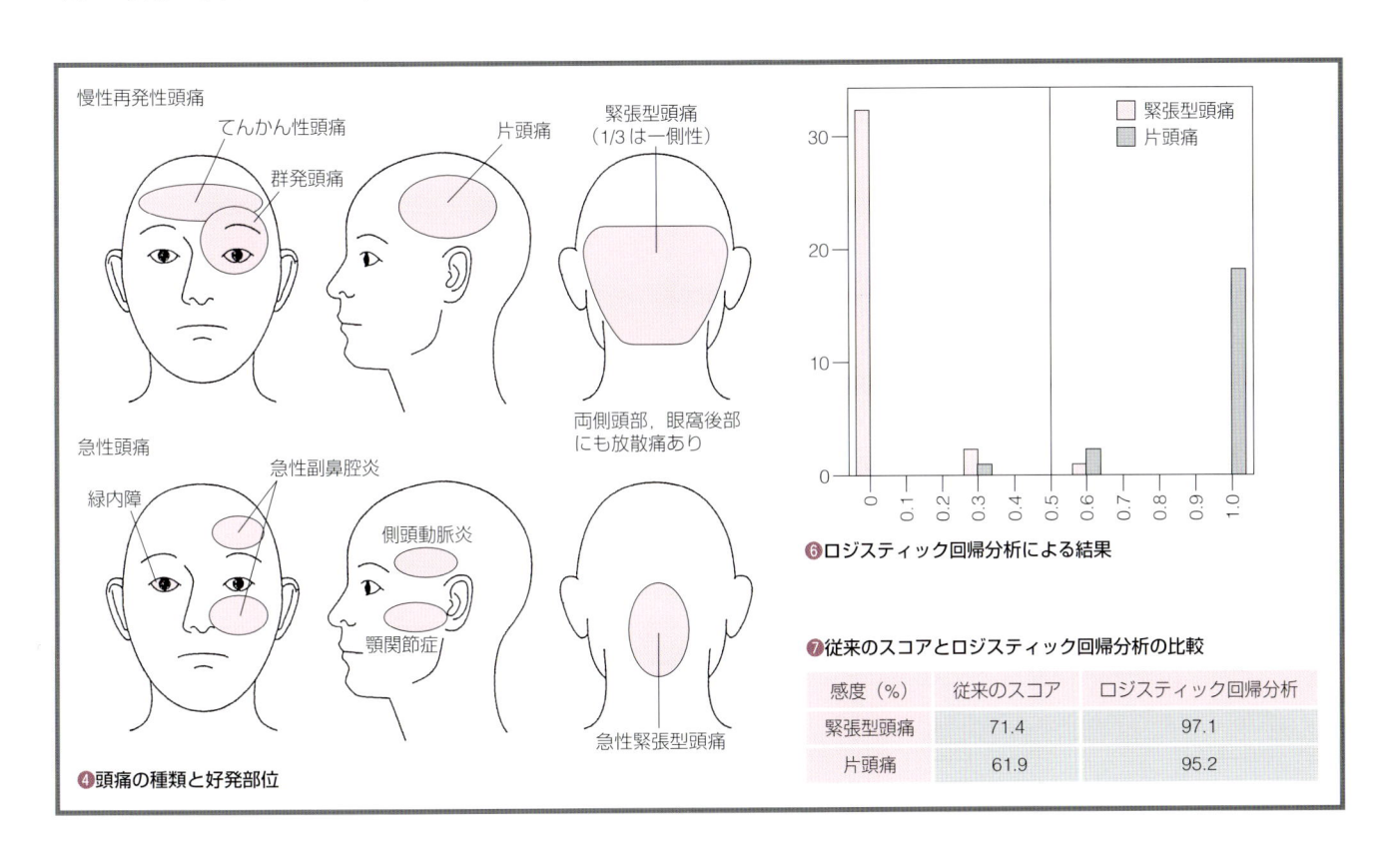

❻ ロジスティック回帰分析による結果

❼ 従来のスコアとロジスティック回帰分析の比較

| 感度（％） | 従来のスコア | ロジスティック回帰分析 |
| --- | --- | --- |
| 緊張型頭痛 | 71.4 | 97.1 |
| 片頭痛 | 61.9 | 95.2 |

❹ 頭痛の種類と好発部位

問診・検査・診断

14

# 診察室でできる頭痛の用手診断術

寺本 純（寺本神経内科クリニック）

1987年に国際頭痛学会によって，新たな国際分類と診断基準（Cephalagia 1988；8〈supple 7〉：1-96）が提唱された．細かな点についてはなお論議があるが，各種頭痛の典型的な症例についての診断は明確化され，学術的にきちんとした症例を拾い上げる点では，かなり優れた基準といえるだろう．現在なお論議が必要な部分としては，chronic daily headacheに関する事項，小児の片頭痛の基準，希有な頭痛の疾患概念の適否などの問題点が，今後の課題として残っている．

さて，これらの診断基準を通読して感じられる点は，いずれの頭痛の診断も，患者からの病歴や病状に関しての問診だけで成立していることである．すなわち診察室内でも実施可能な簡便な手技についてはまったく含められていないのである．もちろん問診だけで正確な診断を下せるのならば，それで十分であるが，診断を確定するため，あるいは微妙な症例で病態を把握するために，診察室で実施できる手技は少なくない．

トリプタン系薬剤の発売を契機に，各種雑誌などで頭痛の特集が取り上げられる機会が増えているが，手技に関する論文はないといっても過言ではない．手技がすべて決定的なものではないが，診断の一助としては重要であるので，本稿ではそれらについて解説する．

### 頸動脈などへの用手圧迫法による片頭痛の診断

片頭痛，群発頭痛は頭部の動脈拡張をきたす血管性頭痛であることはいうまでもない．従来，片頭痛の血管拡張はおもに外頸動脈系にめだつと記載されている文献もあるが，それよりはむしろ頭蓋外動脈の拡張としたほうがもう少し妥当であると思われる．浅側頭動脈は外頸動脈由来であるが，しばしば痛みを呈する前頭動脈や後頭動脈は内頸動脈から分枝を得ているからである．

手技としては，側頭動脈，前頭動脈，後頭動脈を指にて頭蓋骨に向けて圧迫する．痛みを呈している当該血管の圧迫によって，当該血管分布領域の疼痛が圧迫中に限って軽減することが確認できる．痛みが眼動脈などの頭蓋内血管に分布すると考えられるときには，頸部にて，罹病側の頸動脈を横突起に向かって押しつけると，痛みの軽減を確認することができる．

ただし，頭痛がピークを越えた後では痛みの主座が血管周囲の浮腫に移行していることがあるので，明確な所見が得られない場合もある．群発頭痛では，片頭痛に比較して圧迫による軽減効果がかなり少ない．またDrummondらは血管の圧迫によって痛みの軽減を図ることができない症例が1/3存在することを指摘している（Ann Neurol 1983；13：32-37）ので，その点は心得ておくことが必要である．

### 頸静脈への用手圧迫法による低髄液圧性頭痛の診断

腰椎穿刺の際に施行するQueckenstadt法のように，頸静脈を圧迫すると，頭蓋内の血圧とともに髄液圧が上昇する．低髄液圧性頭痛（症候群）ではこの手法によって圧迫中は頭痛が軽減する．逆に脳圧亢進症状のときには頭痛が強調される．

低髄液圧性頭痛は，腰椎穿刺後頭痛，髄液瘻などのほか，軽度なものは低血圧，脱水などによっても惹起すると考えられ，このような頭痛は予想以上に多いと考えられるので，簡便な検査法として推奨される．

患者に力ませて，腹圧を高めるように指示しても，同様に髄液圧を上げる効果があるので同様の結果が得られる．

### 圧痛点による神経痛の診断

頭部に現れる神経痛で，頻度が多いものは後頭神経痛と三叉神経痛である．特に後頭神経痛はかなりしばしば臨床現場で経験するものであるが，何日も続く症例は必ずしも多くないことなどもあって，関心が寄せられていないのが現状である．厳密には後頭神経は，大後頭神経痛，小後頭神経痛，大耳介神経痛の3つに分けられるが，大後頭神経痛が多数を占める．

これらの各神経は解剖学的に，後頭骨下縁の正中の約2cm外側を大後頭神経が，約4cm外側を小後頭神経が，耳介後部を大耳介神経が皮下へ現れる．神経痛が存在する場合には，これらの部位を用手圧迫すると明確な圧痛点が観察される．これをValleix（ヴァレー）の圧痛点と呼ぶ．三叉神

経痛の場合でも，第1，2，3枝の起始部に同様の圧痛点を認める．

これらの圧痛点の特徴は，自発痛である神経痛が出現していないときでも認められること，神経痛が消失しても，その後数日は認められることが多く診断的価値が高い．ただし歯肉炎などの明らかな末梢性炎症などによって惹起される神経痛では，圧痛点を認めないことが多い．この場合には神経痛というより関連痛と考えられる．

### 快感を伴う筋圧痛による緊張型頭痛の診断

緊張型頭痛では後頸筋群，とりわけ僧帽筋での痛みが目立つ．時として筋球がみられることもある．これらの筋肉では自発痛のほか，圧痛がよく知られているが，多発性筋炎や筋膜下出血などのような炎症に伴う筋痛における圧痛とはまったく異なることを知っておくことが必要である．炎症性の痛みのときには，用手圧迫では単に痛みのみが強調されるにすぎないが，緊張型頭痛では「痛いが気持ちよい」といった表現が患者から聞かれることが多い．これは圧迫による血流刺激で筋疲労物質の除去を表しているものと考えられる．

これは運動後などの生理的な筋痛では，常に見られる現象であり，緊張型頭痛では，いわゆる「こり」による筋痛であることが理解される．

緊張型頭痛は精神的要因に基づく場合もあり，その際には筋痛は明確ではないが，肉体的要因が主座となっている場合には，この「快感を伴う筋圧痛」を確認することが診断上重要な情報となろう．

### 頭部の回転負荷による慢性硬膜下血腫の診断

特に老人の慢性硬膜下血腫では，頭部打撲の既往がはっきりしなかったり，頭痛の訴えが乏しいことが少なくない．このような場合に頭痛の存在を確認するには，頭部を両手で保持し，縦軸に左右に回転させることによって頭痛の存在を確認することができる．回転による外力で，橋静脈がストレッチされて痛みが誘発されることが予測される．疼痛の現れる部位によって，出血部位まで推定できることも少なくない．いうまでもないことであるが，出血を助長する可能性が高いので，あまり乱暴に行うべきではない．

冒頭に述べたように，現在の国際頭痛学会の分類と診断基準は問診による項目で成り立っているところから，手技を用いた診断法が活かされているとはいえない．同一の頭痛でも重症度の差，個体差などがあるので，絶対的な所見とはならない場合もあるが，病態生理を考えたうえで，その頭痛を強調したり，軽減したりする手技を用いることによって，その病態を明確化するためにも，今回紹介したような手技は有益であると思われる．

また実際の医療現場では，機能性頭痛では画像や数値では診断ができないところから，患者に対する，説明，納得を得る意味でも，上記の手技的診断は意義があるものと考えられる．

これらの手技は，頭痛に精通した医師ならしばしば実施する技術であるが，出現率などの検討はまだなされていない．将来的にはそれらの検討も必要であると思われるが，これらの手技は簡便であり，どの医師にも施行できるので，診断の一助として活用してみるのがよいと思われる．

## 問診・検査・診断 16

# 頭痛患者の後頸部のみかた

松本 博之（札幌医大）

### 後頸部の圧痛点を探る

頭部全体の締めつけ感あるいは圧迫感を主体とする頭痛を訴える患者では，頭痛とストレスが関連性を示し，不眠や気力低下を伴い，よく聞くとしばしば肩こりを伴っていることが判明する．このような患者は筋緊張型頭痛と診断されることが多く，❶の○で示した部位に圧痛点を示す症例があり，筋硬結として触れることができる．この部位のお灸や指圧が有効であることは経験的に知られており，肩こり体操，筋弛緩薬，精神安定薬，睡眠薬などが処方される．

もうひとつの一群は，神経痛であり，後頭部から頭頂部へ表在性に放散する性質をもつ．この場合❶の×で示した部位に大後頭神経あるいは小後頭神経の圧痛点を証明する．治療法としては，圧痛を証明できた点を神経ブロックすると確実な効果を示す．投薬治療を選択するときには，三叉神経痛に準じてカルバマゼピン（テグレトール®）200 mg/日，分2～3から開始し，4日ごとに100 mgずつ増量して600 mg/日程度を目安にする．

### 項部硬直の違いにより診断する

診察時に項部強直を調べるには，まず患者の枕をはずして検者の両手を患者の頭の下に❷に示すようにあてがう．次に，患者の頭をゆっくり持ち上げつつ頭を前屈させる．そのときに検者の手には抵抗を感じるが，頭を回転させる場合には抵抗を感じなければ，項部硬直（nuchal stiffness, nuchal rigidity）があるという．さらに，この頭を前屈させる際に患者が股関節と膝関節を屈曲させたならば，Brudzinski徴候が陽性である．もし，検者が頭の前屈時だけでなく回転時にも抵抗を感じるならば，頸部強剛（neck rigidity）があるという．前者は髄膜刺激症状であり，髄膜炎，くも膜下出血，頭蓋内圧亢進，尿毒症性脳症で出現する．後者は固縮が頸部筋に認められた症状で，Parkinson病などの固縮を伴う錐体外路疾患でみられる．一方，検査をしようとすると患者は頸部の筋緊張を抜くことが困難で，逆に力がはいってしまう現象をパラトニー（paratonia, Gegenhalten）といい，高度の痴呆を伴った偽性球麻痺（pseudobulbar palsy）で出現する．髄膜刺激症状が高度になれば，項部硬直の抵抗は側方に屈曲する際にも感じられる．髄膜刺激症状が軽度な場合には，頭の前屈時にだけ抵抗を感じることは知っておくべきである．その他の疾患として，頭蓋底脊椎移行部疾患，頸椎疾患（骨折，変形，奇形，脊椎炎，腫瘍など），咽頭後部膿瘍も考慮すべきである（❸）．

### さらに腰椎穿刺を考慮する場合の判断

上述した髄膜刺激症状を呈する疾患のなかで，くも膜下出血は，頭部CT検査でくも膜下に出血を認めれば，腰椎穿刺は不要である．急性発症の発熱，意識障害，痙攣を伴う

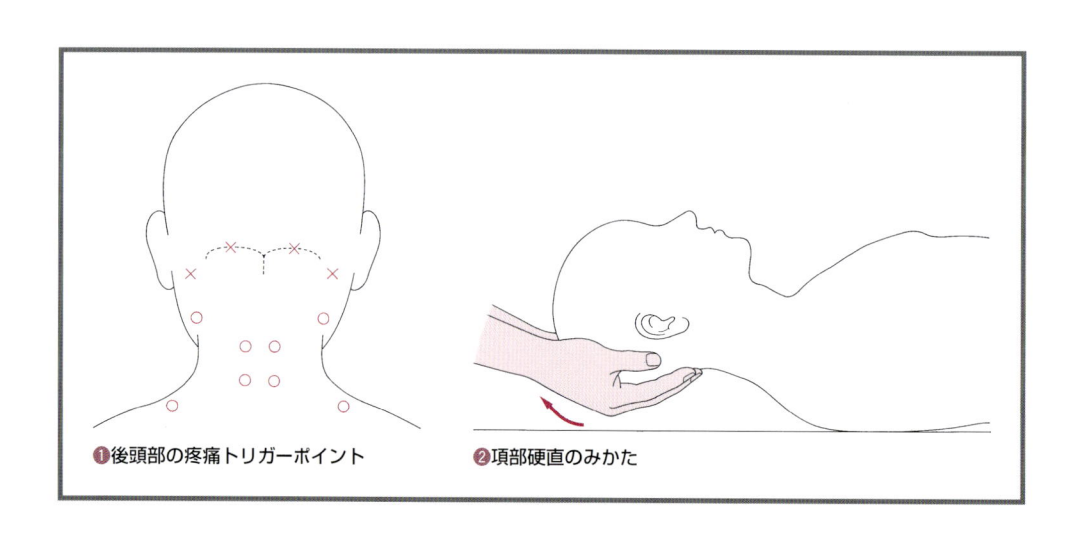

❶後頭部の疼痛トリガーポイント　❷項部硬直のみかた

### ❸項部硬直を呈する疾患

| | |
|---|---|
| 髄膜刺激症状 | ・髄膜炎<br>・くも膜下出血<br>・頭蓋内圧亢進<br>・尿毒症性脳症 |
| 頸部強剛 | ・Parkinson病 |
| パラトニー | ・偽性球麻痺 |
| その他 | ・頭蓋底脊椎移行部疾患<br>・頸椎疾患<br>・咽頭後部膿瘍 |

場合，あるいは亜急性ないし慢性で進行性の慢性髄膜・脳炎が疑われる場合には，原因解明のために腰椎穿刺の適応が生じる．その際，眼底鏡でうっ血乳頭がないことを確認するのは当然であるが，頭蓋内圧が亢進すると，うっ血乳頭の出現よりも最初に視神経部の静脈の脈拍が消失する．したがって，乳頭部の静脈の脈拍がない場合には慎重でなければならない．特殊な場合の腰椎穿刺は，良性頭蓋内圧亢進症，低髄液圧症候群のような髄液圧測定を意図する場合である．

### 近年提唱された後頸部の頭痛：頸椎性頭痛

頸椎性頭痛（cervicogenic headache）はノルウェーのSjaastadらが1983年に初めて提唱した概念である．以来，疾患単位として認めない学者もいるが，1998年に改定診断基準が提示された．疼痛の特徴は，頭頸部の運動や上部頸椎，あるいは後頭部の圧迫によって常に一側性に誘発され，麻酔ブロックが有効であるとしている（Headache 1998；38：442-445）．

問診・検査・診断
18

# 大病院へ送るべき頭痛の診断と診療上の注意点

大石 実（日大）

### まずは開業医が治療すべき頭痛を心得よ

日本人の10〜30％が頭痛もちといわれており，男性：女性比は1：2で女性に多い．頭痛のなかでは，緊張型頭痛が最も多く，次いで片頭痛が多い．頻度的には開業医が治療すべき頭痛が圧倒的に多いが，緊急加療を要するものもあるので，大病院に送るべき頭痛を見逃してはならない．

開業医が治療すべき頭痛には，片頭痛，群発頭痛，緊張型頭痛，大後頭神経痛，三叉神経痛，心因性の頭痛，二日酔いの頭痛，高血圧の頭痛などがある．

片頭痛は10〜30歳で発症することが多く，男性：女性比は1：3で女性に多い．また，家族性に出現することが多く，片頭痛患者の母親の約50％，父親の約10％に片頭痛がみられ，遺伝的素因に環境因子が加わって発症すると考えられている．片頭痛は時々反対側にも頭痛が起こるのが普通であり，常に同じ側に頭痛が起こる場合は，脳動静脈奇形などの可能性もあるので，頭部磁気共鳴画像（MRI）の検査をしたほうがよい．

### 頭痛発作の治療薬と予防薬とを使い分ける

片頭痛発作の治療に用いる薬と，片頭痛発作の予防に用いる薬は異なるので，使い分ける必要がある．片頭痛の発作が週に1回未満の患者には，発作時の頓用薬のみを処方する．片頭痛発作が週に1回以上ある患者には，塩酸ロメリジン（テラナス®，ミグシス®）などの予防薬を毎日服用させ，頭痛発作時に頓用薬を服用させる．

片頭痛の発作時にはトリプタン系薬剤またはエルゴタミン製剤を用いることが多いが，通常の鎮痛薬が有効ならそれでもよい．

トリプタン系薬剤にはコハク酸スマトリプタン（イミグラン®），ゾルミトリプタン（ゾーミッグ®），臭化水素酸エレトリプタン（レルパックス®）がある．片頭痛の発作時にはコハク酸スマトリプタンを皮下注で投与するか，コハク酸スマトリプタン，ゾルミトリプタン，臭化水素酸エレトリプタンを経口で投与する．

エルゴタミン製剤には，カフェルゴット錠®，クリアミンA錠®などがある．トリプタン系薬剤は痛みがピークに達した後でも効果があるが，エルゴタミン製剤は片頭痛の発作が起こってすぐに服用しないと効かないことが多い．トリプタン系薬剤とエルゴタミン製剤は，同時には投与しない．家族性片麻痺性片頭痛，脳底型片頭痛，眼筋麻痺性片頭痛の場合は，トリプタン系薬剤やエルゴタミン製剤は用いない．

コハク酸スマトリプタンの皮下注は，群発頭痛の発作時にも有効である．片側の頭痛が1回15分〜3時間続き，頻度が2日に1回〜1日に8回で，眼瞼結膜充血，流涙，鼻閉などを伴い，頻発期の後に長い寛解期がある場合は，群発頭痛が示唆されるので，発作時にはコハク酸スマトリプタンを皮下注する．

緊張型頭痛の治療としては，塩酸エペリゾン（ミオナール®）などの筋弛緩薬やジアゼパム（セルシン®）などの穏和精神安定薬の投与，ストレスなどの誘因の除去，マッサージや体操が有効である．

三叉神経痛は特発性のものが多いが，多発性硬化症，小脳橋角部腫瘍などによる症候性のこともあるので，頭部MRIの検査をしたほうがよい．

鎮痛薬を慢性的に服用している患者では，鎮痛薬の服用を中止すると頭痛が起こる鎮痛薬反跳性頭痛も考慮する必要がある．

### 患者を送るべき各診療科と緊急加療を要する頭痛

大病院へ送るべき頭痛には，くも膜下出血，脳腫瘍，急性硬膜外血腫，慢性硬膜下血腫，水頭症，頸椎症性頭痛，うつ病，髄膜炎，脳炎，脳血管障害，側頭動脈炎，急性緑内障，副鼻腔炎などがある．

くも膜下出血，頭部外傷は，できるだけ早く脳外科に送る．頸椎症は整形外科，緑内障は眼科，副鼻腔炎は耳鼻科に紹介する．

頭痛を主訴として来る患者のなかには，緊急加療を要するものもあり，鎮痛薬を与えて家に返すと，取り返しのつかないことになる場合もある．側頭動脈炎の主要症状は頭痛，視力障害，側頭動脈の発赤腫脹，索状肥厚，拍動の減少など

## 問診・検査・診断

### ❶頭痛の診療上の注意点

| | |
|---|---|
| 病歴 | ・激しい頭痛の突発は，くも膜下出血などを示唆する．<br>・急性に進行する頭痛は，髄膜炎などを示唆する．<br>・徐々に増悪する頭痛は，脳腫瘍などを示唆する．<br>・電撃痛が数分間頻発するのは，神経痛を示唆する．<br>・頻発期の後に長い寛解期があるのは，群発頭痛を示唆する．<br>・片側性で，たまに反対側に頭痛発作が起こるのは，片頭痛を示唆する．<br>・閃輝暗点の前駆は，前兆を伴う片頭痛を示唆する．<br>・三叉神経領域の発痛点は，三叉神経痛を示唆する．<br>・慢性頭痛の家族歴は，片頭痛などを示唆する．<br>・立位での頭痛は，腰椎穿刺後頭痛，自発性頭蓋内圧低下症などを示唆する．<br>・拍動性の片側性頭痛が4〜72時間持続し，悪心・嘔吐を伴うのは，片頭痛を示唆する．<br>・両側性の締めつけられるような頭痛があり，嘔吐を伴わないのは，緊張型頭痛を示唆する．<br>・片側の頭痛が1回15分〜3時間続き，頻度が2日に1回〜1日に8回で，眼瞼結膜充血，流涙，鼻閉などを伴うのは，群発頭痛を示唆する． |
| 診察 | ・高度の高血圧は，高血圧性頭痛を示唆する．<br>・発熱は，髄膜炎，脳炎，感冒などの感染症を示唆する．<br>・側頭動脈の発赤，腫脹，疼痛は，側頭動脈炎を示唆する．<br>・項部硬直，Kernig徴候などの髄膜刺激徴候は，髄膜炎，くも膜下出血を示唆する．<br>・視覚障害は，緑内障，側頭動脈炎，脳腫瘍などを示唆する．<br>・複視は，脳動脈瘤，Tolosa-Hunt症候群などを示唆する．<br>・頭部血管雑音は，動静脈奇形を示唆する．<br>・顔面や頭部の水疱は，帯状疱疹を示唆する． |
| 検査 | ・感染症，側頭動脈炎などが疑われる場合は，血算，赤沈などの血液検査をする．<br>・激しい頭痛の突発，項部硬直，乳頭浮腫，脳局所症候，意識障害，複視，瞳孔不同がある場合は，緊急に頭部CTまたは頭部MRIを撮る．<br>・頸椎症性頭痛が疑われる場合は，頸椎MRIを撮る．<br>・臨床的にくも膜下出血が疑われ，頭部CTで異常がみられない場合は，腰椎穿刺を行う．<br>・臨床的に髄膜炎が疑われ，画像診断で脳ヘルニアの危険がない場合は，腰椎穿刺を行う． |
| 治療 | ・片頭痛の発作時には，コハク酸スマトリプタン（イミグラン®），ゾルミトリプタン（ゾーミッグ®），臭化水素酸エレトリプタン（レルパックス®），酒石酸エルゴタミン製剤（カフェルゴット錠®，クリアミンA錠®），または鎮痛薬を用い，発作予防には塩酸ロメリジン（テラナス®，ミグシス®）またはβ遮断薬を用いる．<br>・群発頭痛の発作時には，コハク酸スマトリプタン（イミグラン®）の皮下注を用いる．<br>・三叉神経痛には，カルバマゼピンを用いる．<br>・側頭動脈炎には，副腎皮質ステロイドを用いる．<br>・高血圧性頭痛には，降圧薬を用いる．<br>・慢性発作性片側頭痛には，インドメタシンを用いる．<br>・片頭痛では，飲酒などの誘因を見つけて避ける．<br>・群発頭痛では，頭痛頻発期には飲酒を避ける．<br>・緊張型頭痛では，ストレス，過労などの誘因の除去が有効である． |

で，生検で巨細胞性動脈炎の組織所見がみられる．側頭動脈炎の場合，早期に副腎皮質ステロイドを投与しないとしばしば失明する．

### 緊急を要する頭痛の診断と頭痛の診療上の注意点

急性頭痛では，くも膜下出血や髄膜炎など緊急加療を要する疾患を見逃さないように注意する（❶）．項部硬直とKernig徴候があれば，くも膜下出血か髄膜炎のことが多い．くも膜下出血では激しい頭痛の突発もみられ，髄膜炎では発熱もみられることが多い．

項部硬直を診るには，仰臥位にした被検者の頭の下に検者の手を入れ，頭をゆっくり持ち上げて，頸椎を前屈させる．頸椎の背屈や回転には抵抗がなく，前屈のみに抵抗があったり痛みを訴える場合は陽性である．

Kernig徴候を診るには，仰臥位で股関節を十分に屈曲させ，検者が膝関節を屈曲した位置から伸展させる．正常では膝関節は135°以上伸展するが，膝屈筋群が不随意的に収縮して膝関節が135°まで伸展しないのを陽性とする．

髄膜炎を疑った場合，最も重要な検査は腰椎穿刺である．髄液細菌培養の陽性率は未治療の細菌性髄膜炎では90％以上であるのに対し，部分治療の細菌性髄膜炎では60％程度である．それゆえ，抗生物質を投与する前に腰椎穿刺をすべきであり，すでに抗生物質が投与されている患者では髄液所見が未治療のものと異なる点に留意すべきである．髄膜炎の患者を腰椎穿刺をせずに大病院に送る場合は，抗生物質を投与しないほうがよい．

進行性頭痛では脳腫瘍や慢性硬膜下血腫の可能性もあるので，頭部コンピュータ断層撮影（CT）などの検査を行う．

群発頭痛，片頭痛，三叉神経痛，側頭動脈炎，高血圧性頭痛，緊張型頭痛，心因性頭痛など，頭痛の種類により治療薬が異なるので鑑別が必要である．

# 緊急を要する頭痛について

黒岩 義之（横浜市大）

頭痛に関連する痛み受容器は頭蓋内では血管，脳膜に，頭蓋外では神経，筋肉，皮膚，側頭動脈壁に存在する．受容器からのインパルスは三叉神経などを介して，大脳の頭痛中枢（第2次感覚野）へ伝達され，頭痛を引き起こす．頭痛（頭重感を含む）には2つのタイプがある．第1のタイプは，何らかの侵害刺激が上記の痛み受容器を実際に興奮させた結果による頭痛である．第2のタイプは，情動中枢（辺縁系）の機能障害が2次的に頭痛中枢に影響した結果による頭痛（頭重感）である．この概念に沿って考えると，頭痛の原因となる疾患内容を❶のように大別できる．

生命に危険を有し，「緊急を要する頭痛」は第1のタイプの頭痛に含まれ，それにはくも膜下出血，急性化膿性髄膜炎，高血圧性脳出血（特に小脳出血），脳膿瘍，慢性硬膜下出血などが含まれる．生命に危険はないが，直ちに治療をしないと失明のおそれがある側頭動脈炎も「緊急を要する頭痛」に入る．

### 注目すべき発症様式と緊急を要する頭痛の特徴

一般的な原則として，発症の様式が突発性あるいは急性で，今まで経験したことのない種類の頭痛が起こったときや，だんだんと増悪・進行するような場合は緊急を要する重篤な疾患を疑う．逆に長年の頭痛で，性質も程度もあまり変化がなければほとんどの場合，心配のいらないものである．突然（秒の単位）に発症する頭痛の原因としてはくも膜下出血や高血圧性脳出血などが，急性（時間や日の単位）に発症する頭痛の原因としては細菌性髄膜炎や側頭動脈炎などが，亜急性（週や月の単位）に発症する頭痛の原因としては慢性硬膜下血腫や結核性・真菌性髄膜炎などが，徐々（年の単位）に発症する頭痛の原因としては脳腫瘍などがそれぞれ考えられる．特に頭蓋内に器質的な病変がある頭痛の鑑別診断では，このような発症様式に注目することが大切である．進行性の臨床経過を示し，予後的に生命にかかわりうる頭痛の原因としては，細菌性髄膜炎，結核性・真菌性髄膜炎，側頭動脈炎，慢性硬膜下血腫，脳腫瘍などが考えられる．

### ❶ 頭痛の原因となる疾患内容の分類

**第1のタイプ**
1. 脳腫瘍や脳卒中（神経内科・脳神経外科関連の頭痛）
2. 内科疾患に伴う頭痛（内科関連の頭痛）

**第2のタイプ**
1. 心気症やうつ病に伴う頭痛（精神科・心療内科関連の頭痛）
2. 難治性頭痛（鎮痛薬を連用して病院にかかり続ける頭痛患者など）

くも膜下出血では突発性のきわめて激しい頭痛と項部硬直がある．慢性硬膜下血腫は高齢者に多く，頭痛のほかに軽い意識障害や痴呆を認める．脳腫瘍では初期には間欠的頭痛であるが，進行期には脳圧亢進症状を伴う持続的頭痛となる．せきやくしゃみで頭痛が増強する．側頭動脈炎では激しい焼けつくような一側性の頭痛で，頭皮上の側頭動脈の腫脹，圧痛を認める．

### 病歴聴取，身体診察と補助的検査

まず「緊急を要する頭痛」の診断で最も有益な情報源になるのは，病歴聴取と身体診察（一般内科学的診察＋神経学的診察）である．頭痛患者の病歴聴取では，①家族歴の有無，②心理的背景のチェック，③最初の頭痛は何歳からか，④前兆はあるか，⑤頭痛の誘発・増強因子などに注意する．特に重要なのは，発症の様式，頭痛の部位，性質，持続時間，起こりやすい時間帯などである．たとえば，「緊急を要する頭痛」である高血圧性小脳出血と，そうでない片頭痛とは，頭痛に悪心，嘔吐，めまいを伴う点で共通するが，片頭痛では以前にも同じようなエピソードが必ずあるのに対して，小脳出血ではこれまでにない初めてのエピソードであることなど，よく病歴を聞けば両者の鑑別に迷うことはまずない．

頭痛患者の身体診察では，①意識障害，②精神症状，③髄膜刺激症状，④麻痺・感覚障害，⑤脳神経症状，⑥眼底検査などがポイントとなる．頭痛に伴って，あるいは頭痛のあとに意識障害が出現してきた場合，くも膜下出血，髄膜炎，脳出血，脳膿瘍など「緊急を要する頭痛」をまず考える．頭痛・発熱などの後に精神症状が出現してきた場合，脳炎，特

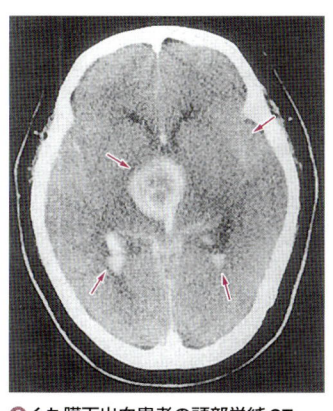

**❷ くも膜下出血患者の頭部単純CT**
石灰化を伴う巨大な脳動脈瘤と，くも膜下出血（両側 Sylvius 溝）（矢印），側脳室内への血液貯留を認める．

**❸ 脳血管撮影検査**
脳動静脈奇形（矢印）の一例

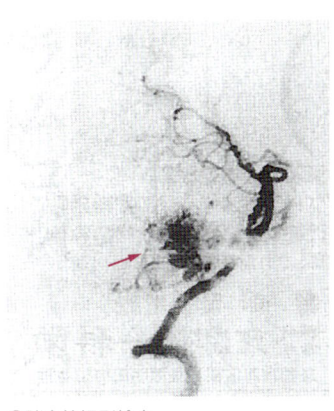

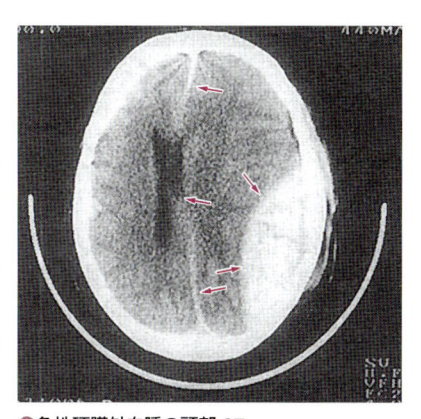

**❹ 急性硬膜外血腫の頭部CT**
著明な mass effect（矢印）を認める．

にヘルペス脳炎が疑われるので，迅速な対応が求められる．髄膜刺激症状（項部硬直・Kernig 徴候など）があれば，くも膜下出血や髄膜脳炎が強く疑われる．しかし髄膜刺激症状がないからといって，これらの疾患を決して否定できないことも念頭におく必要がある．頭痛に伴って，一側の麻痺・感覚障害が出現してきた場合，何らかの中枢神経障害が疑われる．麻痺が軽い場合は本人が気づいていないことがあるので，Barré 徴候の有無を確認しておくとよい．眼底の検査（乳頭浮腫の有無），側頭動脈の触診（側頭動脈炎），眼球の触診（緑内障）などの診察も重要である．

病歴聴取と身体診察の結果，「緊急を要する頭痛」が疑われた場合に施行される補助的検査としては，脳波，脊髄液検査，CT スキャン，MRI などがある．くも膜下出血ではほとんどの場合，頭部 CT スキャンで異常を認める（❷）．脳動静脈奇形の診断などでは脳血管撮影検査も行われる（❸）．側頭動脈炎では血沈，CRP などの炎症所見をチェックする．急性硬膜外血腫（❹）や後頭蓋窩の空間占拠性病変で脳圧が亢進している場合は，脊髄液検査は脳ヘルニアを起こすので非常に危険である．

患者の頭痛が頭痛のスペクトラム全体の中でどこに位置づけられるかを理解することが，「緊急を要する頭痛」の治療戦略上なすべき最初のステップである．生命に直接関係するような危険な頭痛については，手遅れにならないように，できるだけ早く適切なタイミングで診断し，治療をスタートすることが肝要である．

## 突然起こる激しい頭痛――命にかかわる頭痛と命にかかわらない頭痛

松本 清（東京北部病院）

### 命にかかわる頭痛

最近のマスコミの医学特集で，くも膜下出血（SAH）がとりあげられるおかげで，くも膜下出血を心配して来院する患者が多い．また持続性頭痛が増悪しているので脳腫瘍ではないかと訪ねる人もいる．

命にかかわる頭痛とはいったいどのようなものであろうか．❶に示すように命にかかわる頭痛はすべて器質的頭痛で，それも切迫した状況にある頭痛である．直ちに何らかの治療を開始しないと不可逆性圧迫円錐，すなわち脳ヘルニアに陥り，死に至るものである．これに反して命にかかわらない頭痛はいわゆる機能性頭痛で，激しい頭痛に悩まされるが，時間的に長短はあってもいずれは軽快してくる．その点で前者と決定的な違いがある．

いずれにしてもまず，突然起こる激しい頭痛の代表症例として，SAHが挙げられる．

**くも膜下出血にはルンバールを**

救急車で来院した患者は，頭部に外傷があると，頭部外傷として搬送されることがある．特に二輪車走行中であった場合は要注意である．バイク走行中にSAH発症し，転倒していないのに交通事故とされていた症例もある．したがって，頭痛発症時の状況を詳細にチェックすることが重要である．患者本人より聴取できないときは，付き添ってきた人か，救急隊員に発生状況をきく．1人で来院した患者の場合，頭痛の起こり方がSAHを思わせたら，必ず全身の神経症状をチェックする．単純CTで陰性の場合はルンバールをする．くも膜下出血の場合，ルンバール（腰椎穿刺）を禁忌としている本があるが，血性髄液を確認しなかったばかりにSAHを見落としている専門医の何と多いことか．筆者は血性髄液を確認する少量の髄液の排出は，SAHの見落としよりはるかに問題は少なく，非血性であれば髄膜炎の有無を知ることもできることを強調したい．またSAHの頭痛でも軽い頭痛で発症するのが6％くらいあることは忘れてはならな

❶命にかかわる頭痛とかかわらない頭痛

| 命にかかわる頭痛 | 命にかかわらない頭痛 |
|---|---|
| 1. くも膜下出血（脳動脈瘤） | 1. 片頭痛 |
| 2. 脳腫瘍 | 2. 緊張型頭痛 |
| 3. 慢性硬膜下血腫 | 3. 群発頭痛 |
| 4. 髄膜炎および脳膿瘍 | 4. 器質性病変を伴わない頭痛 |
| 5. 脳静脈洞血栓症 | 5. 神経痛 |
| 6. 高圧水頭症 | 6. 緑内障 |
|  | 7. 頚性頭痛 |

いし，眼痛で発症し，緑内障と間違えられることもある．急性期のSAHの検索は安静を保つ点でMRAより3D-CTAのほうがよい．

**静脈洞血栓症（偽脳腫瘍）：タバコにピルは危険**

静脈洞血栓症は，若い女性で喫煙の習慣がありピルを常用している場合に起こる．「ピルを服用するなら，喫煙するな」というキャンペーンが，ドイツの新聞紙上をにぎわしてから久しい．激しい頭痛，嘔吐，うっ血乳頭を呈し，意識障害を伴う．MRI T1像で静脈洞δsignを示すことがあり，時に静脈性のSAHをみることもある．

**脳腫瘍，慢性硬膜下血腫，高圧水頭症の症状は激しい**

脳腫瘍，慢性硬膜下血腫や高圧水頭症の極限状態ではいずれも，激しい頭痛，嘔吐と神経症状および意識障害を伴うことが多いので診断は難しいものではない．病状の経過が最も重要となる．CT，MRI，3D-CTAで容易に検索できる．

### 命にかかわらない頭痛

命にかかわらない頭痛では意識障害がないのが診断のポイントである．突然激しい頭痛を呈するのは片頭痛，群発頭痛，器質性病変を伴わない頭痛，後頭神経痛が挙げられる．新国際頭痛分類を❷に掲げておく．

**前兆を伴う片頭痛：意識障害なければ命に別条なし**

片頭痛で激しい頭痛を呈するのは前兆を伴う頭痛に多い．閃輝暗点，嘔吐を伴う拍動性頭痛で寝込むほどの頭痛でも，意識障害はない．全体的にみて，いわゆる重症感はない．予防薬塩酸ロメリジン，頓挫薬トリプタンの薬剤が有効

❷頭痛，頭蓋神経痛，顔面痛の分類（国際頭痛学会，1988年）

| | |
|---|---|
| 1. | 片頭痛 |
| 2. | 緊張型頭痛 |
| 3. | 群発頭痛および慢性発作性片側頭痛 |
| 4. | 器質性病変を伴わない各種の頭痛 |
| 5. | 頭部外傷に伴う頭痛 |
| 6. | 血管障害に伴う頭痛 |
| 7. | 非血管性頭蓋内疾患に伴う頭痛 |
| 8. | 原因物質あるいはその離脱に伴う頭痛 |
| 9. | 頭部以外の感染症に伴う頭痛 |
| 10. | 代謝障害に伴う頭痛 |
| 11. | 頭蓋骨，頸，眼，耳，鼻，副鼻腔，歯，口あるいは他の顔面・頭蓋組織に起因する頭痛あるいは顔面痛 |
| 12. | 頭部神経痛，神経幹痛，救心路遮断性疼痛 |
| 13. | 分類できない頭痛 |

である.

### 群発頭痛（うづくまり頭痛）の鑑別ポイント

働き盛りの男性で一側性眼窩を中心とした拍動性の前頭痛を主訴に流涙，眼球結膜充血，鼻閉感，鼻汁の自律神経障害を必ず伴う．特徴的に患者が痛みのために眼をおさえてうづくまるので，その姿勢より筆者はこれを「うづくまり頭痛」と呼んでいる．発症が夕方以降で，翌朝，軽快して出勤できるので受診が遅れる．夜とともに再び痛みがおとずれる．頭痛は1～4週間続くこともある．多くは同側の後頭神経（$C_2N$，$C_3N$）に圧痛を有する．酸素吸入，トリプタン系の薬剤が効果を有する．特にスマトリプタン皮下注が著効を示す．三叉神経第一枝の痛みに一致していることが多いので，三叉神経痛と間違えないよう注意すること．女性に起こる同じような頭痛には，群発頭痛の項に分類されている発作性片側頭痛がある．群発頭痛より痛みは激しくなく，持続時間も短い．群発頭痛の診断は触診して，どの領域の痛みか，トリガーポイントの有無など，局所をよく観察することが鑑別診断のポイントである．

### 器質的病変を伴わない頭痛：水泳，入浴，性行為中に起こる頭痛

SAHによる頭痛との鑑別法は，意識喪失感の有無がポイントである．

**労作性頭痛** 水泳中突然激しい頭痛に襲われる．多くはしばらく泳いだ後に起こっており，思考力を奪うほどの痛みではない．たいてい自力でプールからあがり，着衣にも問題はなく，意識喪失にはならない．後頭部を中心とした拍動性頭痛が多い．水泳中のSAHでは，激しい頭痛と意識喪失感のためプールより自力であがることも難しいことがある．水泳中の頭痛は休んでいると1～2時間で軽快してくる．SAHでは頭痛は不変なのでここが鑑別点となる．

**入浴による頭痛** 熱めの入浴でも瞬間的に頭痛を起こすことがある．湯をかけるだけで頭痛を起こすようなときは，頭痛が持続性でなくともMRAを施したほうがよい．椎骨動脈の解離性動脈瘤で拍動性頭痛のために片頭痛として治療されることもあるので，MRAは必ず椎骨動脈もよくチェックする．

**性行為に伴う頭痛** これには① dull type，② explosive type，③ postural type の3型あるが，SAHと酷似しているのは②の explosive type である．激しい頭痛は初発時が極期で時間とともに痛みは軽快してくる．この場合も意識障害はまったくない．それだけに患者自身が頭痛の変化の徴候をよく把握している．その後の頻回の発症はない．インドメタシンが有効である．この頭痛は benign coital headache の別名があるが，SAHによる頭痛の場合は malignant coital headache といえる．

### 命にかかわる頭痛とかかわらない頭痛の鑑別ポイント

命にかかわる頭痛とかかわらない頭痛の鑑別診断は以下のようになる．

①頭痛発症時の意識障害と全身状態の詳細なチェック，本当に意識喪失はなかったか，嘔気・嘔吐，めまいなど随伴症状の有無．

②問診は具体的にきく．交通事故による頭痛外傷はどのような事故なのか，逆行性健忘，頸部四肢の外傷の有無など．

③頭痛は表在性か，深部かを頭部の触診でチェックする．

④頭痛は局在性であるか．

⑤口の開閉による頭痛の強弱があるか．（顎関節症）

# 機能性頭痛と器質性頭痛とを鑑別するポイント

松本 清（東京北部病院）

### 機能性頭痛と器質性頭痛の分類と割合

片頭痛，緊張型頭痛などを代表とする機能性頭痛は，新国際頭痛分類では13分類のうち1～4に，また原因のはっきりしている器質性頭痛は5～12に分類されている．片頭痛と緊張型頭痛は頭痛の大部分を占め，両方を合わせると70%となる．その他のものを加えると機能性頭痛は全部で75～80%を占める．

### 機能性頭痛の診断のポイントは問診と触診にある

頭痛の診断はまず，詳細な頭痛の問診であるのはいうまでもない．問診のときは患者をリラックスさせることが必要である．できれば世間話をしながら家族構成，生活上の満足度，食欲，睡眠の充足度，そして頭痛が何時に，どのようにして起こったか，痛みの様子はどうか，どれくらい続いているかをききながら，さりげなく左手で頭を固定し，痛みの部分を右拇指と右示指で圧迫していく．それによって痛みが表在性か拍動性かなどがわかってくる．必ず大小後頭神経の圧痛（❶）の有無，肩部，背部痛を併せて調べる．このとき，咀嚼，後頭の前後屈運動制限などもチェックする．

### 片頭痛と緊張型頭痛の鑑別のポイント

**片頭痛の鑑別ポイント**
①10～40歳代の若い女性に多い．②閃輝暗点が50%にみられる．③頭痛が起こる前後に悪心のあることが多い．④嘔気・嘔吐を伴うことが多い．嘔吐したら片頭痛と診断してかまわない．緊張型頭痛には嘔気はあっても嘔吐はない．⑤❷のように片頭痛は頭部前半に，初発頭痛が拍動性で発症することが多い．⑥運動すると頭痛は増強する．

**緊張型頭痛の鑑別ポイント**
①主として頭部後半に頭痛が起こり（❷），後頭部の圧痛，大小後頭神経の著明な圧痛，肩こり，肩甲骨周囲筋の圧痛を伴う．②小後頭神経，大後頭神経，肩甲上神経に著明な圧痛を有する場合は1%カルボカイン®（メルバカイン）3 mL＋ノイロトロピン3 mL混注，深さ10～15 mmで神経ブロックする．著効を呈すれば確定診断となる．③運動すると頭痛は軽快するので，頭痛体操を指導する．

### 群発頭痛と三叉神経第1枝痛は似ている

①群発頭痛は時間単位の激しい痛みがほぼ毎日，夕方から翌朝にかけて持続的に続く．三叉神経痛は秒単位の激しい痛みが頻回に繰り返し起こる．②群発頭痛にはトリガーポイントがないのに対し，三叉神経痛は軽い触診で頭痛が誘発される．③群発頭痛は一側性で，必ず自律神経症状（球結膜充血，流涙，鼻閉など）を伴う．三叉神経痛では決してこのような症状を伴うということはない．④群発頭痛はトリプタン系薬剤，酸素吸入が有効．

### 機能性頭痛では画像診断は有力な武器にならない

機能性頭痛は直接命にかかわらず，いずれは終息する．器質性頭痛でも，出血，腫瘍，膿瘍などの疾患では画像診断は有効な武器となるが，器質性頭痛のなかでも機能性疼痛は，原因が何であれ，これらが武器とはならない．感染症や代謝性頭痛などはその他の診断機器によって診断される．ここでも神経学的診断が最重要となるのはいうまでもない．

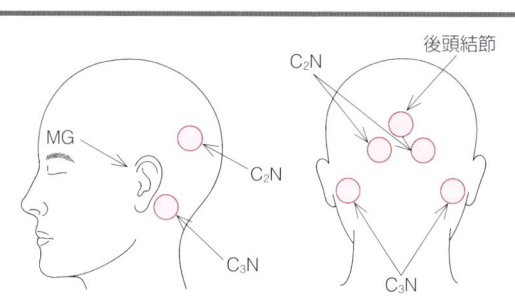

C₂N：（大後頭神経 great occipital trigeminal neuralgia；GOTS）
C₃N：（小後頭神経 lesser occipital trigeminal neuralgia；LOTS）

❶頭痛の診断と圧痛点
示指と拇指で圧迫してみる．

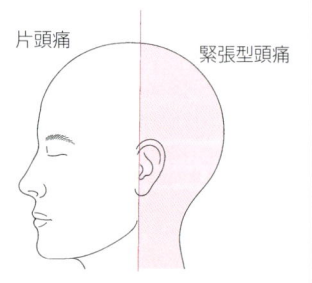

❷片頭痛と緊張型頭痛の初発部位
片頭痛は頭部の前半部，緊張型頭痛は後半部に多いので診断の目安になる．

問診・検査・診断
25

# 慢性頭痛の問診を的確に行うコツ

髙木 繁治（東海大）

慢性頭痛の多くは機能性頭痛であり，その大部分は緊張型頭痛か片頭痛である．初診外来で頭痛患者の問診を行うときに，その患者の頭痛が「典型的な緊張型頭痛と考えてよいか？」あるいは「典型的な片頭痛と考えてよいか？」を自問しつつ問診を行う必要がある．外来という限られた時間のなかで頭痛の問診をいかに的確に行うかは，たいへん重要なことである．

## 発作性頭痛か持続性頭痛かの答えを得るコツ

❶は頭痛の時間的経過を表している．時間的経過を知るための質問は，まずは「あなたの頭痛はいつも（毎日）痛いですか？，それとも時々痛くなりますか？」であろう．もし患者が「時々痛くなります」と答えたときは❶の①，②もしくは③である．①は典型的な片頭痛の経過である．②は緊張型頭痛に片頭痛発作が加わったいわゆる混合型頭痛であるか，あるいは緊張型頭痛が時々悪化を示すタイプである．③は神経痛の時間的経過であるが，疼痛が十数秒から数分に1回，瞬間的に出現し，電気が走るような痛みであることから比較的容易に区別できる．しかしながら①と②を問診で区別することは容易ではない．

筆者は①と②を区別するために，次のような質問をしている．

「痛くないときは，本当に痛くないのですか？」
痛くないときは痛くないか，と尋ねることは論理的に意味がないようであるが，実際に尋ねてみるとこの質問はかなり有効である．①の場合は，まったく痛くない，たいへんに元気である，などの答えが得られる．②の場合には痛くはないが頭が重い，首筋がこる，調子が悪い，などの答えが得られ，区別は容易となる．

## 拍動性頭痛か非拍動性頭痛かの答えを得るコツ

頭痛の性状で拍動性か，非拍動性かは，慢性頭痛の鑑別に重要である．しかし患者に「あなたの頭痛は拍動性ですか」と尋ねても"拍動性"という意味を解さないことが多い．また「ズキンズキンと脈打っていますか」と尋ねると，神経痛をズキンズキンと脈打っている，と答えてしまうことが多い．実際，神経痛では数分間隔でズキン，……，ズキン，と脈打っているのであり，患者の答えがあながち不適当であるとはいえない．

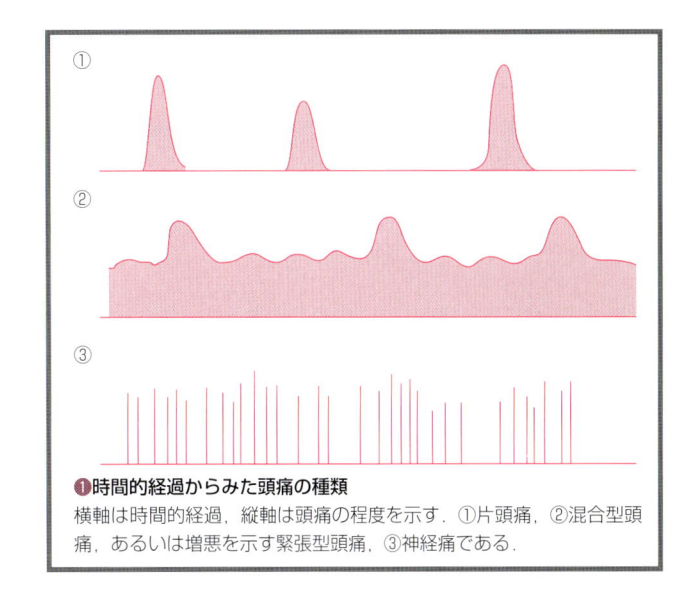

筆者は拍動性か非拍動性か区別するために，次のような質問をしている．

「あなたの頭痛は，心臓の脈と一緒に，ズン，ズン，ズン，ズン，ズンと脈打っていますか？」

「ズン，ズン，ズン」を省略して質問したときに，「私は心臓の脈とはどういうものか知らない」といわれた経験がある．この質問のコツは，実際の心臓の脈とほぼ同じ速さで「ズン，ズン，ズン，ズン，ズン」と言うことである．これにより質問が正しく理解され，有用な情報が短時間で得られる．

❶ 時間的経過からみた頭痛の種類
横軸は時間的経過，縦軸は頭痛の程度を示す．①片頭痛，②混合型頭痛，あるいは増悪を示す緊張型頭痛，③神経痛である．

# 片頭痛の問診を的確に行うコツ

喜多村 一幸（喜多村脳神経クリニック）

片頭痛の患者は，日本で約840万人いるといわれているが，専門医を訪れる患者はまだまだ少ない数にとどまっている．しかし，片頭痛は問診をきちんと取ることにより正しく診断ができる疾患の一つでもある．筆者の実際の臨床の場での体験を入れながら，問診する際のコツを挙げていこう．

### 発症年齢は若年であることが多い

片頭痛の発症年齢については，国際頭痛学会の診断基準に項目としては載っていない．しかしながら片頭痛の患者の多くで，発症は小学校高学年から高校までの間にあるといわれ，この若年発症は片頭痛を疑わせる大きな要因になっていると思われる．では40～50歳代で発症する例はないかというと，決してそうとはいえず，高年齢発症＝緊張型頭痛と決めつけることは避けねばならない．

### 片側性の頭痛＝片頭痛とはいえない

頭痛の部位は，片側性が一応片頭痛の特徴とされているが，両側性にこめかみや前頭部あるいは後頭部の痛みを訴える患者もかなりいることを覚えておくべきである．逆に片側が痛むからそれだけで「片頭痛ですが」と言ってくる患者がいる．「片頭痛」という疾患名が一般にかなり広く浸透している証拠ではあるが，それだけで片頭痛だとはいえないことは知っておくべきだろう．

### 終始拍動性頭痛とは限らない

片頭痛は原則として拍動性頭痛が特徴であるが，症例によってはじめは圧迫性であり，次第に拍動性になってくると訴える患者もかなりの数いる．また，圧迫性頭痛即緊張型頭痛と結びつける前に，より踏み込んだ問診（たとえば頭痛の強さが次第に増強することなど）が必要である．

### 頭痛の持続時間を聴くときは，強度の変化まで踏み込んで

片頭痛の場合，頭痛の持続時間は診断基準にも書かれているように4～72時間といわれている．片頭痛患者の7～8割はこの中に入ってくると考えてよいだろう．しかし，実際の臨床の場での患者の訴えは多岐にわたり，「1週間毎日続いている」とか，「2～3日に1回の頭痛が1か月続いている」といった訴えをする患者がかなりの数いることに注意しなければならない．国際基準を重視するあまり，これらの患者を「片頭痛」ではなく「緊張型頭痛」としてしまう医師もいるが，これは問診でのつっ込みがやや足りないと思われる．このような訴えの患者には「頭痛の強さの程度」は1週間同じかどうかを詳しく聴いてみることである．片頭痛をもっている患者であれば，頭痛経過中の痛みに強弱があり，生活に支障をきたすようなひどい痛みの持続は4～72時間以内であり，それより軽い頭痛＝緊張型頭痛がその他の時間を占めていることを認めるだろう．（実際に片頭痛と緊張型頭痛の合併型はかなりの頻度で認められることは事実である．）ここが問診のコツで，時間をかけて詳細に問診をとることが大切である．

### 頭痛の頻度：問題になるのは月に5回以上の場合

片頭痛の場合，1か月に1～2，あるいは3回の頻度と答える人がほとんどである．発作頻度が数か月に1回，数年に1回など間隔があけばあくほど片頭痛の可能性は高くなってくる．逆に問題になるのは，月に5回以上発作がくる症例である．この場合，鑑別すべき疾患で重要なものに薬剤誘発性頭痛がある．頭痛発作時にどれだけの量の薬をどのくらいの期間使い続けてきたかを，必ず聴取することを忘れないようにしよう．前述したが，片頭痛と緊張型頭痛の合併例では，当然，頭痛の頻度は高くなってくる．

### 随伴症状を問診で聴き出すことが大切である

随伴症状として最も有名なものは，閃輝暗点である．前兆を伴わない片頭痛でも予兆症状として，生あくび，肩こり，胃腸症状，不安感などがあることが多いので，問診を詳しく取れば聴き出すことができる．随伴症状として，頭痛発作時に嘔気，嘔吐の有無，音過敏，光過敏の有無を聞くことも忘れてはならない．

### 片頭痛の誘因または増悪因子も問診で聴取する

運動，寝過ぎ，睡眠不足，入浴，飲酒などは片頭痛の誘因となる．具体的に質問して聴き出すことが大切である．

問診・検査・診断
27

# 片側の頭痛は片頭痛とは限らない──片側頭痛と片頭痛

山口 三千夫（山口クリニック）

### 片側頭痛と片頭痛とは同じでない

医師が診察する前に患者が「片頭痛です」と診断をつけてくることがある．頭の片方が痛いのだから片頭痛だということは患者の場合には許されるが，医師には許されない．その理由は片頭痛（migraine）の痛みは右あるいは左半分とは限らず，後頭部が痛いこともあり，頭全体が痛いこともあるからである．それよりも国際頭痛学会の診断基準にあるように，特徴的な拍動痛の有無とか，随伴症状としての悪心・嘔吐，あるいは羞明・音過敏などがあるかどうかが片頭痛診断には重要となる．一方，頭の片方の痛み（片側頭痛〈hemicrania〉）があっても片頭痛ではない場合は，次に挙げるような疾患があると考えられる．

### すごい肩こりはありませんか（頭部神経痛）

片方の頭の痛みを起こすものでは，頭部神経痛が最も多いかと思われる．これまで頭痛がなかったのに急に頭痛が起こったと訴える場合は，片頭痛とは考えにくい．

以前から慢性頭痛があり，今回は右なら右の頭痛を訴えてくると片頭痛を考えてしまうかもしれない．しかし，筋緊張の強いタイプの緊張型頭痛であれば，トリプタンなどの片頭痛の薬はまったく効かないので，正しい診断をつけることは非常に重要である．緊張型頭痛といっても肩こりが強い場合は，頭に輪がはまっているとか，締めつけられる感じがあるとかの典型的な症状はむしろ少ない．神経痛の特徴は，頭の表面のピリピリした瞬間的な痛みであるが，時にはこれらを拍動痛のように「ズキズキ」すると表現する患者もある．患者の表現は医師が適切に（適当に，ではない）理解すべきである．この点は十分な注意が必要である．

### その他の原因での頭部神経痛（ウイルス感染が多い）

強い肩こり以外の原因でも，片側の頭部神経痛は少なくない．原因不明の場合もあるが，主にウイルス性の急性炎症であろうと思われる．したがって，感冒のウイルスの可能性もあるかもしれない．特に激しい片側性の神経痛をきたすのは，帯状ヘルペスである．治療としては，局所に疱疹が見られればアシクロビルなどの抗ウイルス薬も必要となるが，神経痛そのものに対してはビタミン$B_{12}$の静注が有効なことがある．また当該神経の局所麻酔薬によるブロックも行われる．しかし，ヘルペスの発疹がはっきりする前から強い神経痛症状を伴う頭皮の帯状ヘルペスは少なくない．

### 耳鼻科的炎症性疾患によるものは急性である

耳鼻科疾患が片側性に発症している場合には当然，片側性の頭痛がありうる．上顎洞炎でなく，蝶形骨洞炎でも片側に頭痛が起こることもある．したがって，片側性のズキズキする頭痛でも片頭痛とはいえないことがある．急性炎症，特に化膿性の炎症ではズキズキとした拍動痛はむしろ普通である．しかし，慢性でなく急性であることが重要な点であろう．具体的には，副鼻腔炎（前頭洞炎，篩骨洞炎，蝶形骨洞炎，上顎洞炎がありうる），顔面皮膚の化膿性疾患，中耳炎，あるいは外耳道炎などが考えられる．

### 片頭痛の診断は国際頭痛学会診断基準にのっとって

片頭痛以外の片側性の頭痛を述べてきたが，ほかにも頭部外傷後の頭痛や，老人に多い側頭動脈炎も片側性がありうる．逆に「片頭痛かも？」と考えて，国際頭痛学会による診断基準に当てはめ，一致しなければ上記の診断などを考えることが勧められる．まず，視覚前兆があれば片頭痛と考えるのが妥当である．前兆がなければ，国際頭痛学会の診断基準1.1，「前兆のない片頭痛」に当てはめてみる．すなわち，(a) これまで5回以上の頭痛発作，(b) 4時間以上（72時間まで）続く頭痛，の2点が大切である．次に (c) として①片側の頭痛，②拍動性頭痛，③日常生活を中等度以上に妨げる，④階段の昇降程度の体動で頭痛が増悪する，のうち2つ以上が当てはまるかである．しかし片頭痛では後頭部痛も両側痛のこともありうる．(d) は頭痛発作の随伴症状で，①悪心または嘔吐，あるいは②羞明と音過敏がある，のうちどちらかが成立することである．最後に (e) として器質性疾患を否定する．本当に拍動痛かどうかは医師が質問して確認するべきである．これらが当てはまらぬときは片頭痛以外の頭痛を考えるべきである．

# 患者はしばしば頭痛を片頭痛と言うのでご注意を

髙栁 哲也（奈良医大）

### 頭痛患者はまず神経内科を訪れてほしい

頭痛を訴える患者が直接に神経内科外来を訪れることは少ない．神経内科が生まれてすでに40年以上が経過しても，神経内科の名を知らない，あるいは神経内科の内容を認識しない日本人が多い．神経と精神の違いを区別できる日本人は少ないし，神経系に関する診療科の標榜が複雑であり，神経科，精神科，さらに精神神経科はすべて精神科であり，このほかに心療内科もあり，また日本では神経内科が生まれる前に脳外科が普及したこともあって，頭痛があれば脳外科を訪れてまずは脳腫瘍の有無を脳外科に問う患者も多いと聞く．頭痛が内科，小児科疾患のみでなく，上記以外の他科の疾患に伴うことも多く，眼科，耳鼻科，口腔外科，整形外科，皮膚科など，ほとんどの科の疾患に頭痛が伴うことがあり，厄介である．まずは神経内科に相談しなければならないこの訴えに対して，患者はかぜかもしれないと思ったり，身体のことを特に気にする人は脳腫瘍かと勘ぐったりして悩むこととなる．

### 患者の表現に乗せられてはならない

内科系診療での訴えの多い症状の一つに頭痛があり，頭痛の経験のない人はいないといえるほどである．したがって，頭痛の訴えは重要な訴えであり，ゆるがせにできない症状である．頭痛は訴えであり症状であるが，素人には症状と診断との区別ができないのは当然であり，診断名である片頭痛の診断名を使って，「先生，私は片頭痛があります」と訴えることとなる．医師が正直に信用してこの表現に乗って，そうかそうかと片頭痛の中身を聞き，疼痛の性質，合併症状，前兆，家族歴などを聞くうちに，やっと「何だ！ この人は片頭痛ではなく，他の慢性頭痛あるいはその他の頭痛」だと気付いて後戻りすることもある．

患者にとっては頭痛は重大な出来事であり，急に頭痛が起これば，頭の中に何か起こったのではと詮索して悩む．しばしば頭痛に悩まされる場合には，また例の痛みかと考えて，家族にも同様な痛みを起こす人がいれば，"良いことは似ず

に，悪いことばかり似て，兄妹，親子ともども同様だ"と勘ぐって，素人考えで痛みが遺伝したのかもしれないと想像する．このような慢性経過の反復する頭痛をすべて片頭痛と呼称することがきわめて多く，片頭痛を主訴として訴えることとなる．素人には他の慢性頭痛を知る由もない．

さらに，この片頭痛の訴えは必ずしも慢性頭痛ばかりでなく，急性の頭痛をも含んでいるので医者にとっては厄介である．医師は慎重に何時から頭痛が始まって，どのくらいの頻度で起こるのか，これまでは頭痛がなかったのか，前兆はどうか，合併症状はなどと時間をかけてゆっくり聞かねばならない．さもないと患者の思込みに巻き込まれて，とんでもないこととなる．

### 日本では心痛も頭痛，偏りがあれば偏頭痛と呼ばれる

わが国では，migraineは医学的にはすべて片頭痛と訳されていて，日本の医学用語辞典では"偏頭痛"の字を使ったものはない．いずれも読みは"へんずつう"である．しかしながら，医学以外の各種の辞書には片頭痛はなくて，偏頭痛に限られる．

"片"の字の意味を見ると，"かたほう，きれはし，ひら，ペンス"とあり，一方で"偏"は"かたよる，かたほとり，ゆがむ，かたがわ，かたはし，はんぶん，ひとえに"とある．漢字の構成で左にある要素のたとえば，糸偏とか言偏などもそうである．

一方で，角川書店からの類語辞典をみると，頭痛の解説に"割れるような頭痛がする，偏頭痛"とある．別の項には"極道息子が頭痛の種だ．頭痛鉢巻き，さらに心配，心痛"と解説されている．頭痛とは必ずしも頭の痛みがなくても心配，心痛があれば，「ずつうがする」と表現しているのが，われわれ日本人である．

日本人にとっては頭が少しでも何かおかしい感じがすれば，頭痛がすると訴え，少しでも頭の痛みの偏りがあれば偏頭痛と呼ぶ所以であろう．

# 片頭痛発作期の脳血管動態

金 浩澤（埼玉医大）

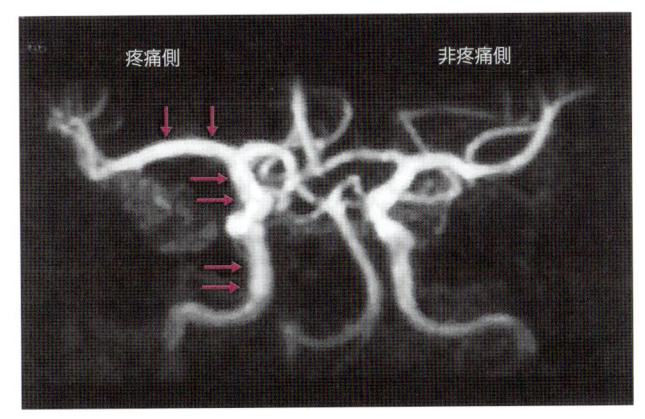

## 発作中の脳血管は本当に拡張しているか

機能性疾患である片頭痛は，他の神経疾患とは異なり，頭痛間欠期および発作期にも CT，MRI 上，異常を呈さない．一方，頭痛発作期には，前兆期に血中に放出された大量のセロトニンが急速に代謝され，尿中に排泄される．その結果，前兆期に収縮していた脳血管は反跳性に異常拡張するといわれている．

従来から，発作期の脳血管動態に関してはこのように説明されてきており，前兆期から発作期にかけての血中および尿中セロトニン動態のエビデンスは確立しているものの，実際に発作中の患者の脳血管が異常拡張していることを示した報告は非常に少ない．

## 片頭痛発作中の脳血管の異常拡張を MRA でとらえた

筆者はこの点に興味をいだき，片頭痛発作中の患者の脳血管を MRA を用いて撮像し，実際に頭痛側の脳血管が異常拡張していることを確認しえた（❶）．

また，❷に示すように，症例によっては脳血管の異常拡張が，ごく一部にのみ限局して認められることも発見した．片頭痛発作中，頭痛側の眼動脈のみが異常拡張し，対側（非頭痛側）の眼動脈には変化が見られなかった症例を呈示する．

従来よりいわれてきた，発作時の脳血管拡張が実例で証明された．ただ，セロトニン代謝という液性因子による反跳性脳血管拡張がなぜ片側にのみ出現するのかなど，未解決な問題も多い．

❶頭痛側のみが拡張した内頸動脈～中大脳動脈

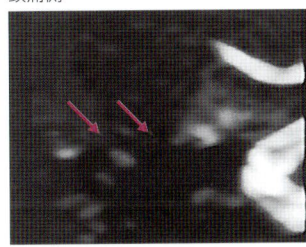

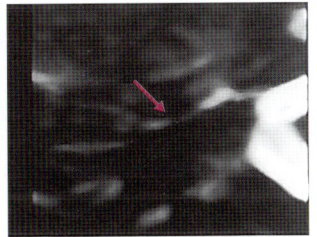

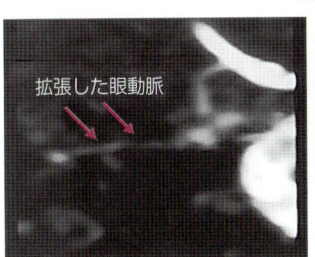

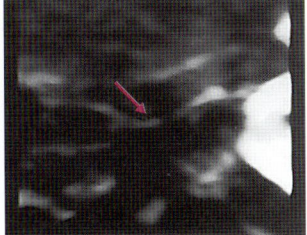

❷頭痛側のみで拡張した眼動脈

問診・検査・診断

30

# 片頭痛および群発頭痛の鑑別診断のポイント

濱田 潤一（慶應大）

片頭痛および群発頭痛は，慢性頭痛のなかで従来より血管性頭痛として分類されているもので，現在の国際頭痛学会の分類（1988）においても，この要素が十分に加味されている．一般に，頭痛の診断には問診が最も重要であることは，筆者も納得できるものであり，外来でも9割以上はどの型の頭痛か鑑別が可能と考える．しかし，国際頭痛学会の診断基準にあるように，ほかに原因疾患の存在しないことを初期のうちに証明することが，診断または鑑別診断に重要であることもまた事実である．実際，以下に述べるような鑑別すべき病態については，筆者も遭遇したことが何度もあり，慎重に対応しなくてはならないことを肝に銘ずる必要がある．

### 片頭痛の鑑別診断のポイント

突発する頭痛の鑑別診断としては，一次性の頭痛として下記の群発頭痛があげられるが，悪心や嘔吐などの随伴症状は類似している．しかし，片頭痛では痛みの部位がより広範囲であることや，持続時間が6～72時間と長く，日常動作により頭痛の著しい悪化を伴うことが多い．また発作時期はことさらに女性であれば月経前に起こることが多く経験されるが，季節的な要因は乏しく，一般的には発作期と寛解期に分けることはできない．一方，群発頭痛では痛みの部位は眼窩周辺に限定されており，持続時間もおよそ3時間までで，特徴的なのは頭痛側の顔面または眼窩周辺に，結膜充血，流涙，鼻閉・鼻汁，前額部の発汗過多，縮瞳，眼瞼下垂，眼瞼浮腫などの自律神経症状が出現することであり，発作時には外来診察時に一目でわかることが多い．さらに，問診で発作回数が連日，とりわけ0.5～8回/日であり，その時期が未治療の場合には7日以上の発作期と寛解期に分けられる．典型的な場合にはこのように診断は容易であるが，慢性型の群発頭痛やすでに治療が行われている場合には難治例となっていることがあり，よほど丹念に問診を行わないと診断に苦慮することも最近多くなりつつある．

二次性（症候性）頭痛では，突発する頭痛で鑑別診断に注意すべきものとして，くも膜下出血がある．またくも膜下出血の場合，動脈瘤が破裂しなくても拡大するときや微量の出血が繰り返し出現することがあり，この時の頭痛は片頭痛発作と区別できないことがある．すなわち問診上は片頭痛と思われても初診時には，必ずCTやMRI，MRAを行うべきである．また，脳出血や急性の水頭症でも同様の頭痛を起こすことがあるが，神経症状を合併することから，それほど鑑別は困難ではない．

一側性の頭痛の鑑別としては，上記の群発頭痛のほかに，側頭動脈炎，緑内障発作，顎関節疾患，副鼻腔炎，内頸動脈や椎骨動脈の解離などを念頭におく．いずれも診察所見や画像診断により鑑別はさほど困難ではない．

特殊型の片頭痛（片麻痺性片頭痛，脳底型片頭痛など）や頭痛を伴わない前兆のみの発作型と鑑別すべきものとしては，一過性脳虚血発作や脳梗塞，眼動脈閉塞などの閉塞性血管障害，てんかん，脳動静脈奇形，さまざまな型の失神発作（神経原性，心原性など），ミトコンドリア脳筋症（特にMELAS：mitochondrial encephalomyopthy, lactic acidosis, and stroke-like episodes）などがあげられる．

慢性頭痛としては，緊張型頭痛のほか，二次性頭痛では薬物誘発性（たとえば鎮痛薬依存，麻薬や覚醒剤の慢性中毒など），慢性感染症（結核，慢性髄膜炎など），巨細胞性動脈炎，低髄圧，頭蓋内圧亢進（脳腫瘍などの脳占拠性病変）などを考慮に入れなければならない．頻度はまれであるが，Willis動脈輪閉塞症（モヤモヤ病）で前兆を有する片頭痛と問診ではまったく鑑別ができない症例や，前兆を伴わない片頭痛ときわめて類似した脳静脈洞血栓症や褐色細胞腫も経験され，以上のような鑑別疾患に応じた問診と必要な各種の検査を施行することが必要と考える．

### 群発頭痛の鑑別診断のポイント

すでに述べたように，群発頭痛は，特異な臨床像と特徴があるので典型的な場合は，それほど診断に苦慮する疾患ではない．しかし，短時間の片側性の眼窩を中心とする痛みをきたす類縁疾患との鑑別が必要なことがある．三叉神経痛は，数秒から2分ほどの顔面痛が繰り返し出現するが，自律神経障害を伴わないことや，引き金となる部位が三叉神経支

配領域に存在することを明らかにすることで鑑別が可能である．また，かなりまれであるが chronic paroxysmal hemicrania, episodic paroxysmal hemicrania, SUNCT (short-lasting, unilateral, neuralgiform headache with conjunctival injection and tearing) などの類縁疾患との鑑別は，ほとんど群発頭痛と同様の自律神経症候を伴うので，発作の持続時間や発作の頻度などの詳細な問診や観察により鑑別するが，特に慢性群発頭痛では実際は鑑別困難なことも多い．またこれらを包括して trigeminal autonomic cephalgia と呼び，病態生理学的な機序が同一またはほとんど同様なので，あまり厳密に分類する必要はないとも考えられる．

一方，比較的長期間の一側性頭痛を呈するものとして片頭痛以外では巨細胞性動脈炎，緑内障，副鼻腔炎，脳腫瘍（特に海綿静脈洞付近の下垂体腺腫や中頭蓋窩の腫瘍など），海綿静脈洞近辺に肉芽腫性病変をきたす多様な疾患（サルコイドーシス，結核腫，リンパ腫，Tolosa-Hunt 症候群，Wegener 肉芽腫など），海綿静脈洞付近の肥厚性硬膜炎，内頸動脈海綿静脈洞瘻，鼻咽頭腫瘍などが鑑別されなければならない．

巨細胞性動脈炎などの動脈炎をきたす疾患では，血液所見や他の一般身体学的所見が参考になる．緑内障は，一側性の眼痛と眼球結膜の充血や流涙が出現するので，外見上は群発頭痛と非常に似ていることがある．しかし，痛みの持続時間が長く，眼球が硬化していることを触知したり，視野障害や視覚障害（物の色が異なって見える，霧視など）の随伴症状を把握できれば鑑別できる．緑内障は治療が遅れると失明に至る，眼科における重要な救急疾患であるので，あまり長時間様子をみることなく適切な処置が可能となるように考慮しなくてはならない．副鼻腔炎は，本書の他の章で記載されているので，ここでは詳細には述べないが前頭洞，篩骨洞，上顎洞に炎症が存在するときに群発頭痛と同様な症状を呈する．しかも群発頭痛と同様の薬物療法を行っても軽度の改善を示すこともあり，注意を払い慎重に鑑別すべき疾患の一つである．このためにも CT や MRI を行い，十分に検索を行う必要がある．脳腫瘍も類似の頭痛を呈することがあるが，これは主に三叉神経の枝（特に第1枝）に隣接した腫瘍で刺激されることによって出現する症状である．また，近傍には内頸動脈と交感神経の枝が走行しており，Horner 症候群などの自律神経症状も出現することがある．しかし，CT や MRI などの画像所見や，他の脳神経障害（視神経や視交叉の障害に伴う視野欠損，視力障害，動眼神経・滑車神経・外転神経障害による眼球運動障害-複視など）などの神経症候が出現することから鑑別はさほど困難ではない．海綿静脈洞近辺に肉芽腫性病変を形成する疾患群については，頭痛のほかに脳神経障害を伴うことが多く，臨床的には群発頭痛との鑑別診断が困難なことはまれである．しかし，質的診断が困難なことが多く，通常の CT や MRI でも診断がつかず，入院して脳脊髄液検査，ガドリニウム増強 MRI などを精査するほうが多い．時には生検が必要なこともある．内頸動脈海綿静脈洞瘻は，外傷の既往や眼部周辺の血管雑音の存在が明らかならば，群発頭痛と誤ることはない．しかし，これらの所見が乏しい場合には MRI や血管造影などの検査が必要である．鼻咽頭腫瘍で，頭痛以外に自覚症状が乏しい場合がある．これらは CT や MRI でのみ診断が可能であることが多い．

以上，片頭痛と群発頭痛の鑑別診断について述べたが，一見して典型的な症状があっても丹念な問診に加えて，診察と適切な補助検査が必要なことが理解できよう．

# 片頭痛，群発頭痛と脳血流異常

田中 尚（馬場記念病院）

## 片頭痛と脳血流異常

片頭痛の発症機序として，血管説，神経説，三叉神経血管説が考えられているが，確立されたものはない．しかしいずれにせよ，頭痛の病態には，脳血流異常が関与すると考えられ，臨床例でも頭痛発作時の脳血流異常が報告されている．脳血流異常を評価することは，主観的訴えである頭痛の客観的な診断や治療効果の判定，頭痛の病態把握に重要である．

発作性疾患である頭痛時の脳血流を測定することは，困難であることが多いが，脳SPECT法や経頭蓋超音波ドプラ法（TCD）をタイミングよく用いて，脳血流を測定することは可能である．

## 前兆を伴う片頭痛の前兆期と頭痛期の血流異常

前兆を伴う片頭痛発作では，前兆期に血流が低下することが報告されている．前兆が閃輝暗点や視野異常であることは，これらの責任領域は視覚中枢の後頭葉であると考えられ，臨床例でも，前兆期に後頭葉領域の血流低下を示しているという報告がなされている．

しかし，血流が低下している段階でも，頭痛がみられるという報告もあり，脳血流異常だけで頭痛の病態は説明できな

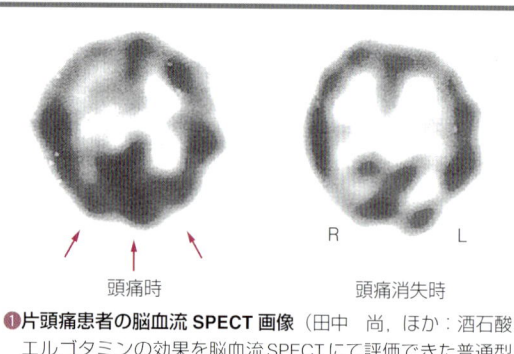

❶ **片頭痛患者の脳血流SPECT画像**（田中 尚，ほか：酒石酸エルゴタミンの効果を脳血流SPECTにて評価できた普通型片頭痛の1例．頭痛研究会誌 1996：23：7.）
頭痛発作時は，後頭葉優位の血流分布を示したが（左），酒石酸エルゴタミン製剤内服後は，血流異常は改善した（右）．

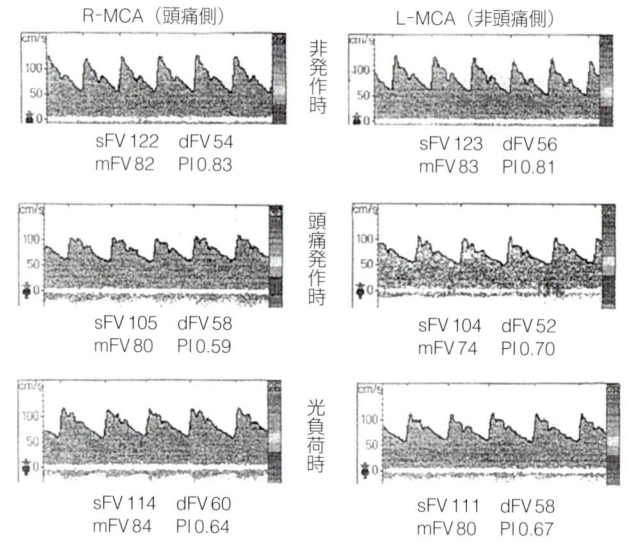

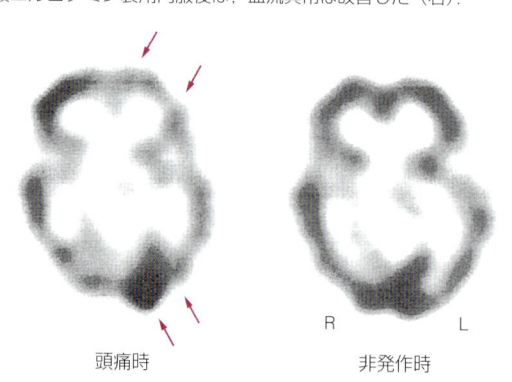

❸ **群発頭痛患者の脳血流SPECT画像**（田中 尚，高橋光雄：群発頭痛患者の脳血流量．頭痛学会誌 1999：26：52.）
アルコールによって誘発された頭痛発作時（左）は，非発作時（右）と比較して，左後頭葉の血流増加と左前頭葉の血流低下を認めた．

❷ **経頭蓋超音波ドプラ法による片頭痛患者の中大脳動脈（MCA）血流波形**（田中 尚，高橋光雄：発作時に光負荷時の脳血流速度を測定したmigraine without auraの1例－functional TCDによる検討．頭痛学会誌 2001：28：28.）
sFV，dFV，mFVは，それぞれ収縮期，拡張末期，平均血流速度（cm/秒）を示す．PIは拍動係数である．頭痛発作時（中段）は，非発作時（上段）に比して，頭痛側のsFVは低下し，dFVは上昇しており，末梢の血管が拡張していることが推察された．光負荷により，患者は光過敏を呈し，頭痛が悪化した．この時，血流速度は上昇した（下段）．光過敏と脳血流異常の関連が示唆された．

い．これは，cortical spreading depression いう神経抑制が，頭痛の病態にかかわるという考え方で説明される．また頭痛期には，血管拡張を反映して脳血流が増加するということが推察される．頭痛の病態と脳血流の増減については，一定の見解が得られていないが，前兆期から頭痛期へ刻々と頭痛の病態が変化するために，脳血流測定では種々の相がとらえられている可能性がある．

### 前兆を伴わない片頭痛と血流の増加

前兆を伴わない片頭痛患者での脳血流異常の報告は少ないが，自験例では頭痛期の血流異常を認めた．頭痛発作時は，後頭葉優位の血流分布を示したが，酒石酸エルゴタミン製剤内服後は，血流異常は改善した（❶）．頭痛発作時の後頭葉領域の血管拡張などによる血流増加が，血管収縮作用のある酒石酸エルゴタミン製剤により改善したと考えられた．

### 光過敏を呈した頭痛発作時の脳血流異常

片頭痛では，光過敏や音過敏を呈することがある．しかし，その病態はくわしくはわかっていない．今回，発作時に光負荷を行い，経頭蓋超音波ドプラ法により，中大脳動脈（MCA）血流速度を測定した migraine without aura の自験例を提示する（❷）．TCD による片頭痛発作時の脳血流速度の検討では，発作時に脳血流速度が低下し，頭痛時には脳血管が拡張していると報告されている．本例でも，頭痛発作時（❷中段）は，非発作時（❷上段）に比して，頭痛側 sFV，非頭痛側 sFV，dFV，mFV は低下していた．さらに頭痛側では，末梢血管抵抗に反比例するとされている dFV は上昇しており，末梢の血管が拡張して血管抵抗が低下していることが推察された．さらに血管抵抗の指標となる PI が低下していたことからも，測定部や測定部位よりも末梢の血管が拡張していると考えられた．また発作時は，非頭痛側に比して，頭痛側の dFV，mFV は上昇していた．すなわち，頭痛時は，脳血管が拡張し，脳血流が増加している可能性が推察された．

光負荷を行うことにより，患者は光過敏を呈し，頭痛が悪化した．この時，血流速度は上昇した（❷下段）．光刺激が脳血流を増加させ，頭痛を悪化させた可能性が考えられ，光過敏の病態に，脳血流異常が関与していることが示唆された．

### 群発頭痛と脳血流異常

群発頭痛においても，脳血流異常が報告されている．自験例の群発頭痛患者 4 名の脳血流量を測定した．群発頭痛は飲酒により誘発されることが知られているので，3 例に対しては，患者の同意を得て，アルコール負荷試験を行った．頭痛が誘発された 2 症例では脳血流異常を認めた．これらの例では，酒石酸エルゴタミンの投与あるいは酸素吸入後には症状は消失し，血流異常も改善した．アルコールで誘発された左側の群発頭痛発作時および非発作時の脳血流 SPECT 画像を提示する（❸）．発作時には，左後頭葉の血流増加と左前頭葉の血流低下を認めた．また，アルコール負荷で頭痛が誘発されなかった症例では，脳血流異常はみられなかった．頭痛期の非発作時，頭痛緩解期に脳血流異常はなかった．以上のことから群発頭痛発作の病態に脳血流異常が関与することが示唆された．しかし，発作時の脳血流異常については血流が増加するという報告と低下するという報告があり，一定の見解が得られていない．脳血流異常だけでは説明されない，群発頭痛の複雑な病態を反映しているものと考えられる．

問診・検査・診断
34

# 多彩な背景疾患を有する脳底片頭痛

上津原 甲一（鹿児島市立病院）

## 脳底片頭痛の定義と診断基準の変遷

Bickerstaff（1961）によって提唱された脳底動脈片頭痛（basilar artery migraine）は，1988年の国際頭痛学会により，脳底片頭痛（basiler migraine）に変更され，当時話題を呼んだ．Bickerstaffはこの頭痛の発生機序としてvertebrobasilar circulationの障害説を唱えていたが，国際頭痛学会は脳底動脈の攣縮（spasm）が発作の原因ではないとしてcentral neural disorder説を唱え，診断名からarteryを除き，脳幹または両後頭葉に基づく前兆を伴う片頭痛と定義した．

その診断基準として，❶を挙げているが，基準の前提として，国際頭痛分類の4以降の症候性を否定することが条件となっている．

## 症状の多彩さにより多角的検査が必要である

ここで問題になるのが，この頭痛の症状の多彩さで，Sturzenegger（1985）は脳底片頭痛の症状は自律神経，後頭葉，脳幹からの症状に意識障害が加わって構成されているとしている．このため多方面からの検索が必要となっており，脳波学的検査，CT，MRI，rCBF，脳血管撮影，神経耳科学的検査，神経眼科学的検査と，脳底片頭痛の確定診断に至るに必要な検査の枚挙にいとまがないほどである．また脳底片頭痛の症状を呈する患者には高頻度で器質的病変が見いだされており，確定診断には十分な検索が必要となる．

## 脳底片頭痛患者にみられた検査異常

脳底片頭痛の症状を呈する患者には多くの検査異常を認めるが，そのなかの代表例を示す．最初の2例は脳底片頭痛で，あとの2例は症候性脳底片頭痛である．

**脳波異常** 症例1：33歳，女性．主訴：頭痛，めまい，両下肢脱力．現病歴：27歳ころからまず閃輝暗点のあと拍動性頭痛があり，次いで急にふらふらとし，地面が揺れるようになり，その後両下肢の脱力が出現し歩けなくなる発作がみられるようになった．発作は60〜90分くらいだが，週に2〜3回みられたため受診．CT，MRI，MRAその他に異常はなく，❷にみられるように，脳波にのみ高振幅θ波群発の異常を認めた．

### ❶ 脳底片頭痛の診断基準

1. fulfills criteria for migraine with aura
2. Two or more aura symptoms of the following types :
Visual symptoms in both the temporal and nasal fields of both eyes
Dysarthria　　　　　　Vertigo
Tinnitus　　　　　　　Decreased hearing
Double vision　　　　Ataxia
Bilateral paraesthesias　Bilateral pareses
Decreased level of consciousness

**局所脳血流異常** 症例2：12歳，女性．主訴：頭痛，めまい，意識減損．現病歴：廊下で生徒どうし正面衝突し，脳震盪．その6か月後から拍動性頭痛が出現．ふらふら感を伴い立ち上がるとひどくなり，倒れそうになる発作が頻回にみられるようになり，加えて時々両手のしびれの後，意識が遠のく発作がみられたため，受診．脳波に軽度徐波異常を認めるがCT，MRIなど器質的な異常は認めなかった．発作時の局所脳血流測定において❸にみられるような両側小脳半球の血流低下を認めた．

**MRI異常** 症例3：28歳女性．主訴：頭痛，回転性めまい．現病歴：25歳ころから，後頭部に限局した頭痛と，回転性のめまいが出現するようになった．頻度は月2回程度で，1回の発作時間は1時間程度だが，その日は1日に2〜3回みられる．特に生理前後に多い．いろいろな病院で治療を受けるも効果なく当科受診．発作は特徴的で，まず欠伸がみられ，次いで，後頭部に限局した拍動性の頭痛が出現．そのあと，眼の前がすーっと白くなり，回転性めまいが加わり，ついで左肩に痛みが走り，首が動かなくなる．

症状は脳底片頭痛の診断基準に一致しており，いろいろな病院での検査で器質的には異常なしとのことであった．CT，EEG，rCBFなどいずれも異常はなかったが，enhanceMRIにおいて❹のように脳幹に血管腫を認めた．

**MRA，脳血管撮影異常** 症例4：52歳，男性．主訴：頭痛，めまい．現病歴：10日前に後頭部に拍動性の頭痛が出現．無理して仕事を始めたらふらふらするめまいが加わり，一過性の下肢の脱力もみられ，繰り返して出現．なかなか改善しないため来院．神経学的には軽度の水平眼振を認める．

❷ 症例1：広汎性高振幅徐波群発

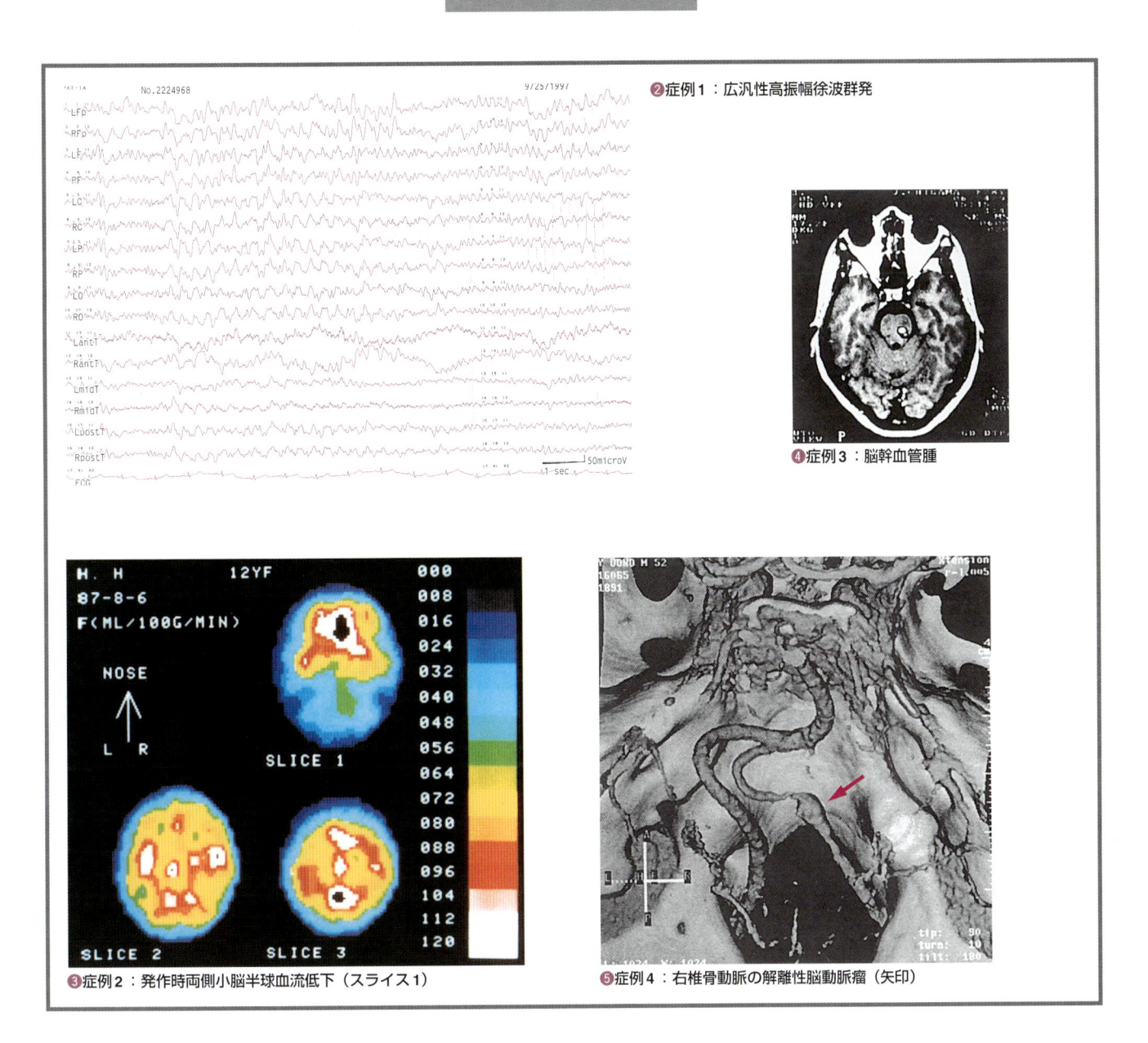

❹ 症例3：脳幹血管腫

❸ 症例2：発作時両側小脳半球血流低下（スライス1）

❺ 症例4：右椎骨動脈の解離性脳動脈瘤（矢印）

CT，MRIなど異常はみられなかったが，MRAにて❺のように，右椎骨動脈に解離性動脈瘤（矢印）を認めた．

　脳底片頭痛は，脳幹網様体の機能低下に基づくとされる意識障害を伴う片頭痛として，特異な病態像を呈しており，その発生機序は以前より多くの議論を呼んでいる．ただ，ここでも血管説と神経説がその根底にあり，前者の鑑別疾患として椎骨脳底動脈領域の血管障害が挙げられ，後者の鑑別診断としては一過性全健忘，側頭葉てんかんなどが挙げられている．また脳底片頭痛が，若年における椎骨脳底動脈領域の脳硬塞の原因になるとされているが，この領域の若年者の脳梗塞の原因は解離性動脈瘤が最も多く，まずこの疾患を念頭におく必要がある．

　以上のように，脳底片頭痛は機能的病変にもかかわらず，その臨床的意義は，多くの検索を必要とする診断過程にあるのではないかと思われる．

# 多彩な神経症状を呈する脳底型片頭痛

山根 清美（太田熱海病院）

### 前兆を伴う片頭痛：脳底型片頭痛

片頭痛は前兆を伴う片頭痛（migraine with aura）と、前兆を伴わない片頭痛（migraine without aura）に大別される．前兆を伴う片頭痛のなかには片頭痛発作の前兆として，回転性めまい，失調性歩行，構音障害，視野異常，両側性の脱力・しびれ感などの椎骨脳底動脈領域の神経症状を呈するものがある．このような神経症候を前兆とする片頭痛は脳底型片頭痛（basilar migraine；BM）と呼ばれている．本疾患に着目したのはBickerstaffで1961年，自験300例の片頭痛患者で同名性半盲を示す一群があることに気づいた．同名性半盲は後大脳動脈領域の障害によって起こり，この領域は一般には脳底動脈より灌流されていることに着目した．また，これらの患者では回転性めまい，失調性歩行，構音障害，耳鳴などの脳幹症状を同時に示す場合が多いことに気づいた．そこでBickerstaffはこれらの症候を示した頭痛を脳底動脈型片頭痛（basilar artery migraine；BAM）として提唱した．さらにBAMの診断に有用な項目として，別の時期に古典型片頭痛を呈すること，片頭痛の家族歴があることなどを挙げている．

1988年の国際頭痛学会分類ではBAMは必ずしも血管攣縮を伴うとは限らないので，BMと改名され，診断基準が示された（❶）．

### 脳底型片頭痛は急性の意識障害の原因となる

意識障害の原因は多岐にわたる．BMも急性の意識障害の原因となることについて言及する．Bickerstaffは1961年にBAMを報告したが，同年，'Impairment of consciousness in migraine'の論文名で，BAMは意識障害を合併しやすいことについて，4症例を呈示して報告している．BickerstaffはBAMでは脳底動脈とその分枝の虚血が生じるため脳幹網様体の機能障害を生じ，意識障害を呈するのではないかと推論している．欧米ではBAMで意識障害を示した症例の研究報告は散発性に見受けられる．また1988年の国際頭痛学会におけるBMの診断基準には，前兆として意識障害が含まれている．BMに合併する意識障害の種類と

❶ 脳底型片頭痛の診断基準（国際頭痛学会分類，1988）

・青年期に多い
・次のうち2つ以上の前兆を有するもの
　視覚異常，構音障害，回転性めまい，耳鳴，難聴，複視，運動失調，両側性しびれ，両側性脱力，意識障害（昏睡，昏迷，失神，全健忘）
（ただし，不安・過呼吸症候群などで，このような症状を合併することもあるので鑑別が必要）

して昏睡（coma），昏迷（stupor），困惑（confusion），失神（syncope），興奮（agitation），一過性全健忘（transient global amnesia；TGA）などがある．これらの意識障害は椎骨脳底動脈の灌流域を考慮すると脳幹網様体の障害が関連していると考えられるが，一過性全健忘については側頭葉内側面の障害に基づくと考えられる．

BMに伴う意識障害の報告は欧米においては多いが，わが国ではきわめて少数である．筆者は20例以上の意識障害を呈したBMの症例を経験している．意識障害のタイプとして（一部の症例で意識障害のタイプの重複がみられるが），失神13例，昏迷2例，昏睡1例，一過性全健忘を7例に認めた．自験例より考えると，BMにおける意識障害の合併は，必ずしもまれなものではないと考えている．

詳細な病歴聴取と臨床症状，診察結果などより欧米と同様，わが国でもBMによる意識障害を呈する症例が見いだされ，適切な治療により臨床的改善が得られると考えられる．

神経救急疾患の臨床では，意識障害の原因疾患の鑑別にBMも念頭におくべきである．

### 一過性全健忘の原因となる脳底型片頭痛

BMで一過性全健忘（TGA）の合併がみられることは前項目で記したが，近年，TGAの原因，あるいは危険因子として片頭痛が注目されている．TGAは突然発症し，一過性の短期記憶障害，逆行性健忘を主徴とする症候群である．TGAを生じる病態として脳血管障害という観点から，側頭葉内側面，特に海馬，乳頭体の血流障害説，側頭葉内側面のてんかん説，片頭痛によるspreading depressionによるという説（Olsenら，1986），上大静脈への還流増加による間脳

や側頭葉内側面の静脈性虚血によるという説（Lewisら，1998）などが主なものである．TGAの原因について脳血管障害（一過性脳虚血発作，脳梗塞），てんかん，脳腫瘍，側頭動脈炎，多血症，頭部外傷，低血糖，神経梅毒，EB（Epstein-Barr）ウイルス脳炎，心因，椎骨動脈撮影などがある．しかし近年，TGAの主要な原因，危険因子として片頭痛を原因とするものが多いことが注目されている．筆者の経験ではTGA 30例のうち7例（23.3％）に片頭痛がみられ，その病型がBMであった．BMは椎骨脳底動脈領域の血流障害による神経症状を生じることから，TGAの原因疾患となりうる可能性が高いと考えられる．

### 椎骨脳底動脈領域の脳血管障害と鑑別を要するBM

BMは椎骨脳底動脈（VB）系の神経症状を呈する．一方，VB系の一過性脳虚血発作（transient cerebral ischemic attack；TIA）などの脳血管障害では，頭痛をしばしば合併することがある．一方，migraine aura without headacheという病態も存在し，VB系のTIAによる症状との鑑別が困難な場合もある．

したがってBMとVB系の脳血管障害とは病像が類似することが想定され，VB系の脳血管障害の臨床症状を示しながら，実際にはBMに基づくものがまれならず存在し，臨床上見逃されている可能性があると考えられる．また，migraine aura without headacheに基づく発作の場合はDennisら（1992）が述べているようにTIAと鑑別が困難な場合も存在すると考えられる．事実，筆者らもそのようなBMの発作を有する症例の経験をしている．

これらのことよりVB系の脳血管障害の診断にあたってはBMとの鑑別を行うことが診断・治療上重要であることを強調したい．

BMとVB系の動脈硬化に関連した脳血管障害との鑑別点として，BMの場合は①激しい拍動性頭痛を伴うこと，②片頭痛の家族歴を有すること，③若年から片頭痛を有すること，④脳血管撮影では正常所見が多いことが挙げられる．BMとVB系の脳血管障害との鑑別診断は，ほとんどの症例で可能と考えられる．しかしながらmigraine aura without headacheなど，非定型的な発作の場合には，鑑別診断が困難な場合も存在すると思われる．

### 脳梗塞の原因となる脳底型片頭痛

片頭痛は若年性脳梗塞の原因となることはよく知られている．BMでは前項で椎骨脳底動脈領域の血管障害との鑑別が重要であると述べたが，BMを原因とする椎骨脳底動脈領域の脳梗塞を生じることもある．BMに伴った脳梗塞の症例はまれであるが，念頭におくことが必要である．

### めまいのみしか訴えない脳底型片頭痛もある

患者のなかには頭痛を主訴としないで，めまいのみを主訴にするBMもある．詳細な病歴聴取により，拍動性頭痛などの片頭痛に特徴的な症状があるということを，ようやく聞き出すことに成功し，さらにBMでみられる他の症候も有することより，BMと診断した症例が，少なからず存在する．患者は最も気にしている症状のみを医師に訴えるためである．ある患者にとっては拍動性頭痛よりもめまい発作の悩みが強いため，めまいしか訴えないことになるのであろう．やはり病歴聴取は有効な診断の手段である．

### 不思議の国のアリス症候群と脳底型片頭痛

不思議の国のアリス症候群はLewis Carrolの童話である『不思議の国のアリス』に因んで命名された症候群である．身体像の奇妙な変形，物体の大きさ，距離，位置に関する錯覚的誤認，空中浮揚の錯覚的感覚，時間経過感覚の錯覚的感覚などを呈する．不思議の国のアリス症候群を呈する疾患として，てんかん，統合失調症，ヒステリー，片頭痛などが知られている．筆者はBMの診断基準を満たし，同時に不思議の国のアリス症候群を呈した症例を数例経験している．片頭痛のなかでも特にBMに合併しやすい症候群である可能性があり，今後の検討が必要である．

BMは脳幹症状，小脳症状，種々の意識障害を示す．種々の意識障害や，脳血管障害の鑑別上問題となる疾患であり，救急診療のうえで鑑別上重要な疾患である．本疾患はわが国では見逃されている可能性があるが，注意深く問診を行えば，診断は比較的容易であることを強調したい．

# 20年間, 片頭痛として治療されていた後頭葉動静脈奇形の一例

小松本 悟（足利赤十字病院）

### 20年間, 片頭痛として治療された症例

患者：64歳, 女性, 無職
主訴：閃輝暗点を伴う拍動性頭痛
既往歴：20年間の拍動性頭痛以外, 特記すべきことなし
家族歴：特記すべきことなし
嗜好：タバコ（−）, 飲酒（−）
経過：頭痛歴では, 20年間の拍動性頭痛の既往があり, 某病院では前兆を伴う片頭痛として治療を受けていた.

### 前兆と頭痛の時間的推移

拍動性頭痛の頻度は, 月に1～2回で, 常に左側に拍動性頭痛を認めていた. 頭痛の性状は, 閃輝暗点が30～60分続き, 閃輝暗点開始10分前後で, 左側の拍動性頭痛が徐々に出現した. 約1時間でピークに達し, 嘔気・嘔吐を伴い, 2～3時間持続した.

### 動静脈奇形の鑑別のための画像所見

初診時にCTにて, 左後頭葉に石灰化を認めた（❶矢印）. 頭痛の性状より, 後頭葉動静脈奇形を鑑別するために諸検査を施行した. MRIにて, 左の後頭葉から側頭葉にかけて多数のflow voidを認め, 造影にて血管腔の著明な増強を認めた（❷）. 脳血管造影にて, 左後頭葉動静脈奇形を認めた.

### TAE後, 頭痛は消失した

塞栓術（TAE）を施行した. TEA後2回の軽度の頭痛を認めたのみで, その後は頭痛を認めなかった.

TAE前後の脳血管造影を❸に示す. nidusには, 左椎骨動脈と左外頸動脈が流入していた. 左外頸動脈の枝の中硬膜動脈の末梢よりTAEを行い, nidusへの流入を遮断した.

TEA前後の造影CTを示す（❹）. TEA施行後, 同スライス部位を見ると造影されている部分は明らかに減少し, 脳動静脈奇形の径縮小を認めた.

### 脳動静脈奇形の頭痛は片頭痛との鑑別が重要である

本症例では, 20年間の片頭痛様発作の既往があり, 現病歴に示したように閃輝暗点の前兆と重複し, 常に左側の拍動性頭痛を呈していた. 本症例における脳動静脈奇形は, 脳血管の先天奇形であり, 発症は20～40歳代に多い. また約60%が大脳半球に存在するといわれている. そのうち後頭葉動静脈奇形は, 閃輝暗点の前兆を伴う片頭痛との鑑別が重要となる.

### 前兆を伴う片頭痛では頭痛と同時に前兆が消失する

一方, 前兆を伴う片頭痛では, 頭痛発作に先行して前

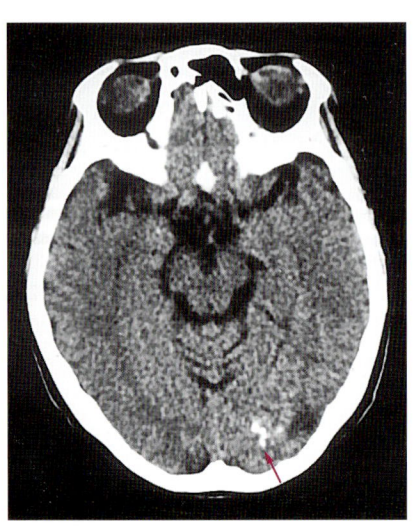

❶ 初診時のCT

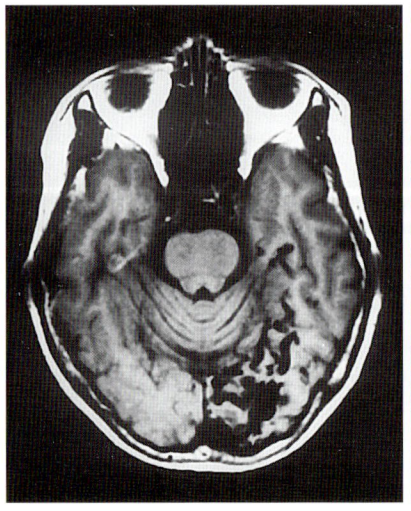

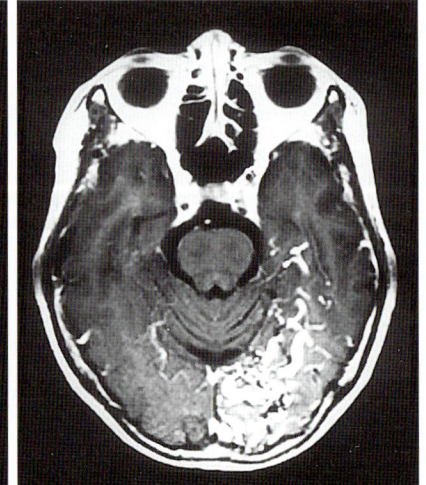

❷ TAE前のMRI

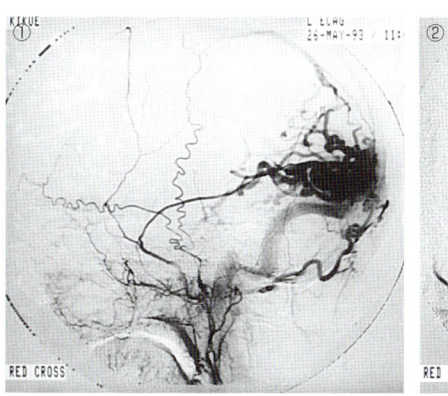

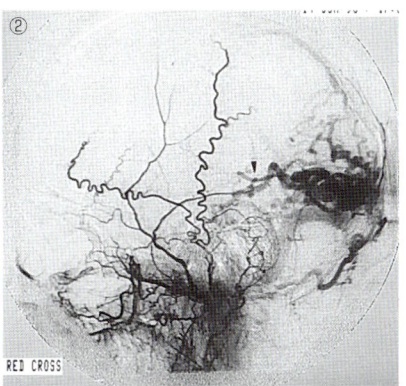

❸ TAE前後の脳血管造影
①TAE前，②TAE後．

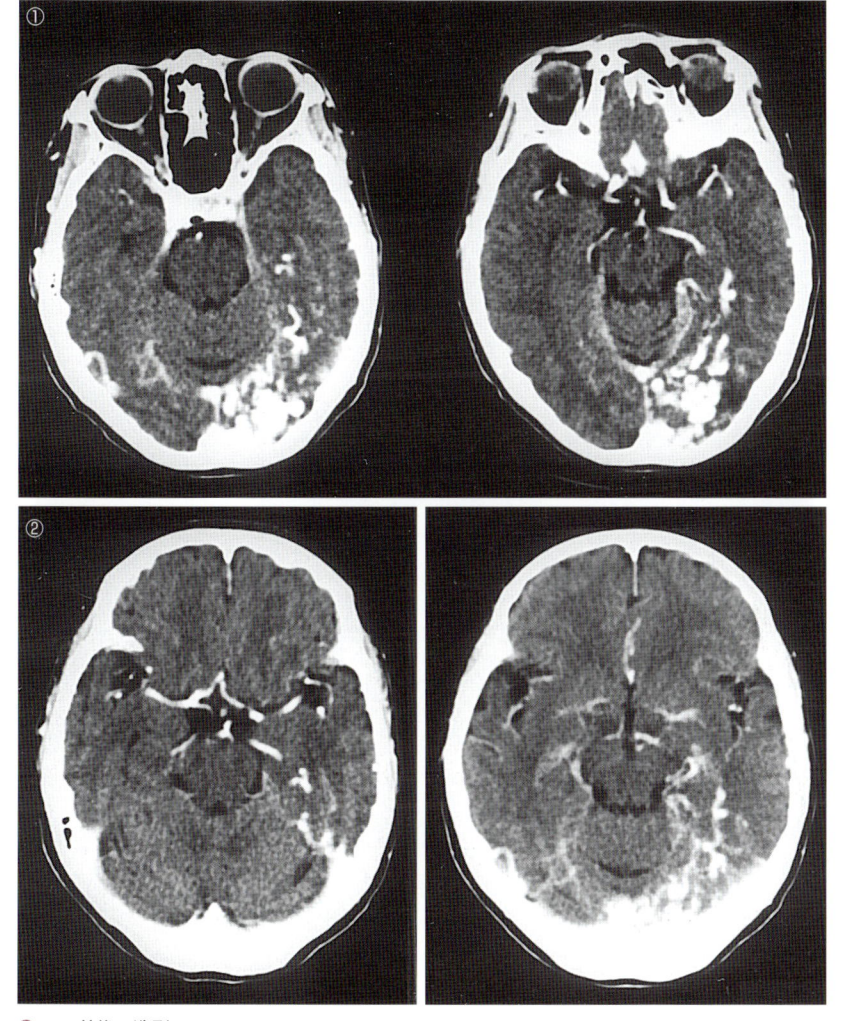

❹ TAE前後の造影CT
①TAE前，②TAE後．

兆が出現し，頭痛が発症すると同時に前兆が消失するのが特徴的である．また本症例のように，長い片頭痛歴のある場合は，頭痛は片側性であることが多いが，頭痛側は左右の優位性を認める傾向がある．

> **頭痛の性状をよく聞くことが重要である**

筆者らは，長い片頭痛様発作の頭痛を有する後頭葉動静脈奇形を経験し，片頭痛と後頭葉動静脈奇形は頭痛の性状より鑑別しうると考える．さらに，TEAを施行した後，後頭葉動静脈奇形の径の縮小を図ることができ，頭痛発作も軽減をみることができた興味ある症例であった．

## 前兆を伴う片頭痛様発作を繰り返した脳動静脈奇形の一例

美原 盤（脳血管研究所美原記念病院）

脳動静脈奇形の症状としての頭痛はまれではない．後頭葉の脳動静脈奇形は，時に前兆を伴う片頭痛と類似した視野異常に引き続いて生じる拍動性頭痛を呈することがあり，鑑別疾患として重要である．

**視野異常に続く拍動性頭痛の症例**

症例：33歳，男性
主訴：拍動性頭痛
既往歴・家族歴：特記すべきことなし

現病歴：28歳ころより20～30分の視野異常に引き続き，悪心，嘔吐を伴う両側性の拍動性頭痛が，月に1～2回出現していた．視野異常は誘因なく，両眼視野中央部があたかもガラスの破片が光に反射しているように見えなくなり，周辺部がチカチカと点滅しながら大きくなるという．見えなくなった部分が視野の80％ほどになると徐々にはっきり見えるようになり，拍動性の頭痛が出現し，数時間持続する（❶）．頭痛に対してエルゴタミン製剤，鎮痛薬は効果がなかった．

検査所見：神経学的検査では明らかな異常はなく，定量的視野検査も正常であった．頭部単純CT画像では左後頭葉に淡い高吸収域を呈し，同部は造影効果を認めた（❷）．右椎骨動脈撮影では左後大脳動脈より nidus が描出された（❸）．

経過：脳動静脈奇形摘出術後，頭痛発作は消失した．

**典型的な前兆を伴う片頭痛と思われる場合も脳動静脈奇形の鑑別が必要である**

本症例における視野異常は何らかの原因により脳動静脈奇形によって正常血管への血流が steal され，また，比較的大きな脳動静脈奇形であったため対側の血流も steal されたため，両側後頭葉の症状が生じたものと思われる．引き続き生じた拍動性頭痛は一過性脳血流増大によるものと推測される．典型的な前兆を伴う片頭痛と思われる症例においても，脳動静脈奇形は鑑別診断として考慮されるべきと思われる．

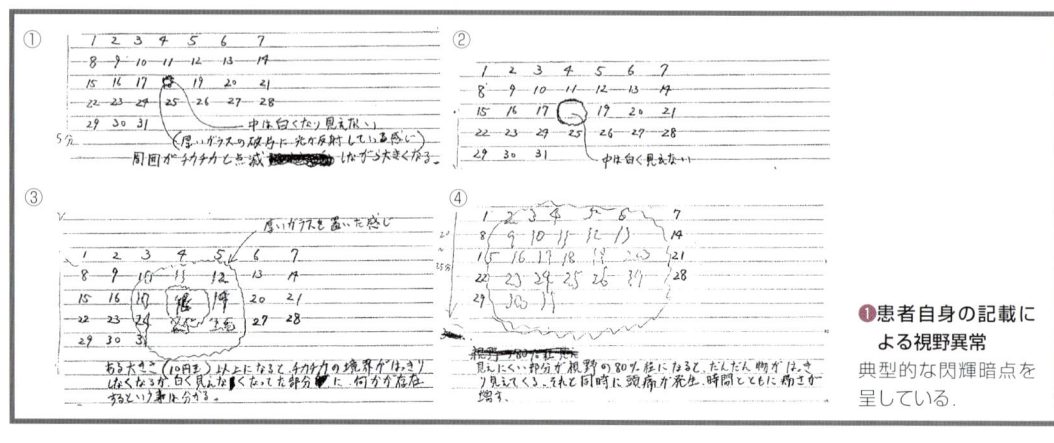

❶患者自身の記載による視野異常
典型的な閃輝暗点を呈している．

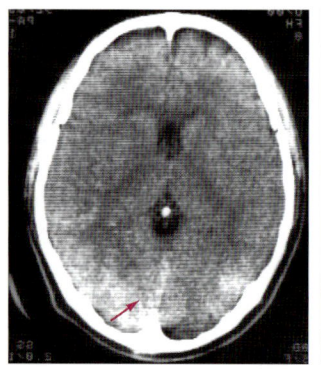

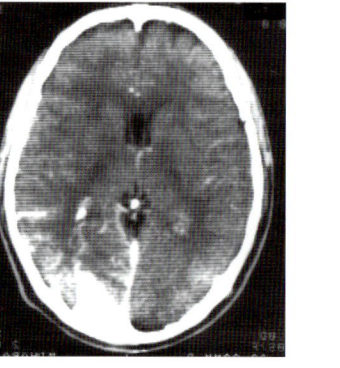

❷左：単純CT画像．右：造影CT画像
左後頭葉に淡い高吸収域を呈している（矢印）．

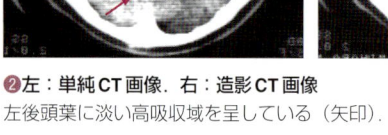

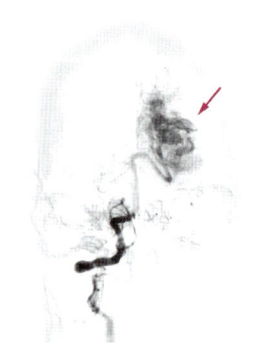

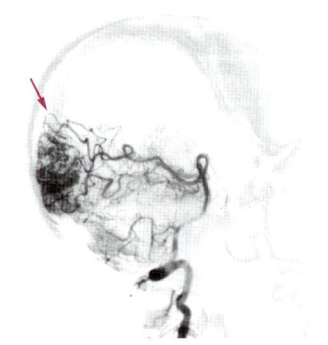

❸右椎骨動脈撮影
左後頭葉に脳動静脈奇形を認める（矢印）．

# 脳底型片頭痛様発作を繰り返した一過性脳虚血発作の一例

美原 盤（脳血管研究所美原記念病院）

脳底型片頭痛は，前兆として脳底動脈領域の虚血によると考えられる症状に引き続き，拍動性頭痛が生じることを特徴としている．一般に思春期の女性に，月経周期に関連して頭痛が繰り返されることが多いとされているが，動脈硬化のリスクファクターを有する症例においては脳底動脈領域の虚血性脳血管障害との鑑別が重要と思われる．

**一過性のめまい，構語障害に続く拍動性頭痛の症例**

症例：55歳，男性
主訴：一過性のめまい，構語障害に引き続く拍動性頭痛
既往歴・家族歴：30歳代から高血圧，糖尿病のため近医に通院
現病歴：2002年4月より10数分続くめまい，時に構語障害，複視に引き続き，悪心，嘔吐を伴う両側性の拍動性頭痛が，週に3〜4回出現していた．頭痛は数時間持続し，鎮痛薬は効果がなかった．同年6月7日，呂律緩慢，ふらつき感に引き続き，拍動性頭痛，嘔吐が出現し，症状は改善しないため，当院に入院となった．
検査所見：入院時，血圧164/92 mmHg．神経学的検査では注視方向性眼振，構語障害，右上下肢筋力低下（MMT4〜4⁻），巧緻運動障害を認めた．血糖188 mg/dL，HbA$_{1C}$ 8.2%とコントロール不良の糖尿病を認めた．頭部MRIではT2強調画像で明らかな異常はなく，拡散強調画像で右小脳半球に高信号域を認めた（❶）．頭部MRAでは脳底動脈は描出されなかった（❷）．

経過：脳梗塞急性期と診断し，アルガトロバンなどで治療を開始し，第2病日には神経症状は消失し，臨床的に一過性脳虚血発作と診断した．しかし，6月9日，左上下肢の脱力，シビレを前駆とする拍動性頭痛，6月10日には右上下肢の脱力，複視に続く拍動性頭痛発作があり，その後も同様の頭痛発作が頻発したため，ヘパリンの持続点滴に変更するとともにアスピリン100 mg/日の経口投与を開始した．以後，頭痛発作は消失した．

**一過性脳虚血発作後の頭痛は脳底動脈病変との鑑別が必要である**

脳梗塞に頭痛を伴うことは多くないが，後頭蓋窩の脳梗塞では必ずしもまれではない．これは後頭蓋窩の容積が小さく脳浮腫の影響を受けやすいためとされている．本症例の拍動性頭痛の機序はそれとは異なり，一過性脳虚血発作後の血流増大による可能性がある．脳動脈硬化のリスクファクターを有する症例の脳底型片頭痛様発作においては，脳底動脈狭窄，あるいは閉塞を鑑別する必要があると思われる．

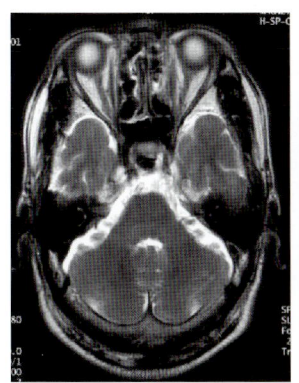

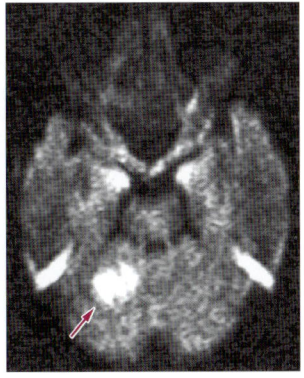

❶入院時MRI．左 T2強調画像．右 拡散強調画像
T2強調画像では明らかな異常がないが，拡散強調画像では右小脳に高信号域（矢印）が認められ，急性期脳梗塞と診断される．

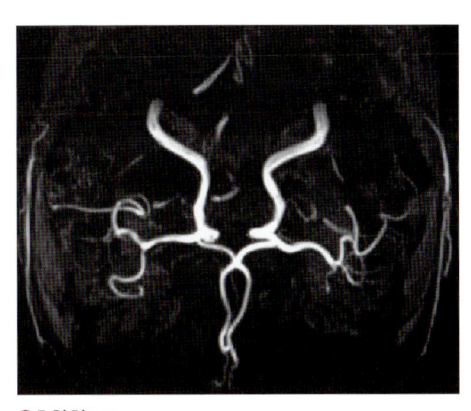

❷入院時MRA
脳底動脈の描出が不明瞭である．

# 片頭痛の病態生理——3つの学説と血管作動性物質，遺伝子異常

荒木 信夫（埼玉医大）

## 片頭痛の機序に関する3つの学説

従来，片頭痛の前兆期に血管が収縮し，その後，血管が拡張して頭痛が生じるという，血管説が広く信じられてきた．しかし近年，片頭痛の病態は大脳皮質の神経細胞の過剰興奮によると考える神経説や，三叉神経と頭蓋内血管との関係に注目した三叉神経血管説が提唱され，注目されている．

**血管説**　片頭痛患者の発作時に浅側頭動脈の拍動が大きくなること，エルゴタミン製剤によってこの拍動が弱くなること，また血管収縮によると考えられた視覚性前兆（visual aura）が血管拡張薬により消失することが示されて以来，頭蓋血管の異常を重視する血管説（vascular theory）が広く信じられてきた．すなわち，片頭痛の前兆（aura）期には血管が収縮し，その後，血管が拡張して頭痛が生じるという説である．脳血流の測定が行われるようになって以来，片頭痛患者でも盛んに脳血流動態の検討が行われ，前兆期には脳血流が減少し，頭痛期に増加するという従来の血管説に合致する結果が得られてきた．

**神経説**　しかし，1981年，Olesenらは前兆を伴う片頭痛（migraine with aura）の患者で$^{133}$Xe動脈内注入を行い，254本の検出器でその変化をとらえ，片頭痛発作期に後頭葉で血流の減少が生じ，その後この血流低下の部位が次第に（約2〜3mm/分の速さで）前方に広がる現象を見いだした．彼らはこの現象をspreading oligemiaとよび，Leao（1944）が動物実験で観察した大脳皮質のneuronal activityの変化（spreading depression）が周囲に広がる速さ（2〜3mm/分）とほぼ同じであることから，片頭痛では血管の変化は一義的なものではなく，spreading depressionのようなneuronalな変化が原因であると考え，神経説（neuronal theory）をうちだした（❶）．その後，Olesenらはさらに詳細に検討し，前兆期に血流低下が生じ，頭痛期が始まって約1時間後に次第に血流増加に移行し，頭痛が消失した後数時間は，この血流増加が続くことを明らかにした（❷）．この結果，従来の血管説でいわれている血管拡張による頭痛という点では時間のずれがあり，頭痛そのものは，血管の拡張によるものではない可能性が示唆された．この神経説によると片頭痛の前兆そのものは大脳皮質のspreading depressionによって生じる症状と考えられている．しかし，片頭痛患者において，このspreading depressionそのものをとらえることはまだ成功していない．

**三叉神経血管説**　Moskowitzらは三叉神経と頭蓋内血管，特に硬膜の血管の関係に注目し，三叉神経節由来のunmyelinated C fiberが硬膜の血管に分布していることを示した．さらに，彼らは三叉神経を電気的あるいは化学的に刺激した際，硬膜の血管に神経原性炎症（neurogenic inflammation）が生じることを明らかにした．そしてこの三叉神経血管系（trigeminovascular system）を介する神経原性炎症は片頭痛のモデルになりうると考え，三叉神経血管説（trigeminovascular theory）を提唱した．この説の概略を❸に示す．すなわち，硬膜の血管周囲に存在する三叉神経の軸索に何らかの刺激が作用し，血管作動性のニューロペプチド（サブスタンスP〈SP〉，ニューロキニンA〈NKA〉，カルシトニン遺伝子関連ペプチド〈CGRP〉など）が遊離され，神経原性炎症（血管拡張，血漿蛋白の漏出および肥満細胞の脱顆粒）が生じる．これにより三叉神経では順行性と逆行性の伝導が生じる．順行性伝導は三叉神経核に至り，さらに視床，大脳皮質に伝わって痛みとして感じ，一方，逆行性伝導はさらに末梢の三叉神経で血管作動性のニューロペプチドの遊離を助長するという説である．さらにMoskowitzらは，この不明の刺激を前兆期の大脳皮質のspreading depressionと考える論文を発表しており，この説は従来の血管説と神経説を有機的に結合したものと考えられる．

## 片頭痛患者における血管作動物質の変化

**セロトニン**　Sicuteriら（1959）が片頭痛患者の尿中でセロトニンの代謝産物である5HIAAを測定し，そのレベルが健常人に比して高いことを見いだして以来，片頭痛とセロトニンの関係が注目されてきた．最近開発された$5HT_{1B/1D}$の作動薬であるスマトリプタン（sumatriptan）は頭痛期の片頭痛患者の60〜70％に有効とされ，再びセロトニ

ンが注目されるようになった．頭蓋内血管の平滑筋には5HT$_{1B}$受容体が存在するが，スマトリプタンはここに作用し血管を収縮させる作用があること，および血管周囲の三叉神経に存在する5HT$_{1D}$受容体に結合し，ニューロペプチドの放出を抑制することが示されている（❸参照）．

**ノルエピネフリン**　片頭痛に伴う症状には自律神経の異常を示唆するものが多く認められる．Gotohらは発作間欠期の片頭痛患者は健常者に比して，安静時の血中ノルエピネフリンが有意に低いこと，および交感神経機能の低下とそれに伴うdenernvation hypersensitivityの存在を確認した．

**ニューロペプチド**　三叉神経血管説で注目されているニューロペプチドのSP，CGRPなどの血中濃度が，発作間欠期の片頭痛患者では，健常者に比して低値となることも示されている．一方，Goadsbyらは，発作期の片頭痛患者で頸静脈血のCGRPが上昇することを示しており，片頭痛においてCGRPが特に注目されている．

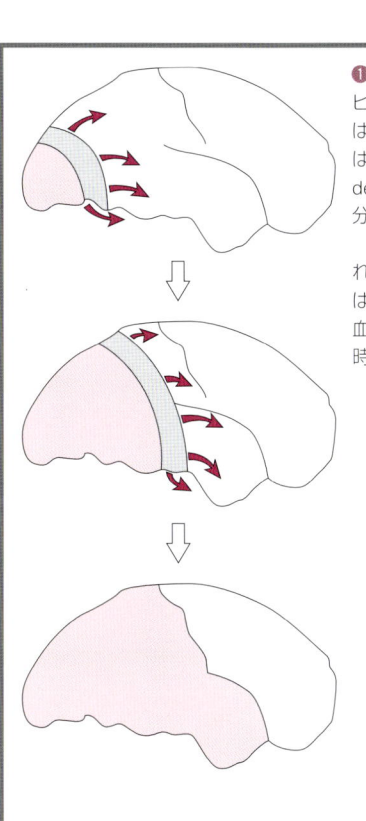

**❶ 片頭痛のcortical spreading depression 仮説（神経説）**

ヒトの脳を側方より示した図である．ピンクで示した部分は脳血流が低下している部分である．グレーで示した部分は神経細胞が脱分極している（cortical spreading depression〈CSD〉を起こしている）部分を示し，この部分が赤矢印のように前方に移動していく．

片頭痛発作の際にまず後頭葉でCSDが生じ（上段），これが前方に広がっていく（中段）．CSDに伴い局所脳血流は20～30％低下し，CSDが生じた部分はCSD終了後も脳血流が低下した状態が2～6時間続く（下段）．各図の間の時間間隔は約30分である．（Lauritzenの図を一部改変）

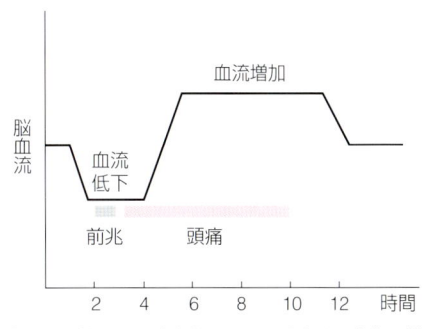

**❷ 前兆を伴う片頭痛患者における脳血流の変化の模式図**

Olesenらは，従来の血管説でいわれている血管拡張により頭痛が発症するとするには，症状の発現に時間的なずれがあることを明らかにした．これにより，頭痛そのものは血管拡張が原因ではないとする可能性が示唆された．（Olesenの図を一部改変）

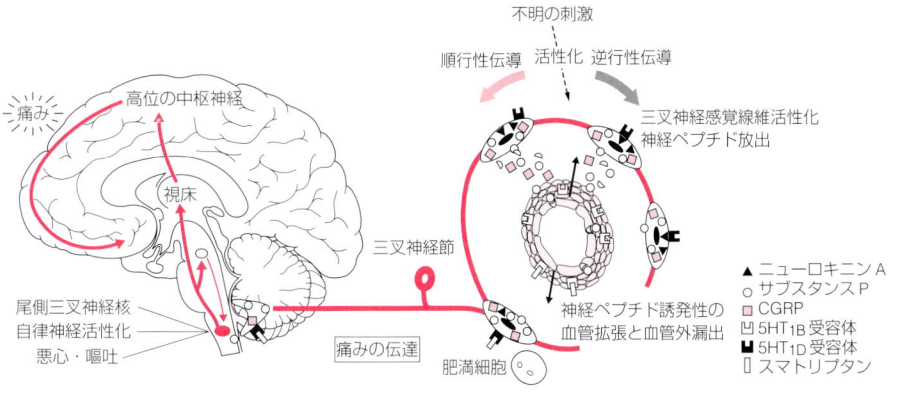

**❸ 三叉神経系を介する片頭痛の発生機序**

硬膜の血管周囲に存在する三叉神経の軸索に何らかの刺激が作用し血管作動性のニューロペプチド（サブスタンスP〈SP〉，ニューロキニンA〈NKA〉，カルシトニン遺伝子関連ペプチド〈CGRP〉など）が遊離され，神経原性炎症（neurogenic inflammation：血管拡張，血漿蛋白の漏出および肥満細胞の脱顆粒）が生じる．これにより三叉神経では順行性と逆行性の伝導が生じる．順行性伝導は三叉神経核に至り，さらに視床，大脳皮質に伝わって痛みとして感じ，一方，逆行性伝導はさらに末梢の三叉神経で血管作動性のニューロペプチドの遊離を助長するという説である．また，頭蓋内血管の平滑筋には5HT$_{1B}$が存在するが，スマトリプタンはここに作用し血管を収縮させる作用があること，および血管周囲の三叉神経に存在する5HT$_{1D}$受容体に結合し，ニューロペプチドの放出を抑制することが示されている．

**一酸化窒素**　一酸化窒素（nitric oxide；NO）は，血管拡張因子として最も注目されている．NOはL-アルギニンを基質としてNO合成酵素（nitric oxide synthase；NOS）により合成される．OlesenらはNO供与体であるグリセリルトリニトレートを投与し，片頭痛患者では健常者に比してNOの血管拡張作用に対する反応性が亢進していることを示し，NOに対するhypersensitivityが存在すると主張している．柴田らは，片頭痛患者にL-アルギニンを静脈内投与した際に，NO産生が健常者に比して亢進していることを示した．このことより，発作間欠期の片頭痛患者では，NO合成酵素活性が上昇していると考えられる．

**片頭痛に関する遺伝子異常**　最近，家族性片麻痺性片頭痛（familial hemiplegic migraine；FHM）において，第19染色体19p13に存在するP/Q型カルシウムチャンネル（P/Q-type $Ca^{2+}$ channel α 1A-subunit〈*CACNA1A*〉）遺伝子にミスセンス変異が認められた．今後は家族性片麻痺性片頭痛の研究にみられたようなchannelopathyとしての検討や，さまざまな遺伝子についての検討などを通じて，片頭痛の病態がさらに明らかになると予想される．

## 緊張型頭痛と片頭痛の関係——合併 vs 一元論

竹島 多賀夫（鳥取大）

### 問診のポイント

**「これまでに同じような頭痛がありましたか？」**

頭痛患者の問診で重要なポイントは、緊急性の高い器質疾患を見逃さないことと、患者のニーズを的確に把握することである。頭痛しか症状がないくも膜下出血や頭蓋内出血は時々経験するので注意が必要で、「これまでに同じような頭痛がありましたか？」という質問が特に有用である。急性頭痛の診療の際には必ず問診しておく。生命を脅かすような器質疾患が否定できれば、慢性頭痛のタイプの診断を行い、治療計画を立てる。頭痛を主訴に受診する患者は多いが、受診した理由、期待しているものはさまざまである。急患としてやってくる頭痛患者には、今起こっているひどい頭痛をなんとか止めてほしいと願って救急受診する者もいるし、脳の重篤な病気ではないかと不安になって病院に駆け込んでくる者もいる。通常の外来に受診する頭痛患者は慢性頭痛が多いが、やはり受診理由はさまざまで、治療を希望している者と、治療よりも慢性頭痛の原因と危険な脳疾患の有無の確認を希望している者がある。早期に患者のニーズをつかんでおくと、その後の診療がスムースに進む。

**何種類の頭痛がありますか？どの頭痛が一番困りますか？**

頭痛の性状や程度を問診している際に、患者の返答が要領を得ない場合は、具体的に「ズキズキと脈打つような痛みですか？」、「締めつけられるような、押さえつけられるような感じの痛みですか？」などと聞くのがよいが、それでも患者の返答がはっきりしない場合には、まず患者自身が何種類の頭痛をもっていると自覚しているかを確認するとよい。たとえば、結婚したころより、月に1〜2回ひどい頭痛で寝込んでいた。ここ数年は寝込むほどではないがだらだらと頭痛が続いており、時々ひどい頭痛になる、というような場合には、①以前のひどい頭痛、②最近のだらだら頭痛、③最近のひどい頭痛、の3つの頭痛について、それぞれ、性状、程度、頻度、持続時間、随伴症状、頭痛薬の効果などを確認する。また、運動、入浴、飲酒でそれぞれの頭痛が悪化するか、軽減するかなども参考になる。概して片頭痛はこれらで悪化し、緊張型頭痛は軽減する。複数の頭痛が把握できたら、次にどの頭痛をターゲットにして治療を始めるのかを決める。通常は一番ひどい頭痛が最初のターゲットになるが、患者の希望はかならずしも治療者の予想とは一致しないことにも注意を要する。

### 緊張型頭痛と片頭痛の関係

**頭痛分類の変遷：患者 vs 発作**

片頭痛と緊張型頭痛は慢性頭痛の約8割を占めているが、その関連と異同については古くから議論されていて、分類案や治療にも反映されてきた。1962年の Ad Hoc Committee 分類は症候を叙述的に記載しており、combined headache（連合性頭痛）として、片頭痛と緊張型頭痛（筋収縮性頭痛）の両方を併せ持つものを疾患単位として認めていた。

現在使用されている国際頭痛学会分類（IHS分類）は、頭痛症の研究や治療薬開発に使用することを目標に設計され、1988年に分類・診断基準として公開された。連合性頭痛は削除されている。これは、頭痛患者を分類するのではなく、個々の頭痛発作型を分類する考えからである。したがって、IHS分類では、1人の患者が複数の型の頭痛の合併と診断されることが頻繁に起こる。古い分類では連合性頭痛と診断されていた患者は、たとえば、①前兆を伴わない片頭痛、②頭部筋群の異常を伴う慢性緊張型頭痛、というように複数の頭痛型が併記される。

**緊張型頭痛がひどくなると片頭痛になる？**

「日常的に肩こりを自覚していて、疲れたり、睡眠不足になると肩から後頭部に重い感じの痛みが上がってくる。後頭部の鈍痛で終わるときもあるが、我慢していると頭全体がガンガン痛んで吐き気も出現し、ひどいと嘔吐する。ガンガン痛いときには、家族の話し声もうるさく感じて、静かな

部屋で暗くして横になると少し楽になる」といったケースはよく遭遇する．ひどい頭痛はおそらく片頭痛と診断して問題ないであろう．後頭部の鈍痛に関しては，緊張型頭痛と診断される場合が多いと思われる．このように緊張型頭痛の形で始まり，程度が強くなると拍動性を伴うものを，オーストラリアのLanceはtension-vascular headacheと呼んだ．

### 片頭痛が緊張痛に化ける？：transformed migraine

「20歳ころから時々片頭痛発作を起こし結婚後片頭痛発作が頻繁になるが，40歳ころから緊張型頭痛が加わってきて，50歳を過ぎると寝込むようなひどい頭痛発作は起こらない代わりに，だらだらと重く締めつける感じの頭痛が続くようになった.」このようなケースは古い分類で連合性頭痛としていた典型例である．IHS分類では，以前のものは片頭痛で，中年以降の頭痛は緊張型頭痛と診断されるであろう．このようなパターンを片頭痛が加齢とともに変化（transform）したということで，米国のMathewはtransformed migraineという概念を提唱している．ただしIHS分類のカテゴリとしては現在のところ認められていない．一方，片頭痛の治療に鎮痛薬などを乱用していると頭痛が発作性の型から，連日性になっていくことがある．いわゆる薬物乱用を伴う慢性連日性頭痛であるが，これもtransformした片頭痛の一種と考えられている．

### 片頭痛と緊張型頭痛の一元論

Featherstone（1985）は「Migraine and muscle contraction headache：a continuum」と題する論文で，片頭痛と緊張型頭痛は連続したものであるとした．これは2つの頭痛の症状の違いは頭痛型よりむしろ頭痛の程度に相関するとするものでheadache severity modelとも呼ばれている．事実，電気生理検査，生化学的指標，自律神経機能などの検討で，両頭痛の差は程度の差のみで，質的に同様な異常を示すものが少なくない．脳波の検討では片頭痛，緊張型頭痛いずれでも6&14 Hz positive spikeや，突発徐波などの脳波異常を認めることがあり，家族性に脳波異常を伴う頭痛家系を調査すると，臨床頭痛型は，同一家系内に片頭痛，緊張型頭痛のいずれもが認められた．セロトニンの代謝異常，血小板機能の異常は片頭痛でよく知られているが，緊張型頭痛でも少なからず異常を認めた．血清中，唾液中マグネシウムの異常もいずれの頭痛でもみられる．イリスコーダーを用いた瞳孔機能検査，起立試験などの心血管系自律神経機能検査でも片頭痛，緊張型頭痛ともに末梢交感神経機能低下が示唆されており，その差は質的な差ではなく程度の違いであるとの報告もある．ミネソタ多面人格試験（Minnesota multphasic personality inventory；MMPI）などによるパーソナリティー研究でも，片頭痛患者と緊張型頭痛患者に特徴的な差異は認めないとされている．

### 緊張型が偶然，片頭痛に合併したにすぎない

これまで述べてきたように，片頭痛と緊張型頭痛は多くの共通性があり，厳密には区別が困難なケースも多いが，緊張型頭痛はありふれた頭痛で，誰にも起こりうるもので，片頭痛患者に多いわけではないと主張する研究者もい

---

**❶ 緊張型頭痛と片頭痛の関係**

慢性頭痛患者の症候を多変量解析したところ，緊張型頭痛，片頭痛の因子を区別することができた．したがって，個々の頭痛発作に関しては緊張型頭痛と片頭痛を区別しうるが，個々の頭痛患者でみると両方の要因をそれぞれの比率で併せ持っており，境界は不明瞭である．(Takeshima T et al, Headache 1988；28：272-277より改変).

片頭痛因子は拍動性，片側性，高度頭痛，悪心・嘔吐などであり，すべてIHS分類の診断基準に含まれている．症候的には緊張型頭痛，片頭痛の因子を区別することが可能である．片頭痛因子を多くもつものが片頭痛患者であり，緊張型頭痛因子を多くもつものが緊張型頭痛患者である．およそ半々でもつものが，片頭痛と緊張型頭痛を合併した患者で，以前は混合性頭痛，連合性頭痛などと呼ばれていた患者群に相当する．

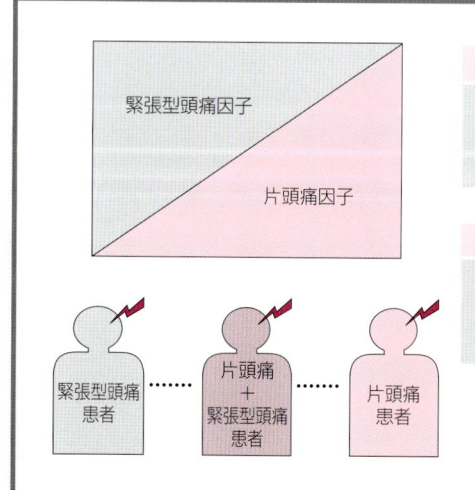

片頭痛因子（血管症状）
- 拍動痛
- 片側性
- 高度頭痛
- 悪心・嘔吐

緊張型頭痛因子（筋症状）
- 締めつけ感
- 圧迫感・圧重
- 後頭部の頭痛
- 肩こり

る．デンマークのRasmussen（1992）は片頭痛患者における緊張型頭痛の合併頻度と非片頭痛者の緊張型頭痛の頻度に有意差がないという疫学調査の結果から，緊張型頭痛は片頭痛とは区別される疾患単位であるとし，combined headache（連合性頭痛），mixed headache（混合性頭痛）といった表現の使用は避けるべきであるとしている．薬剤の有効性からはトリプタンやエルゴタミン，β遮断薬，Ca拮抗薬などは緊張型頭痛には無効であることも，緊張型頭痛と片頭痛は質的に異なるものであるとの見解を支持するものと考えられている．

### 実際の頭痛診療でどのように考えるか？

"片頭痛"と"緊張型頭痛"の関係が，本質的に同質のものであるのかまったく独立したものなのかという議論は，学問的に興味深いのだが，結論はなかなか出ないように思われる．一方，"片頭痛患者"と"緊張型頭痛患者"の境界は不明瞭で，慢性頭痛症の患者の大部分は，片頭痛と緊張型頭痛の両方の要素を併せ持っている（❶）．

このことは診療上きわめて重要で，たとえばある薬剤の治療効果を患者と話すときに，どの頭痛に対する治療効果であるのかということをきちんと認識しておかないと，混乱や誤解を生じる．また，主として片頭痛を治療した場合，緊張型頭痛の要素が残ることもあり，また，治療介入や経時変化の結果として片頭痛が緊張型頭痛に変わることもありうる．

「何種類の頭痛がありますか？」「どの頭痛が一番困りますか？」という質問は初診時のみではなく，常に問いかける必要がある．最後に，慢性頭痛の治療が奏効しないときには，この片頭痛と緊張型頭痛の関係を思い起こし，片頭痛として治療しているのであれば，緊張型頭痛としての治療を，逆の場合は片頭痛としての治療を加えてみると奏効することがあることも付記する．

## 緊張型頭痛が示すさまざまな臨床症状

山根 清美（太田熱海病院）

### 緊張型頭痛の一般的な診断基準

緊張型頭痛の一般的なプロフィールは，①慢性頭痛のなかで最も頻度が高い（約40％），②後頭部を中心とする頭痛，③両側性のことが多い，④頭痛の性質は頭重感，圧迫感，緊縛感である，⑤軽度〜中等度の頭痛，⑥症状の軽快因子として入浴や飲酒などがある，⑦症状の増悪因子としてストレスなどがあること，などである．

緊張型頭痛の診断は上記のプロフィールと1988年の国際頭痛学会分類における緊張型頭痛の診断基準（❶）に基づいて行われている．しかし，筆者は上述のプロフィールや診断基準にあてはまらない症状や日常生活障害の多様性があると考えているので，その点について述べる．

### めまいを起こす疾患と緊張型頭痛との鑑別

緊張型頭痛はめまいを生じることが多い．浮動性めまい（dizziness）のほか，回転性めまい（vertigo）を生じる．緊張型頭痛におけるめまいについて筆者が検討したところ，半数以上にめまいがみられ，その性状は浮動性より回転性めまいが多かった．頭痛や頭重感が主訴ではなく，めまいのみの主訴で受診する患者も多い．このような患者では，よく問診すると後頭部の頭重感やもやもやした感じ（もんもんする感じと表現する患者もいるが，福島県特有の表現かもしれない）を伴い，頸筋群の緊張亢進が観察され，緊張型頭痛に合併しためまいであると診断可能である．このような患者は他の医療機関でメニエール（Ménière）症候群と診断されていることが比較的多い．また頭位変換時にめまいを生じる例もあり，良性発作性頭位めまいと症状が類似する例もある．良性発作性頭位めまいの臨床概念は特定の頭位の変化によって誘発されるめまいで悪心・頭位眼振がみられ，その病態として平衡砂の位置のずれにより，後半規管の有毛細胞の刺激が生じるためと説明され，独特な方法によって，平衡砂の位置のずれを元に戻すと軽快するとされている．耳鼻科で良性発作性頭位めまいと診断された患者が神経内科を受診することもあるが，神経内科では同じ患者を症状，所見より緊張型頭痛に合併しためまいと診断し治療を行い，軽快することを

### ❶反復性発作性および慢性緊張型頭痛の診断基準（1988年国際頭痛学会分類を一部改変）

| A. 以下のB〜Cを満たす頭痛 |
|---|
| B. 頭痛の特徴として以下の2項目以上 |
| 　1. 圧迫感〜締めつけるような非拍動性頭痛 |
| 　2. 軽度〜中等度の頭痛（生活活動は妨げられるが中止するほどではない） |
| 　3. 両側性 |
| 　4. 階段昇降や類似の日常動作で頭痛が増悪しない |
| C. 以下の2項目 |
| 　1. 嘔吐は伴わない（食欲不振はありうる） |
| 　2. 悪心，羞明，音過敏のうち2つ以上を示すことはない |

時々経験する．したがって，良性発作性頭位めまいと緊張型頭痛に伴うめまいと本質的に差異があるかどうかの検討が必要であろう．

神経内科外来でみるめまいを主訴とする患者の半数以上が緊張型頭痛によるものであるといっても過言ではないと筆者は考えている．しかしながら国際頭痛学会の診断基準にはめまいに関する記載はなく，多くの教科書，専門書において，めまいを生じる疾患の鑑別に緊張型頭痛が挙げられていないのは不思議なくらいである．緊張型頭痛に伴うめまいは，頸性めまいとか椎骨脳底動脈循環不全，良性発作性頭位めまいなどと診断されている可能性が高い．今後めまいを生じる頻度の高い疾患の鑑別に緊張型頭痛を加えるべきであることを強調したいと考えている．

### 大後頭神経痛と緊張型頭痛は連続したスペクトルを有する

大後頭神経痛のプロフィールは後頭部がキリキリと痛くなる，毛髪に触れるだけで異常感覚が起こることがある，該当する神経に圧痛がある，筋弛緩薬，マイナー・トランキライザーが有効なことがある，神経ブロックが有効なことがある，とされている．

このような臨床的特徴を有する大後頭神経痛と緊張型頭痛は別個の関連のない疾患と考えられている節がある．しかし大後頭神経痛において筋弛緩薬，マイナー・トランキライザーといった薬剤が有効なことは，両者の病態が近いところに

# 問診・検査・診断

あると推定される．筆者は緊張型頭痛の患者が休薬したときに大後頭神経痛を呈したり，神経痛とはいえないが大後頭神経支配領域の皮膚がピリピリとして気持ちが悪いといったことを時々経験する．大後頭神経出口付近に頸筋が連続しているため，頸筋の緊張が高まると大後頭神経痛を生じる場合があると考えられる．したがって大後頭神経痛と緊張型頭痛は連続したスペクトルを有するものがあるものと考えている．

### 胸郭出口症候群と緊張型頭痛は類縁疾患と考える

胸郭出口症候群は，胸郭出口部で腋窩動脈や腕神経叢が前斜角筋などにより圧迫されることにより，上肢の感覚異常・脱力などを呈する疾患である．ところで胸郭出口症候群の患者は緊張型頭痛を併せ持つものが多いと筆者は感じている．緊張型頭痛は頸筋群を中心とした筋肉の緊張がみられるが，筋肉の緊張している範囲が広がると胸郭出口付近の筋肉も緊張し，その結果，胸郭出口症候群を呈しやすい状態を生じるのではないかと考えている．筋肉の緊張亢進という病態により，緊張型頭痛を呈したり，胸郭出口症候群を呈したり，あるいは両者の症状を同時に呈することがあると考えられ，これらの疾患は同じ直線上に存在する類縁疾患と理解することも可能と思われる．

### 重症緊張型頭痛と髄膜炎，脳血管障害との鑑別

国際頭痛学会分類における緊張型頭痛の診断基準には悪心の記載はあるが嘔吐はない．しかしながら緊張型頭痛の症状がひどいときは嘔吐を生じることを筆者は，比較的よく経験している．嘔吐のほか，同時にめまいを呈し，さらに気分が悪いため，話すことも十分できないので意識障害もあると誤解され，重症の脳血管障害を疑われ，救急車で来院することも多い．緊張型頭痛は軽症～中等症の頭痛とされているが，このようなケースは重症である．入院し，種々の検査を行っても異常はなく，結果として緊張型頭痛の重症例と判断することになる．普段から緊張型頭痛で通院している例は重症化したときに診断に苦慮することは少ないが，初診の場合は，そう簡単には診断できない．

また髄膜炎との鑑別が初診時，困難なケースも年に1度は遭遇する．頭痛，意識障害，軽度の発熱，嘔吐などを主訴に救急車で来院するケースである．診察すると項部硬直，頸部硬直が著明で，鑑別のための検査として画像検査や髄液検査を行い，その結果，髄膜炎が否定され，最終的に緊張型頭痛の重症例と診断が可能となる．その場合の発熱の原因として頭痛のため，飲水，食事が十分でなく，脱水によるものや，炎天下の農作業中に緊張型頭痛が悪化し，軽い熱中症も加わることなどが挙げられる．このように緊張型頭痛の重症例は脳血管障害，髄膜炎との鑑別に難渋することがある．当院は東北地方にある病院であることが重症の緊張型頭痛をみる機会の多いことに関連しているかもしれない．一般に東北人は我慢強く，少々の症状があっても医療機関を受診せずに農作業などを続けてしまうことが多いようである．その結果，きわめて重症の緊張型頭痛患者を診る機会が多いと考えている．

### 片頭痛のような症状を呈する緊張型頭痛

緊張型頭痛は一般には拍動性頭痛はないとされる．しかしながら普段から緊張型頭痛と診断している患者において拍動性の頭痛がみられることがある．それは緊張型頭痛の症状を患者が我慢しているときにみられることが多い．緊張型頭痛は筋肉内に乳酸，ピルビン酸が蓄積し，筋肉痛を生じるが，さらに何らかの機序による血管拡張作用のため，拍動性頭痛を呈する可能性が推定される．緊張型頭痛と片頭痛の合併か，あるいは片頭痛の症状が悪化し，血管性頭痛を招いたものかどうかの鑑別が必要である．その鑑別点として，緊張型頭痛による拍動性頭痛の場合は，緊張型頭痛の症状が悪化し，最終的に拍動性頭痛を呈したという臨床経過があること，通常は典型的な片頭痛発作のないこと，家族歴に片頭痛のないことなどが挙げられる．治療的診断のためにトリプタン製剤を用いて両者を鑑別することは困難と思われる．トリプタン製剤は片頭痛に対して当然，効果はあるが，緊張型頭痛に合併した拍動性頭痛にも有効である可能性がある．トリプタン製剤は種々の原因による血管性頭痛に対しても効果を示すという報告が散見されるからである．トリプタン製剤は片頭痛発作急性期治療薬とされているが，脳血管収縮作用を有することにより，種々の原因による血管拡張性頭痛に効果のあることが十分推定される．

### 診断困難な緊張型頭痛も存在：詳細な病歴聴取を

緊張型頭痛の典型例は診断が容易であるが，重症例における拍動性頭痛を呈する例（片頭痛と誤診される），片頭痛の合併例，薬剤長期乱用により症状の変形した例などがあるため，診断・治療ともに難渋することを経験する．詳細な病歴聴取がこのような例の診断に有効である．

# 緊張型頭痛の誘因の特定に必要な問診

桑澤 二郎（くわざわクリニック）

頭痛外来を訪れる頭痛患者の半数以上は緊張型頭痛であり，最も多く遭遇する診断である．この頭痛は，精神的な緊張と，それに引き続く過度の肉体的な筋緊張という2つの因子により惹起される疾患で，旧分類の心因性頭痛もこれに含まれる．日本心身医学会（1991）によると，心身症は，「身体疾患の中で，その発症や経過に心理社会的因子が密接に関与し，気質的ないし機能的障害が認められる障害」と定義されており，機能性の頭痛である緊張型頭痛はまさに心身症といわざるをえないものがほとんどである．心気症との異同の問題もあるが，定義上は心身症として考えている．

緊張型頭痛はこのような病態であるから，その治療には筋緊張を解くための薬物療法のみならず，精神的な緊張をきたした誘因を把握し除去することが非常に重要である．頭痛患者の話を聞いていると，日常生活のなかに無理があって「心と体が悲鳴を上げている」のが頭痛となって現れているのではないかと思えることが多い．無理をして頑張らなくてはならないことは生活をしていくうえで避けられないことであるが，それは程度問題で，過剰なものは精神的緊張を生み，人によっては緊張型頭痛となって生活に支障をきたしてくる．緊張型頭痛患者の問診のポイントは隠れている誘因の確認であるといっても過言ではない．

当然のことながら誘因の特定には精神的側面の把握が必要で，これには十分な問診が必要である．

### 安堵感を求める患者と誘因を確認すべき患者

緊張型頭痛患者の受診理由の多くは，何か悪い病気ではないかと心配で受診しており，痛みの治療を求めて受診する患者は少ない．このことは，多くの頭痛患者は不安の解消のために医療機関を受診していることがうかがえる．多くの医師が診療に追い立てられているなかで，十分な問診や精神的な因子の確認までは，少ない診療時間では不可能である．CTスキャンなどの検査をして「悪い病気ではない」「大丈夫です」という言葉を聞きたいがために受診している人がほとんどであり，診察してこの言葉を聞いただけで症状が軽減したり，治ってしまう患者は多い．

問題となるのは，痛くて何回も受診する患者や，病院を転々として検査漬けになって「何ともないといわれ，鎮痛薬をもらって仕事を休んだが，症状がよくならない」という患者である．このような患者では適応しきれないストレスのために抑うつ傾向が認められることが多いが，ほとんどの患者はなぜ頭痛が起こったか，わかってはいない．その頭痛の誘因を問診から導き出すことが，治療に最も重要である．

### 誘因確認のための問診で心得るべきこと

問診に際しては，受容的態度で聴くことがポイントで，患者の言うことを否定せず，また，無理に心因を探ろうとはせず，プライバシーには十分注意する．

「頭痛が最初に起こったときに原因として何か思い当たることはありませんか？」と聞くことが誘因の特定につながることも多いが，初対面で医師と患者の信頼関係が築かれていない場合には会社や家庭，友人などの人間関係や，仕事上のストレス，最近起こった重要なできごと（離婚，配偶者の死亡，近しい人の病気や事故，転勤や引っ越し，社会環境の大きな変化など）が，患者によって省かれてしまうことが多い．実際，ほとんどの患者では頭痛の誘因がそういうことにあると気づかないでいるので，診察する側から質問しないと，初対面から家庭や職場の問題を話せる人は多くはない．

また，非日常的な特別な出来事をきっかけとして頭痛をきたしている場合には，誘因は比較的わかりやすいが，日常的に気にならないような小さな無理が重なっている場合は誘因がわからないことが多い．礼を失しない程度に世間話をするような感じで，患者の言う話をよく聞くと，診断への糸口になる大切なできごとが見いだせることが多い．

### 起こりがちな誘因として確認すべきこと

以下に最低限確認が必要な項目と起こりがちな頭痛の誘因について述べる．これは答えやすいものから聞いていくと効率よく聴取できる．

**既往歴** 一般的な既往歴のほかに，頭痛の既往歴の確認を要す．その際は頭痛の性状（片頭痛か緊張型かなど）を区別しながら聴取すべきである．片頭痛と緊張型の2種類をも

つ患者は多い．現在の健康状態の確認は必須である．

**職業歴**　概して責任感の強い人ほど緊張を生みやすいので，職業の確認とともに仕事上の立場，人間関係などの確認も必要である．上司が変わったり，業務内容の変化，リストラの可能性などを契機としたり，最近は景気が悪化しているため経済状態に起因することで頭痛をきたすことも多い．

**家族構成**　少なくとも同居人の確認は必要で，患者が主婦の場合，舅・姑の有無や健康状態，子供の年齢・性別の確認も必要である．受験・思春期の子供や，子供が家を離れることが頭痛の誘因のこともある．配偶者の死亡，離婚，別居，結婚，妊娠なども頭痛の誘因となることが多い．

**患者本人の生活態度**　概して，まじめで神経質であったり，几帳面な人が緊張型頭痛には多い．自分で精神的緊張を作り出しやすい人がなりやすいと考えている．「なんとかなるさ」と思えるかどうかは，緊張しやすい性格かどうかの鑑別に有用と考える．

**睡眠時間**　緊張型頭痛患者の多くは睡眠不足のことが多いが，起床時間と臥床時間，実際の睡眠時間の確認は必要である．寝つきが悪かったり，ちょっとの音で覚醒したり，早朝に覚醒してしまうとか，夢をたくさん見るという症状はうつの可能性がある．また，午前中に具合が悪い場合もうつ的状態を疑う．

**非日常的な出来事の有無**　前述のように，きっかけになったような特別な出来事の有無は重要な確認事項である．配偶者や家族，友人の死亡，離婚，結婚，妊娠，別居，仕事の変化，失業，経済状況の変化，引っ越し，転勤，家の新築，家族構成の変化，親族の病人の有無など，具体的に例をあげて質問すると答えやすい．

**気分転換をしているかどうか？**　緊張型頭痛患者の多くは趣味や楽しみをもっていることはなく，気分転換は下手である．

**適応しきれないようなストレスは何か？**　誘因となるような出来事がまったくないと言い張る患者もいるが，日常的に小さな無理がいくつも重なっていることもあるので，「疲れていますか？」と問いながら確認を要す．

### 年代や性別によって起こりやすい誘因

**高校生以下**　就学前から頭痛は起こってくるが，親，教師，友人など，対人ストレスに起因することが多い．問診の際には親などの付添いはないほうがよいこともある．ニコニコしながら「学校に嫌な奴いない？」と聞くと糸口が見いだせることもある．

**未婚男女**　仕事上で「嫌です」とか「できません」という一言が言えないために，精神的緊張をきたすことが比較的多い．また，恋人，友人などの対人ストレスによる誘因も多い．ゲームや夜遊びによる睡眠不足などもある．

**既婚女性**　育児のストレス，姑との確執によることが多いが，職業をもっている場合，職場の対人ストレスに起因することもある．生活上の雑用をすべて背負い込んで，慢性的な疲労や睡眠不足により発症することも多い．

**既婚男性**　ほとんどが前述した仕事上のストレスに起因していることが多い．睡眠不足が多い．

**実年から高齢者男女**　長男夫婦と同居の場合，最近は嫁にいじめられている姑が意外に多く見受けられる．また，この年齢の女性は，概して育児と夫の世話に生涯を捧げてしまっているので，子供が自立して夫が病死したりしてしまうと生きがいを失って「うつ」になることも多い．「うつ」の症状として頭痛を主訴として受診することが多いので，注意が必要である．嫁が働いているため，70歳過ぎて家事を一手に担って負担を感じていたという事例もある．また，退職を契機にして目標を失い，「うつ」になることも多い．

### 病気ではなく患者を治すために

医学部の卒業式で「病気を治すのでなく患者を治す医師になってください」と偉い先生から訓示をいただき，何のことなのかよくわからないまま時が過ぎた．縁あって頭痛の研究診療をしているいま，鎮痛薬で痛みをとって頭痛をとりあえず治せたとしても，生活上の無理を改善し誘因を除去し，症状が再発しないように生活指導をしないかぎり患者を治せたことにはならないと考え，ようやくこの言葉の重みを感じている．このためには十分な問診が必要で，心療内科的アプローチを要すことが多い．緊張型頭痛患者の診察では何が誘因かを患者から聞きだすことが最も重要である．

# 緊張型頭痛の問診法と鑑別診断

目崎 高広（京大）

頭痛は神経内科の外来診療で最も多い訴えの一つである．そのなかで最も多いのは緊張型頭痛（旧称・筋収縮性頭痛．必ずしも筋収縮を伴わない）であり，片頭痛がこれに次ぐ．頭痛は外から見えないので，問診による鑑別が重要である．筆者も頭痛もちで，自らの経験も問診の参考にしている．緊張型頭痛の診断と鑑別に重要と考える問診内容について述べる．

### 初発時期：発症時期，きっかけが特定できるか

何年も前からの頭痛であれば，慢性頭痛の範疇での鑑別となる．発症時期が明瞭に確定できるか（急性発症か緩徐発症か），発症のきっかけになった出来事がないか，について問診する．頭部外傷の有無も問診上重要である．

### 頻度：持続傾向にあるか

緊張型頭痛はいったん起こると長期間，毎日持続する傾向がある．片頭痛では，発作が定期的または不定期に反復される．後頭神経痛では，瞬間的な電撃痛が群発する．

### 発作の始まり方はゆるやかだが増強するか

緊張型頭痛は通常ゆるやかに生じて，1日の後半に強くなる．片頭痛では前兆の有無にかかわらず，比較的短時間で痛みが最高潮に達することが多い．

### 誘因：後頭神経痛との鑑別が重要

うつむいて座業に従事する人は緊張型頭痛になりやすい．歯をくいしばる癖（または咬筋ジストニア）のある人，作り笑いを長く続ける必要のある人も緊張型頭痛になりやすい．筆者は明るい場所に居ると頭痛を生じやすく，夏季の昼間はサングラスが必須である（性状は緊張型頭痛と片頭痛との中間）．肩こりで頸を強く揉む人では外傷性の後頭神経痛を発症する可能性がある．このように後頭神経痛では，緊張型頭痛を背景にもつことが多いが，両者の鑑別は治療薬選択のうえで重要である．単に後頭部痛ということで緊張型頭痛と即断してはならない．このほか労作・緊張・性行為などが誘因になる頭痛があり，問診で鑑別すべきである．

### 部位による鑑別，表面か内部かもポイント

緊張型頭痛は後頭部優位とされるが，例外もある．前頭部優位の場合には，慢性または急性副鼻腔炎との鑑別が必要である．側～後頭部の瞬間的な電撃痛は大後頭神経痛，小後頭神経痛の可能性のほか，頭部の帯状疱疹も鑑別対象となる．これら神経痛は頭の表面の痛みであり，皮膚に触れると錯感覚や痛みがある例が少なくない．これに対し，緊張型頭痛や片頭痛は頭の内部の痛みとして自覚される．

### 拍動性か非拍動性か：片頭痛との鑑別

片頭痛との鑑別に重要とされるが，緊張型頭痛でも，強くなると拍動性になることは少なくない．むしろ嘔気など消化器症状の有無のほうが，両者の鑑別に役立つ印象がある（ただし，軽度の嘔気は緊張型頭痛でも少なくない）．

### 睡眠中の頭痛：覚醒と頭痛，どちらが早い？

緊張型頭痛では，睡眠中には頭痛がないことが特徴である．しかし，「夜寝ているときに頭痛で目覚めることがありますか」という質問に対して患者はしばしばイエスと答える．この場合，覚醒と頭痛とのいずれが早いかを確認する．多くの場合，「目が覚めたら痛い」と，覚醒が先である．この場合，緊張型頭痛を否定する要件にはならない．「どちらかわからない」例が多い点は医師泣かせである．

### 持続時間：1日の変化，持続の形態も確認する

片頭痛では，通常72時間以内に頭痛は終息する（重積の場合を除く）．緊張型頭痛では，頭痛は起床の瞬間にはなく，起床後に始まり，時間とともに増強することが多い．なお，午前中に強いのは抑うつ性頭痛の特徴とされるが，歯ぎしりがあって睡眠中に側頭筋の緊張が高い例や，枕が小さく（しかも硬く，高く），頸部が浮いた状態で眠っている場合には，頸から肩の筋収縮が続き，緊張型頭痛であっても，午前中に最も強くなる可能性がある．

なお，頭痛の持続時間を問診する際，患者は今回の頭痛発生時から現在までの期間を答えることが多い．しかしここには，1回の頭痛発作は瞬間的で，それが反復している場合が含まれる．たとえば「1週間前から痛い」という訴えでも，実は「1週間前から，頭がズキンと一瞬痛む発作が反復している」場合が少なくない．この場合，緊張型頭痛ではなく，神経痛（帯状疱疹を含む）と考えられる．

## 緊張型頭痛の非定型症状──診断，他科疾患との鑑別診断

森松 光紀（山口大）

### 緊張型頭痛の診断基準と有病率

国際頭痛学会分類（1988）では，反復発作性緊張型頭痛とは「30分〜数日間続く頭痛発作が反復して起こる．頭痛は圧迫感または締めつけ感で，両側性に起こり，特に後頭部，側頭部に強い．強さは中等度以下で，片頭痛のように体動で増強することはない．悪心（嘔気）・嘔吐はないが，羞明または音過敏を伴うことがある」としている．また慢性緊張型頭痛は「緊張型頭痛が1か月に15日以上起こり，6か月以上続くもの」である．生涯を通じた有病率について，Rasmussenら（1995）の住民調査では，反復発作性緊張型頭痛66％，慢性緊張型頭痛3％，前兆のない片頭痛9％，前兆のある片頭痛6％とされ，慢性頭痛としては反復発作性緊張型頭痛が圧倒的に多い．

### 緊張型頭痛の非定型症状はどのようか

緊張型頭痛は片頭痛とは異なる疾患であるが，❶に示すような片頭痛様の非定型症状を示すことがある．筆者自身は典型的な反復発作性緊張型頭痛の患者なので，かねてからこの点を実感していた．

**悪心，気分不良** 悪心は気分不良を強調する表現として用いられることがあり，緊張型頭痛でも頭痛時に悪心を訴える患者は少なくない．したがって，悪心を片頭痛との鑑別に用いないほうがよい．緊張型頭痛で嘔吐を伴うことはまれであるが，転換反応（ヒステリー）に伴う頭痛で頑固な嘔吐を訴えた患者がいた．

**痛みの性状と強さ** 緊張型頭痛でも「ズキズキする」と訴える例がある．この場合，心拍非一致性に，緩徐なリズムで強い痛みが反復することが多い．したがって，「ズキズキする」痛みがすべて血管性頭痛ではない．緊張型頭痛がなぜズキズキするかについて明確に述べた報告はない．欧米の教科書には，後頸筋・後頭筋の収縮が持続すると乳酸が蓄積して，血管拡張が起こり血管性頭痛になるという記載がある一方で，緊張型頭痛の途中に拍動痛が起こるものは緊張型頭痛と片頭痛の中間型に位置し，緊張型-血管型頭痛と呼ぶ，と

❶緊張型頭痛の非定型症状とその頻度

| 症　状 | 頻度（％） |
|---|---|
| 日常の身体活動で増悪する | 28 |
| 拍動性頭痛 | 18 |
| 食思不振 | 18 |
| 羞明 | 11 |
| 一側性頭痛 | 10 |
| 悪心 | 4 |

（Rasmussenら，1991）

いう記載がある．ただし，強い頭痛の場合，患者が習慣的に「ズキズキする」と表現することがあり，その内容をよく吟味する必要がある．

次に，頭痛の強さについて緊張型頭痛でも「耐えられないほど痛い」「割れるように痛い」という訴えがときにある．特に神経症患者では訴えが過大になる傾向がある．

**体動による痛みの増強** 緊張型頭痛で頭頸筋の収縮を伴っている場合には，後頸筋，後頭筋，側頭筋などを指圧すると頭痛が軽減する．緊張型頭痛でも極期には歩くことで痛みが増強するが，歩行中，後頸部を指で強く圧迫しているといく分楽になる．最良の策はベッドまたはソファーに寝ころんで，頸部の筋緊張を和らげることである．したがって，体動による痛みの増強は実際には程度の問題といえる．

**夜間発作** 夜間に頭痛で目が覚めることは片頭痛または群発頭痛に多い．しかし，歯ぎしりをしたり，歯をくいしばって眠る習慣のある患者では，緊張型頭痛として夜間，側頭部の強い痛みで目が覚める．これは数日間にわたって反復する．

**一側性** 片頭痛の痛みは一側性のことが多いが，両側性のこともある．一方，緊張型頭痛は両側性が多いが，一側により強いこともまれではない．右利きで右上肢を多用する患者では，右後頸・後頭部に痛みがより強く起こることがある．

### 緊張型頭痛と片頭痛の鑑別は慎重に

病歴聴取をおろそかにした結果，緊張型頭痛を片頭痛と誤診してトリプタン系薬物を無用に反復投与している事例に遭遇することがある．緊張型頭痛に片頭痛薬は無効なので，投与前によく鑑別診断する必要がある．

# 頭重感などを呈する緊張型頭痛には抗うつ薬の考慮も

中野 今治（自治医大）

### 緊張型頭痛には心因性の頭痛が含まれる

"頭痛"を主訴に神経内科を受診する患者は多いが，そのなかには明らかな頭痛というよりは，頭が重い感じ，頭に輪をはめられているような感じ，さらには頭がモヤモヤしてすっきりしないという状態も含まれている場合が少なくない．このような状態を頭痛分類のどこに属させるかは議論があろうが，緊張型頭痛のなかに含めるのが妥当であろう．

緊張型頭痛は国際頭痛学会の新分類（1988）で初めて使用された言葉である．かつてはこの非片頭痛型頭痛は筋収縮性頭痛とよばれたが，必ずしも筋収縮を伴っていないことが指摘されていた．そこで，新国際分類では精神的要因の関与があることを認めて緊張型頭痛（tension type headache）と名称を変更した．すなわち，緊張型頭痛のなかには，筋緊張（筋収縮）によるもののほかに，心因性頭痛，精神的緊張による頭痛，うつ病あるいはうつ状態による頭痛など，さまざまな心的要因による頭痛が含まれている．緊張型頭痛は反復発作性緊張型頭痛と慢性緊張型頭痛とに二大別され，それぞれ頭部筋群の異常を伴うタイプと伴わないタイプに細分されている．頭部筋群の異常を伴うのは筋収縮性頭痛，伴わないのは精神緊張性頭痛に対応していると考えられる．しかし，実際は両者には重なりがあり，個々の患者をいずれかに振り分けるのは困難な場合が多いし，強いて分類することに診療上大きな意味があるとも考えにくい．

軽症うつ病の患者は，抑うつ状態はあまり呈さず，むしろさまざまな身体症状を訴える（仮面うつ病）．身体症状が頭痛として現れた場合には冒頭で触れたように，鈍い痛み，頭重感，被帽感，項部から肩のこり感や痛みなどとして表現される．このような患者は自分から抑うつ症状を訴えることはまれなので，「朝起きるのが億劫になり，やる気がない．不安・緊張・焦燥感があり，仕事が手につかずぐずぐずと時間を浪費してしまう」などといった精神状態を上手に聞き出すことが診療のポイントである．

### 抗うつ薬が奏効した症例

52歳，女性．46歳のときに頻回に出現する頭痛を主訴に来院した．患者は気分的に落ち込んでいる様子はなく，笑顔も見せ，大きな声で明解に話をした．神経学的には異常は見られなかった．緊張型頭痛と診断してアスピリン・ダイアルミネート配合剤（バファリン®；1錠頓用）とエチゾラム（デパス®；2錠，分2）を処方し，痛みは軽減した．しかし，左顎下部のズキズキする痛み，眼窩奥のズンズンする痛み，嚥下により起こる咽頭左側部から左耳にかけての舌咽神経痛様の痛みが次々に出現し，前二者はバファリン®，後者はカルバマゼピンがある程度奏効した．また，強い肩こりも訴えるようになり，塩酸エペリゾン（ミオナール®）を処方したところ頭痛が軽減した．ところが，その後に頭部の重苦しい感じがする，頭がモヤモヤしてすっきりしないと訴えるようになったので，よく聞いてみると，患者は夫と2人で経営している会社の経理を担当していてストレスが多いこと，娘の受験でイライラしていることなどがわかった．そこで，塩酸イミプラミン（トフラニール®；25 mg 錠，3錠，分3）を投与したところ，頭重感，モヤモヤ感は消失し，その他の頭痛もみられなくなり，長期間無症状で経過している．

本例に見られたさまざまの頭部と顔面の痛みがすべて抑うつ状態に由来するとは断定できないが，抗うつ薬でこれらの痛みも消失していることから，その可能性は十分考えられる．

### 緊張型頭痛の治療には抗うつ薬も考慮する

緊張型頭痛の治療にはおもに消炎鎮痛薬，抗不安薬，筋弛緩薬が症状に応じて使われる．緊張型頭痛のなかには，前述のように抑うつ状態あるいは軽症うつ病を背景とした頭痛がまれならず含まれているので，消炎鎮痛薬，抗不安薬，筋弛緩薬の効果がいま一つの慢性頭痛，特にモヤモヤ感や頭の重い感じなど不定の訴えがある場合には抗うつ薬が奏効する場合が多く，ぜひ試みるとよい．抗うつ薬の中では，イミプラミンやアミトリプチリンで代表される三環系抗うつ薬が明らかな効果を示す．ただし，本剤では口腔内乾燥，眠気，排尿困難などの副作用が出ることがまれでないので注意が必要である．四環系抗うつ薬のミアンセリン（テトラミド®）は，副作用が少ないので使いやすい．緊張型頭痛に対する抗うつ薬のエビデンスに関しては平田らの総説（神経進歩 2002；46：413-430．）を参照されたい．

# 緊張型頭痛の背景にある「うつ」の検査も重要

小林 祥泰（島根医大）

### 頭部筋群の異常を伴う頭痛と伴わない頭痛がある

頭痛のなかで緊張型頭痛の有病率は片頭痛に比べて明らかに高く，わが国でも20〜30％とされている．国際頭痛学会の緊張型頭痛の診断基準では反復発作性緊張型頭痛と慢性緊張型頭痛に分類されている．慢性緊張型頭痛（chronic tension-type headache）は頭痛が1か月のうち15日以上の状態が6か月間続くもので，①頭部筋群の異常を伴う反復発作性緊張型頭痛と，②頭部筋群の異常を伴わない反復発作性緊張型頭痛に分類されている．緊張型頭痛を引き起こす因子としては，口・顎部の機能異常，心理社会的ストレス，不安，うつ，妄想や妄想概念としての頭痛，筋性ストレス，緊張型頭痛に対する薬剤過剰摂取，他の器質性疾患による緊張型頭痛の増悪などの2つ以上があるとされている．この分類では従来の筋収縮性頭痛が①で心因性頭痛が②になるかもしれないが分類困難な例も多い．神経内科領域では緊張型頭痛に対して①を主体に考えてマイナートランキライザーを含む筋弛緩薬や鎮痛薬が汎用されてきたような印象がある．しかし，実際には頸性頭痛や高度の肩こりによるものは少なく，心理社会的ストレス，不安，うつによるものが8割近くを占める．

### 「うつ」のスクリーニングにはSDSが有用である

頭痛などを主訴とする仮面うつ病の診断は内科医には簡単ではない．筆者はこのような場合に「うつ状態」のスクリーニングとしてZungのself-rating depression scale（SDS）を用いている．20項目の自己記入式のもので，手間がかからないので，問診票をみて疑わしい症例には診察前にこれを渡して記入してもらう．素点で40以上がうつ状態で最高80点である．筆者らは脳卒中後うつ状態を検討するためにSDSを使い始めたが，その際に精神科の標準であるHamiltonのdepression rating scaleとの相関がきわめて良好であることを確認している（山口修平ら：臨床神経 1987；27：1451-1456）．SDSは簡便であるがうつ状態の変化を鋭敏にとらえるので，診断だけでなく治療効果判定にもきわめて有用である．特に年余にわたって頭痛が持続し，病院を渡り歩いているような例ではSDSは必須検査である．

### SDS高値を示した症例

**症例1** 67歳，男性，会社役員．8年前から頭重感が持続しいろいろな病院を受診し，筋弛緩薬や頭痛薬だけでなく抗うつ薬も投与されたが改善しなかった．このため某脳神経外科病院で精密検査を受けたところ，脳梗塞でバイパス術が必要といわれた．さらに不安になり島根難病研究所脳ドックを受診し，MRIでも異常がないため外来治療となった．初診時のSDSは47と高値であったため，スルピリド50 mg（朝1回）とクロラゼプ酸（メンドン®）2C（朝夕）を投与したところ，1か月以内に劇的に改善し，SDSは37と正常化，海外旅行もできるようになった．

**症例2** 61歳の高血圧男性．不定愁訴があり，肩こりも強いとのことで，降圧薬のほかにクロルフェネシンカルバメート（リンラキサー®），メンドン®を投与していたが頭重感が改善しなかった．そこでSDSをとると50と高値であったため，スルピリド50 mgを朝に追加したところ劇的に改善しSDSも26まで低下した．

### 抗うつ薬の使用とその他の注意点

緊張型頭痛で初診時のSDSが40以上を呈した群での上記治療の有効率はかなり高く，平均SDSが47から31と有意に低下した．この処方は血管性うつ状態にも有効であるが，多発性ラクナ梗塞例ではParkinson症候群を呈する可能性があるので，スルピリド50 mg以上は使わない．増量すれば効くというものではなく，メンドン®との併用が有用である．他院で明らかな薬剤性Parkinson症候群をきたした例をみると，ほとんどが初めから3錠（150 mg）を投与したものであった．この組合せは用量さえ気をつければ他の抗うつ薬に比して少量で切れ味がよく，副作用も少ないので使いやすい．

緊張型頭痛を疑ったらまずSDSを検査してから診察することが治療上たいへん役に立つことを強調したい．しかし，SDSが高くても緊張型頭痛とは限らない．強い肩こり（肩甲部痛），項部痛が増悪している高齢女性では必ずリウマチ性多発筋痛を念頭において，まず炎症反応を検査しておくことを忘れてはいけない．ステロイドでうつ状態もろとも劇的に改善することは周知の事実である．

## 緊張型頭痛を呈した髄膜癌腫症

古和 久典（鳥取大）

### 脳腫瘍を心配する患者は多い

慢性的な頭痛を訴え，脳腫瘍を心配して来院する患者は多いが，実際に脳腫瘍を伴う症例はきわめて少ない．頭部単純CT検査で異常所見がないことを確認し説明するだけで，ほとんどの患者が安心し，通院を中止することもある．しかし，なかには頭部単純CT検査では異常を呈しにくい病態もあり，誤診をしないよう常に注意を要する．

### 転移性脳腫瘍および髄膜癌腫症による頭痛を呈した症例

患者：55歳，女性．
主訴：頭痛，悪心，嘔吐．
現病歴：以前より軽い頭痛があったが放置．1999年12月8日右眼にトンボのようなものがみえ，両側こめかみに拍動性頭痛，前頭部の頭重感が出現した．以後同様の痛みが一日中休まることなく持続し，睡眠も妨げられるようになった．2000年1月7日通院中の外科より当科紹介となった．緊張型頭痛と診断され，テルネリン®（チザニジン），デパス®（エチゾラム），セデスG®を投与されたが無効であった．1月21日に施行した頭部単純CT（❶-①）では異常所見がなく，血管性頭痛の関与も念頭にミグシス®（ロメリジン）をロキソニン®（ロキソプロフェン），セルシン®（ジアゼパム）とともに併用したがまったく効果がなく，徐々に悪心・嘔吐も出現したため，2月1日精査目的にて当科入院となった．

既往歴：1981年右乳癌手術，1987年左乳癌手術を受け，現在は寛解状態と判断されていた．
生活歴：特記すべきことなし．
家族歴：姉に片頭痛あり．
入院時現症：一般身体所見では両側乳癌手術創があり，心窩部から下腹部全体に触診による不快感を認めた．神経学的所見では，軽微な項部硬直あり，Kernig徴候陰性，そのほか特記すべきことなし．
入院時検査所見：軽度貧血（Hb 11.1 mg/dL）と，軽度低蛋白血症（5.6 mg/dL）以外に特記すべきことなし
入院後経過：器質的疾患による頭痛の可能性を考え検索を進めた．2月14日に施行した頭部単純MRI（❶-②③）で

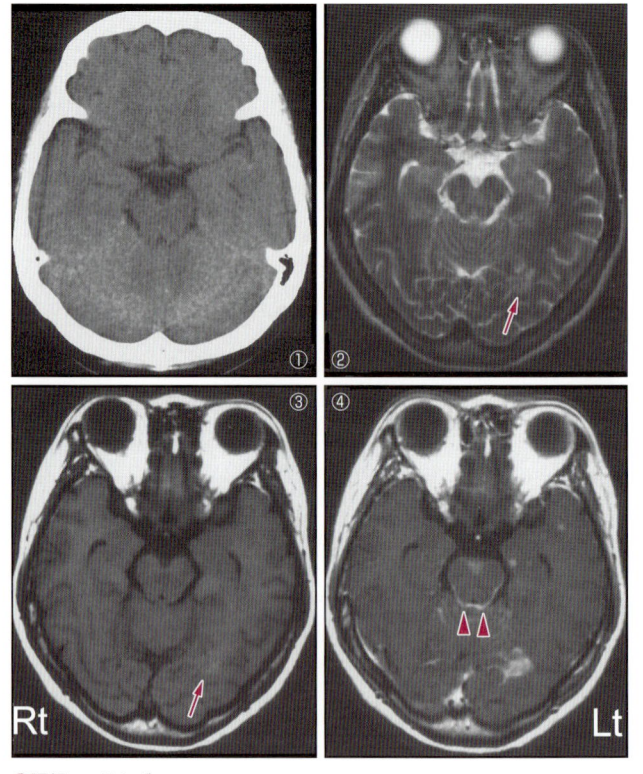

**❶ 頭部CTおよびMRI**
①頭部単純CT，②頭部単純MRI T2強調像（TR/TE＝3,600 ms/96 ms），③頭部単純MRI T1強調像（TR/TE＝670 ms/14 ms），④頭部造影MRI T1強調像（TR/TE＝670 ms/14 ms）
頭部単純CT（①）では異常所見を認めなかったが，頭部単純MRI（②，③）にて左後頭側頭葉内側の皮質下に腫瘍性病変（矢印）を認め，頭部造影MRI（④）でさらに脳幹・小脳の表面にびまん性の増強効果（矢頭）を確認することができた．

は左後頭側頭葉内側の皮質下にT1WI，T2WI，FLAIRにて淡い高信号，造影MRI（❶-④）にて増強効果を呈する腫瘍性病変とともに脳幹・小脳の表面にびまん性の増強効果を確認した．あわせて髄液検査を施行した．第1，2回目では髄液細胞増多のみで悪性所見は得られなかったが，第3回目で大型の異型細胞を確認した（❷）．2月21日の時点で転移性脳腫瘍および髄膜癌腫症による頭痛と診断した．原発巣の検索を進めた結果，右腸骨に認められた骨硬化性病変からは乳癌が最も示唆されたが，10年以上の経過や肺，リンパ節に異常所見がないことはきわめて非典型的と考えられた．本人

### ❷髄液検査結果

| | 1回目 | 2回目 | 3回目 |
|---|---|---|---|
| 細胞数（/μL）<br>（単核：分葉核） | 17<br>(3：49) | 30<br>(70：19) | 33<br>(83：17) |
| 蛋白（mg/dL） | 62 | 63 | 80 |
| 糖（mg/dL） | 40 | 37 | 37 |
| 細胞診 | class II | class III | class IV<br>（異型細胞） |

いずれも IgG index は正常．
ガフキー0号，菌培養陰性，髄液結核菌 PCR 陰性
髄液 ADA 正常，髄液 ACE 正常

および家族に病名を告知した結果，乳癌の可能性を念頭においた積極的な治療を希望されたため，外科転科となった．転科後乳癌に対する化学療法とメトトレキセートの髄腔内投与を施行されたが効なく永眠された．家族の同意を得て病理解剖がなされたが，原発巣は確認できなかった．

**入院精査のタイミングを見極めることが大切である**

頭痛の診断・治療を進めるうえで，愁訴や治療効果には個人差があるものの，通常の薬物療法でまったく効果がない，あるいは悪化していく場合には，躊躇せずに入院精査とし，髄液検査や造影剤を用いた画像検査を進めていくことが誤診や手遅れとしないコツである．脳血管障害と異なり分秒を争う状態ではなく，また，髄膜癌腫症自体は癌の末期像といえるが，速やかな原因検索と病態解明により，少しでも患者の苦痛を和らげる方針を立てることが可能となる．

**髄膜癌腫症の疑いがある場合に考慮すべきポイント**

髄膜癌腫症の場合，初期には脳圧亢進症状も確認し難いこともある．最近では，頭部造影 CT や MRI で疑われて診断がつくことも少なくない．多くの場合，原発巣として強く考えられる臓器があるが，1回の髄液細胞診では異常細胞を認めないことがある．疑わしい場合には繰り返し髄液検査を施行することや髄液中の腫瘍マーカーをあわせて検討しておく必要がある．あくまでも印象であるが，脳圧亢進状態やその他の危険性がないことが確認されていれば 23G よりやや太めの 21G や 19G の針で髄液検査を施行したほうが大型の異型細胞を検出しやすいように思う．たとえ腫瘍細胞を認めても，従来の化学療法や放射線療法などの影響を受けて原発巣の決め手となりえないこともあるが，治療や対応の選択を広げることができる．本症例においても，計3回の髄液検査を施行し，3回目で大型の異型細胞を同定したものの，乳癌との関連性は証明しえなかった．しかし，本人や家族の望む治療を受けていただくことができたと思う．

頭痛診療のなかで，脳腫瘍だけでなく髄膜癌腫症といった特殊な病態も疑い，不自然に感じられた症例には入院精査も念頭においた姿勢が必要である．

## 冠名頭痛症候群の行方

片山 宗一（総合南東北病院）

頭痛に関する最も古い冠名症候群は，Möllendorfsche Hemikranie（1867）とされている．以来，片頭痛以外の頭痛のうち，痛みの性質，部位，発現様式などの特徴から独立疾患として数多くの冠名頭痛症候群が教科書に記載されてきた．現在，その多くは群発頭痛に取り込まれているが，一部はなお独立した頭痛性疾患として残っている．

群発頭痛の概念，呼称について過去1世紀にわたり混乱が続き，それに伴い多くの症候群が登場したものと思われるので，その歴史的変遷をたどってみたい（❶）．群発頭痛の病像についてはRombergが1840年に記載しているが，一般にはEulenburgが1883年，hemicrania angioparalytica sive neuropatalyticaとして詳細に報告したのが初めてとされている．その後，Harrisが1926年，1936年にciliary neuralgia，あるいはperiodic migranous neuralgiaとして報告したが，これらの内容はほぼ群発頭痛に包括されるものと考えられている[1]．

現在の群発頭痛という疾病概念を打ち立てたのはHortonであり，彼は症候の面からerythromeralgia of the head（1939）と命名し，また機序の立場からhistaminic cephalalgia（1941）として詳細に記載したことから，後に人々はHorton頭痛と呼んだ．なおGardnerはやや遅れて1947年，関与する神経からgreater superficial petrosal neuralgiaと名づけたが，これらは同一の疾患である．

しかし，群発頭痛という病名はKunkleが1952年，頭痛の発症様式からcluster headache（群発頭痛）と命名したのが最初であり，1988年，国際頭痛学会分類に正式に採用されて以来，そのまま定着し，かつての冠名頭痛症候群の多くは群発頭痛の名称のもとに統一された．

それと軌を一にして，CT，MRIなどの画像診断の進歩に伴い，これまで本態性とされてきた多くの神経痛が，腫瘍，慢性炎症，microvascular compression，その他の器質的原因によるものと診断され，本態性（essential）という病名が次第に姿を消し，症候性（symptomatic），二次性（secondary）の神経痛と診断されるに至った（❷）．

**❶ 群発頭痛に関連する冠名頭痛症候群**

| 冠名頭痛症候群 | 発表年 | 別名 |
|---|---|---|
| Romberg* | 1840 | |
| Möllendorf* | 1867 | red migraine |
| Eulenburg* | 1883 | hemicrania angioparalytica |
| Sluder | 1910 | sphenpalatine neuralgia, lower half headache |
| Bing* | 1913 | erythroprosopalgia |
| Harris* | 1926 | migrainous neuralgia |
| Harris* | 1936 | ciliary neuralgia |
| Vail | 1932 | vidian neuralgia |
| Gardner* | 1947 | greater superficial petrosal neuralgia |
| Horton* | 1939 | Horton's headache, erythromelalgia |
| | 1952 | histaminic cephalalgia |
| Kunkle* | 1952 | cluster headache |

＊ほぼ完全に一致

次にこれらの冠名頭痛症候群について個々にその名称の運命をたどってみることにする．

### 冠名頭痛症候群の名称の変遷をたどる

#### ① 同義語または類似の疾患として群発頭痛に組み入れられたもの[2]

1) Eulenburg（1883）：hemicrania angioparalytica sive neuroparalytica
2) Bing（1913）：erythroprosopalgia
3) Harris（1926）：ciliary neuralgia, periodic migranous neuralgia
4) Horton頭痛（1939）：erythromeralgia of the head （1941）：histaminic cephalalgia

#### ② 類似語で一部，群発頭痛と一致するもの

1) Möllendorfsche Hemikranie（1867）
2) Sluder（1908，1910）：sphenopalatine neuralgia
3) Bing（1913）：erythroprosopalgia
4) Vail（1932）：vidian neuralgia

#### ③ 群発頭痛とは異なる疾患で，現在なお一部で使用されているもの

1) Sluder's neuralgia（1908，1910）：sphenopalatine neuralgia[3] Greenfield Sluderは米国の耳鼻咽喉科医．翼口蓋神経節に由来する神経痛で，その症状は，①くし

❷冠名頭部神経痛の鑑別診断

| 病名 | 持続 | 頻度 | 部位 | 痛みの性状 | 備考 |
|---|---|---|---|---|---|
| 群発頭痛 | 30〜90分 | 1〜2回/日 | 一側眼・前・側頭部 | 穿刺痛 | 若・中年男性 |
| 三叉神経痛 | 秒〜分 | 数回/日 | 三叉神経1, 2枝 | 電撃的 | 高齢者 |
| 舌咽頭神経痛 | 秒〜分 | 数回/日 | 口腔内 | 電撃的 | 高齢者 |
| 側頭動脈炎 | 持続性 | 持続性 | 一側側頭部 | 焼灼性, 拍動性 | 高齢者 |
| Raeder | 数時間 | 持続性 | 一側眼上部 | 焼灼性, 拍動性 | 三叉神経1枝, 頸動脈周囲 |
| Sluder | 持続性 | 1か月持続 | 内眼角部, 鼻, 口蓋 | 焼灼性, 牽引性 | 翼口蓋神経節, 閉経期女性 |
| Vail | 秒〜分 | 夜間 | 一側眼・鼻・耳部 | 神経痛 | 閉経期女性 |
| Charlin | 分〜時間 | 1〜3月間持続 | 内眼角部 | 神経痛 | 鼻毛様体神経(節) |
| Hunt | 秒〜分 | 発作性, 持続性 | 外耳道, 顔面深部 | 神経痛 | 中間神経痛, 膝状神経(節)痛 |

ゃみ, ②内眼角部, 眼球, 鼻根部, 口蓋, 時には項部, 上顎部などの持続性, 焼灼性, 牽引性疼痛, ③内眼角部, 頬部の圧痛点, ④口蓋, 咽頭, 歯肉の感覚鈍麻, ⑤口蓋垂の麻痺などがみられる.

2) Vail's neuralgia (1932): vidian neuralgia　一側の鼻, 顔面, 眼部, 耳介, 頸部, 肩に繰り返し起こる神経痛, 更年期の女性に多く, 夜間にみられることが多い, しばしば持続性で, 副鼻腔炎の症状を呈する. 一部は群発頭痛に近い.

3) Charlin's neuralgia (1931): Syndrome du nerf nasal[4] neuralgia nasociliaris, nasoethmoidales Augen-Syndrom, Ziliarneuralgie などともいう. Carlos Charlin はチリの眼科医. 1931年に報告した. 症状は①内眼角部の激しい疼痛, ②鼻粘膜の腫脹, 疼痛, 分泌過多, ③角膜炎, 虹彩炎, ④鼻粘膜へのコカイン投与による症状緩解, などの特徴を示す. 原因は鼻毛様体神経, 毛様体神経節の炎症.

4) Raeder症候群: paratrigeminal neuralgia[5]　中頭蓋窩における三叉神経1枝と眼交感神経の病変が合併した場合をいう. 障害部位はGasser神経節の内側縁と内頸動脈のサイフォン部の間に挟まれた中頭蓋窩の傍三叉神経腔である. 症状として, 眼窩上部の疼痛のほか, 不全Horner徴候として縮瞳, 眼瞼下垂がみられるが, 眼球突出, 顔面発汗障害を伴わない.

症状から反射型(片頭痛型)と症候型の2型に分けられる. 前者は一側性の非常に強い拍動痛が連日出現し, 数年にわたり持続する頭痛であり, 頭痛は朝方に多く, 一側の眼瞼下垂と縮瞳を伴う. 昼までには消失する. この発作が2, 3日つづき, 一定の間隔で現れる. 症候型は突然発症し, 漸次増悪する型である. 頸動脈異常, 外傷, 腫瘍, 感染などに伴ってみられ, 男性に多く, 血圧上昇を伴う.

5) Hunt's neuralgia[6]　Ramsay Hunt が1907年から記載を始め, 1937年に死ぬまで研究を続けた. 膝状神経節に発する顔面神経の知覚枝(中間神経)の障害によって生じる耳介前面の疼痛である.

## 文献

1) Boes CJ, Capobianco DJ, Matharu MS, Goadsby PJ: Wilfred Harris' early description of cluster headache. Cephalalgia 2002; 22: 320-326.
2) Manzoni GC, Prusinski A: Cluster headache. In: Olesen J, Tfelt-Hansen P, Welch KMA (eds), The Headache, 2nd ed. Philadelphia: Lippincott; 2000. p.675-678.
3) Bruyn GW: Sphenpalatine neuralgia (Sluder). In: Vinken PJ, Bruyn GW, Klawans HL (eds), Handbook of Clinical Neurology. Amsterdam: Elsevier Science; 1986. p.475-482.
4) Bruyn GW: Charlin's neuralgia. In: Vinken PJ, Bruyn GW, Klawans HL (eds), Handbook of Clinical Neurology. Amsterdam: Elsevier Science; 1986. p.483-486.
5) Vijyan N, Watson C: Raeder's syndrome, pericarotid syndrome and carotidynia. In: Vinken PJ, Bruyn GW, Klawans HL (eds), Handbook of Clinical Neurology. Amsterdam: Elsevier Science; 1986. p.329-341.
6) Bruyn GW, Nervus intermedius neuralgia (Hunt). In: Vinken PJ, Bruyn GW, Klawans HL (eds), Handbook of Clinical Neurology. Amsterdam: Elsevier Science; 1986. p.487-494.

# 慢性連日性頭痛の診断のコツ

平田 幸一（獨協医大）

### 治療に難渋する慢性の頭痛：頭痛薬の過剰摂取も関連する

頭痛は日常診療で最もよく遭遇する病態の一つである．しかし，頭痛を単なる症候としてとらえず，多少なりとも勉強をして頭痛の診療・治療をしようとすればするほど，非典型例が非常に多いことに驚いてしまうのである．特に困るのが，治療経過の長い頭痛で，種々の頭痛薬の効果の乏しい，治療に難渋する症例である．このような患者を診たら，慢性連日性頭痛を疑ってみるのがよい．

慢性連日性頭痛はchronic daily headache（CDH）の日本語訳で，ほかに慢性習慣性頭痛などの訳もある．国際頭痛学会の分類にはみあたらない名称である．しかし，この病態が存在することは専門家の誰もが認めている．とても便利な診断名ではあるが，その診断にはコツがいるし，落とし穴がたくさんある頭痛である．

慢性連日性頭痛には外傷後頭痛，血管障害に伴う頭痛，頸性頭痛など二次性のものもあるが，これらは最終的には原疾患の鑑別治療によって治る．問題は原発性の慢性連日性頭痛である．慢性連日性頭痛の一部は緊張型頭痛を基盤としているものもあるが，大多数は片頭痛の異型と考えられている．初期には片頭痛の様相を示し，次第に慢性連日性頭痛に進展していくものが多い（❶）．この病態の変化には薬剤の過剰摂取が強く関与している例が多い．本来は治療に用いられるべきエルゴタミン製剤，鎮痛薬ときにはトリプタン製剤の過剰投与，慢性使用が原因になることが知られてきているのである．鎮痛薬の過剰投与は，その離脱を困難にすること，離脱自体による頭痛を引き起こすと考えられている．鎮痛薬でかえって頭痛が起こりやすくなった頭痛を薬剤誘発性頭痛と呼ぶことも提唱されているが，これ自体が慢性連日性頭痛の原因であるし，本態をなすものでもある．

### 慢性連日性頭痛の分類と診断に際しての特徴

慢性連日性頭痛（CDH）という疾患名は，国際頭痛学会の分類には採用されていない．❷に示すように慢性連日性頭痛には4つの細分類があるが，実際に一般臨床で知っておかねばならないのは次の2つであろう．

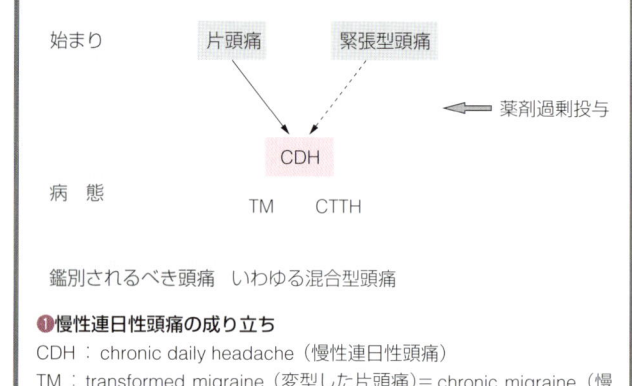

**❶ 慢性連日性頭痛の成り立ち**
CDH：chronic daily headache（慢性連日性頭痛）
TM：transformed migraine（変型した片頭痛）= chronic migraine（慢性片頭痛）
CTTH：chronic tension-type headache（慢性緊張型頭痛）

**❷ 慢性連日性頭痛の分類**

| 毎日あるいはほぼ毎日続く頭痛が日4時間，月に15日以上存在するもの |
|---|
| 慢性片頭痛：chronic migraine（変型した片頭痛：transformed migraine） |
| 慢性緊張型頭痛：chronic tension-type headache |
| 新たな持続的頭痛：new daily persistent headache |
| 持続性片頭痛：hemicrania continua |

以上のそれぞれが薬剤誘発性か否かの細項目をもつ．

**❸ 慢性片頭痛（変型した片頭痛）の定義**

A. 毎日あるいはほぼ毎日（1か月に15日以上）の頭痛が1か月以上続く
B. 頭痛の持続は平均4時間以上
C. 次のうち少なくとも1つ以上
　1. 国際頭痛学会診断基準に合致する反復する片頭痛の既往
　2. 片頭痛の頻度が増加するとともに発作の強さは軽快している
　3. 期間を除き国際頭痛学会診断基準に合致する片頭痛の既往
D. 新たな持続的頭痛，持続性片頭痛の診断基準に合致しない
E. 器質性疾患を否定できる．また否定できなくてもこの頭痛発作とは関連がない

**慢性片頭痛（chronic migraine）あるいは変型した片頭痛（transformed migraine）**　片頭痛が変型したものであり，transformed migraineとも呼ばれる（❸）．初めは片頭痛で

❹ 慢性連日性頭痛の代表例

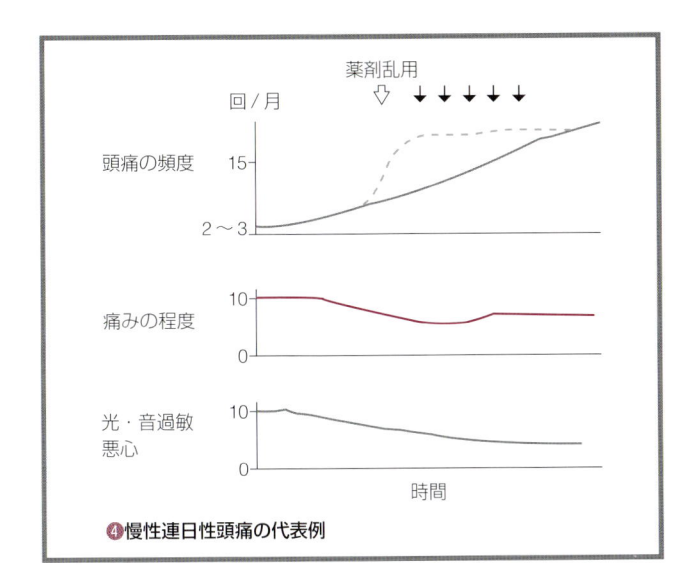

あったものが次第に発作頻度が増し，緊張性頭痛を合併，毎日頭痛が起こるようになるものである．この変型していく過程が明らかでない場合もあるので，慢性片頭痛（chronic migraine）とも呼ばれる．頭痛の性状は拍動痛のみでなく，締めつけられる痛みやその両者であったり，焼けるような痛みであったり，部位も両側性やびまん性，さらに頭部以外もあり，片頭痛のそれとは異なってしまっている．頭痛にさいなまれる恐怖から鎮痛薬の過剰服用を生じ，それが頭痛の悪化を加速する．鎮痛薬はすぐには効かないこと，頭痛が起こってしまった場合，多大な日常生活の障害を受けるという心理的・社会的要因が関与している場合が多い（❹）．女性に多く，約80％に薬物の過剰使用が認められ，鎮痛薬の使用，とりわけ多薬同時使用が関連していると報告されている．また，うつやパニック障害の合併が多く，高齢者のほうが頭痛頻度が多いという．

### 慢性緊張型頭痛（chronic tension-type headache ; CTTH）

緊張型頭痛が背景にある慢性連日性頭痛で，緊張型頭痛が毎日生じるものである．したがって，個々の頭痛は緊張型頭痛の特徴をもっている．すなわち，典型的な片頭痛の病歴はなく，しばしば肩こりを伴う非拍動性の頭重感，頭痛が続く．また，片頭痛を母体としたものと異なり，階段昇降，あるいはそれと同等の運動での悪化はみられない，嘔吐がない，悪心，光過敏あるいは音過敏のうちの2つ以上がないことも診断的価値があるとされているが，後者については問題がないわけではない．やはり多くは鎮痛薬の過剰服用によるものであり，変型の片頭痛ほどでないにしても，うつなどの心因性要素が関与することが多い．

### 医師も患者も知っておくべき慢性連日性頭痛の存在

頭痛のない人に頭痛の悩みはわからないことは多い．医師にとっても，頭痛を鑑別し，治療していくことは難しい．しかし，患者にとってはさらに切実な問題で，わかってはいるけれど，痛くなりそうだから，痛むと仕事や家事ができないからなどと，早めに薬を飲んだり，頭痛が起こってしまったら生活に大きな支障をきたすという恐怖感があって薬が止められないというような状況が，慢性連日性頭痛に大きく関与していることは否めない．慢性連日性頭痛という概念を，多くの医師と頭痛に悩む患者に広く知っていてもらいたい．

# 医療費からみた緊張型頭痛患者の画像診断のタイミング

五味 愼太郎（青山学院大）

### 患者の多くは重篤な器質的疾患が心配で受診する

頭痛患者，特に慢性頭痛患者においては，器質的脳疾患を原因とする割合はきわめて少ない．神経学的診察で異常を認めない頭痛患者で頭痛の原因となる治療可能な病変が発見される確率は，片頭痛で 0.01 ～ 0.4％，その他の頭痛でも同程度とされている（❶）．しかし，これらの患者の多くは脳腫瘍やくも膜下出血などの重篤な脳器質的疾患が頭痛の原因ではないかと不安に思い，CT スキャン，MRI を含めた精査を希望して医療機関を受診している．保険制度がわが国と異なり厳しく検査や治療が制限される米国を中心に，医療費を抑制するため，費用対効果の面から精密検査を必要とする頭痛患者の選別が試みられている．しかし，診断を確実にするため，医療訴訟に備えるため，あるいは経営的理由などにより，医師も検査を望んでいる．一方，わが国では国民皆保険で，医療側のみではなく患者側もコスト感覚に乏しいうえ，医療はすべての国民に対して実質的にフリーアクセスであり，たとえ確率的に重篤な器質的疾患が原因であることが否定的であっても，検査を行わずに治療を開始し，継続することは不可能であろう．

### 検査だけで良くなることもある

緊張型頭痛の発現には筋肉の緊張が関連することが多い．神経質で常時緊張しやすくリラックスしにくい人が多く，不安や抑うつが現れやすく，精神的ストレスに対して筋緊張などの影響が表面化しやすい性格的特徴をもっている．頭痛外来などの専門外来を受診する患者には，すでに他の医療機関を受診し，「異常なし」といわれ，頭痛薬の処方を受けているにもかかわらず，精査を希望している者も多い．重篤な器質的疾患が頭痛の原因かもしれないとういう不安は，日常生活における不安やストレスにさらに拍車をかけるものである．CT スキャンあるいは MRI を受けることにより，不安は 30％ 軽減するといわれており，日常診療でも脳の器質的疾患が否定されると，症状の改善をみることを少なからず経験する．

### ❶ 神経学的診察で異常を認めない頭痛患者の画像検査の有益性

| | | CT | MRI | 総計 |
|---|---|---|---|---|
| 有益性 | 治療可能な病変の発見 | | | |
| | 片頭痛 | 0.3% | 0.4% | 0.4% |
| | 頭痛全般 | 2.4% | 2.4% | 2.4%[1] |
| | 不安の軽減 | 30% | 30% | |
| 有害性 | ヨードアレルギー | 11% | | |
| | 閉所恐怖 | 6% | 21 ～ 27% | |
| | 偽陽性 | ND | ND | ND |

[1] 頭痛全般の病変発見率は対象の片寄りなどバイアスの強い論文の結果を除くと 0.4％ で，片頭痛と同程度であった．
ND：データなし

（Frishberg BM, 1994 より改変）

### 早期の画像検査は治療効果を向上させ，医療費の軽減にもつながる

緊張型頭痛患者において，初診日に頭部 CT スキャンあるいは MRI の結果を説明した群と，2 週後に結果説明をした群を比較検討した筆者らの調査では，初診日に画像検査の結果を説明した群において 2 週後の頭痛の程度はより著明に軽減し，鎮痛薬頓用回数も少なかった．さらに，頭痛に関する受診回数も少なく，保険請求額も約 30％ 低額であった（五味ら 1998，美原ら 1999）．

以上のように，緊張型頭痛患者においては可能な限り速やかに検査を施行し，患者に重篤な脳器質的疾患が存在しないと説明することが，治療効果の早期発見・向上，医療費の削減につながる．費用対効果の面からは安易に慢性頭痛患者に対し高額な画像検査を行うことに否定的な意見もあるが，重篤な疾患を見落とした場合に発生する訴訟，賠償の費用や訴訟された医師にかかわる費用なども考慮しなくてはならない．一方，画像検査で偽陽性を示した場合や，非特異的な軽微な異常がみられた場合には，患者に別の不安を与える危険性も否定できない．したがって，できる限り早期に画像検査を行うとともに，単に「異常ない」と説明し鎮痛薬を処方するだけではなく，検査結果，頭痛の原因，誘因，増悪因子，日常生活での注意点などを詳しく説明し，患者の不安を取り除くことが緊張型頭痛の診療に重要であろう．

# 頭痛診断における頸椎 X 線の有用性

喜多村 孝幸（日本医大）

頭痛を主訴として来院した患者に，頸椎X線（4または7方向）をルーチンに施行している医師は少ないと思われる．しかし筆者の経験では頸椎X線は頭痛の診断の助けとなるだけではなく，患者に対するインフォームドコンセントに際してもたいへん有用なので，日常臨床の場でおおいに活用されることが望ましい．

## 頸椎X線は何を教えてくれるか

頸椎X線の頭痛診断における意義は次の2つが挙げられる．

ひとつは変形性頸椎症（骨棘形成など），頸椎椎間板ヘルニア，頸椎後縦靱帯骨化症，脊椎管狭窄症などの器質的病変の有無を知ることにより，頸性頭痛の診断が可能になる．これらの器質的病変の有無が認められた場合には，頸椎MRIを施行して，より詳細な画像診断を行うことが必要である．

頸椎X線のもうひとつの意義は，頸椎の生理的前彎（❶）の有無を確認することである．緊張型頭痛の患者の約80%では頸椎の生理的前彎が消失しており，多くはストレートネック（❷）または後彎（❸）を示している．患者に緊張型頭痛の診断を説明する際に，頸部の筋群の過緊張による生理的前彎の消失を示しながら話をすると，患者の緊張型頭痛に対する理解はきわめて良好である．

## 頸椎X線読影の際のピットフォール

頭痛患者の診断に際して，特に緊張型頭痛が疑われる場合にはきわめて重要な情報を与えてくれる頸椎X線を必ず施行することを，特に一般医の先生方に訴えたい．そして頸椎X線を施行したら，特に整形外科医に強調したいことであるが，器質的病変の有無だけではなく，必ず生理的前彎の有無に注目して，緊張型頭痛の診断の一助にしてほしい．

実際私の外来を受診する緊張型頭痛の患者のなかにも，頸部から肩のこりを伴う後頭部を中心とした，圧迫されるような鈍痛が続き，患者自身も緊張型頭痛を疑って他の医療機関の受診経験のある患者は多い．その際に頸椎X線を施行されても，ストレートネックや後彎を所見としてとらえず，医師が器質的病変の有無のみに注目して「頸椎X線に異常なし」と診断して，結局緊張型頭痛の診断も正しくされていないという患者はきわめて多い．

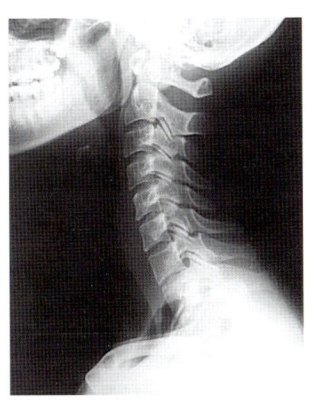

❶生理的前彎 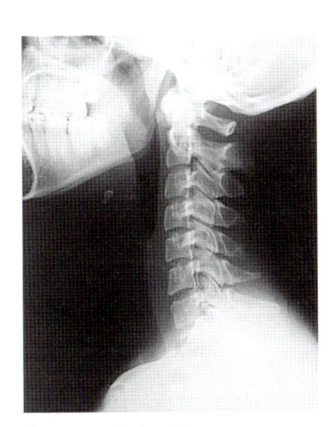　　❷ストレートネック 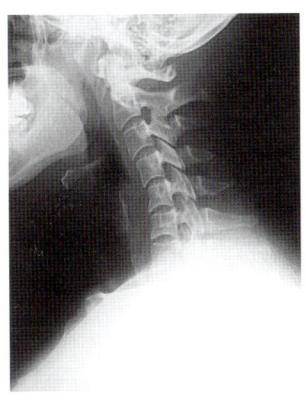　　❸後彎

# 外傷後の難治性の頭痛は頸椎が重要

山口 三千夫（山口クリニック）

### 頭部外傷後の頭痛はいつまで続くのだろうか

誰でも頭を強く叩かれれば痛い．まして意識を失うほどの頭部外傷を受けると，頭痛のみならず吐き気や嘔吐をきたすこともある．そして打撲部の腫脹や圧痛は少なくとも2～3日間は続く．筆者は，ある救急病院を訪れた123例の軽度の頭部外傷後の頭痛について調査したことがある．これらの症例は荒木の分類の頭部外傷ⅠまたはⅡ型で，神経学的異常はなく，頭部CTにも外傷性変化はなかった．そのうち頭痛があったのは全体の20.3%であった．また頭痛があった症例の68%は2週間以内に頭痛が消失した．

しかし，このうち頭痛が2週間以上続いた症例では治癒が遷延する傾向があった．特に頸椎捻挫を合併した場合は頭痛は治りにくく，慢性化しやすかった．国際頭痛学会の診断基準では8週間以上続く外傷性頭痛を慢性としている．外傷後の慢性頭痛では患者本人も主治医も損害保険会社も，いろいろな意味で悩まされることが多いものである．

### 外傷後の慢性頭痛に他覚所見が乏しいのはなぜか

交通事故などによる頭痛が長く続く場合，労災保険や自賠責保険では他覚的な所見が証明されなければ頭痛を後遺症と認定しないことが多い．裁判になれば，なおさら他覚所見が求められる．しかし，頭部CT，頭部MRI，X線写真，脳波などには異常がないまま頭痛を訴える症例が，少数であっても確かに存在する．これらの患者は，大げさにいえば詐病の疑いをかけられているともいえよう．疾病利得を得るために治癒を長引かせようとする患者もいるが，詐病ではなく，本当に苦しんでいる患者が他覚的所見がないからといって見捨てられてもよいとはいえない．

逆に頭部のCTやMRIに異常所見が残るような外傷後の頭痛があるだろうか．慢性期の頭蓋内疾患による頭痛が起こるメカニズムとしては占拠性病変による硬膜のズレか変形，あるいは頭蓋内圧の亢進などしか考えられない．たとえば，頭蓋内血腫があると急性期には頭痛がある．その場合は積極的な治療が必要であり，頭部外傷後遺症ではない．しかし，それらが治癒すれば頭痛は起こりえない．また頭痛を訴える患者のCTに古い局所性脳挫傷の所見があったとしても，脳実質自身は痛覚を有しないので，少なくとも挫傷は頭痛の直接原因ではない．また頭蓋骨骨折の所見があっても頭痛の原因ではない．これらはすべて脳挫傷や頭蓋骨骨折以外の原因による頭痛と考えざるをえない．いったい頭部外傷後遺症のなかに，他覚所見のある頭蓋内疾患に起因するといえる頭痛があるだろうか．実は，他覚所見があれば頭痛を後遺症状として認めてよいとする考えこそ，根拠がないといえよう．

では外傷後の慢性頭痛の原因は何であろうか．一つは外傷性の頭皮の神経痛である．事実，頭部外傷のために頭皮に創痕ないしは手術痕がある場合には，雨が降る前に頭痛を訴える症例が多い．この場合，頭皮の組織が切断されたり挫滅されて末梢神経の一部が損傷され神経痛を起こすと考えるのは説得力がある．痛みを感ずるのは頭皮や血管および硬膜の一部に分布する脳神経（三叉神経，迷走神経，舌咽神経など）や頸神経だけであり，それらの神経の走行に一致して圧痛が認められる．しかし，この場合には普通はCTやX線写真に他覚所見はなく，局所の神経の圧痛のみが所見となる．

次は緊張型頭痛があり，特に筋収縮の強くない型は心因性の影響がありうる．頭部外傷後には認知能力や記銘力の低下が合併しやすく，加害者や損保会社の対応などへの不満が加われば，基礎となる外傷性の頭痛の上に心因性の増悪がありうる．第三の頭痛としては上記の頸椎捻挫による頭痛であり，次に詳述する．

### 鞭打ち損傷といわれるもの

頭部外傷後の頭痛で治癒の長引くものは頸椎捻挫の合併が多い．頸椎捻挫は，追突事故などによって典型的な頸部の過伸展と過屈曲が起こるのが原因とされ，受傷当日よりも2ないし3日後のほうが症状（頭痛，肩こり，頸部痛）が悪化する特徴がある．これは受傷時に頸部の軟部組織に小出血などが起こり，そのために局所の腫脹と炎症が進むためとされる．症状の悪化によって患者は非常に不安になり，人によってはパニックとなる．不安と根拠のない情報により，神経症的な反応が強く出ることは多い．

**❶ angulation の X 線図とそのスケッチ**
C4 と C5 椎体との間に異常屈曲がみられる．

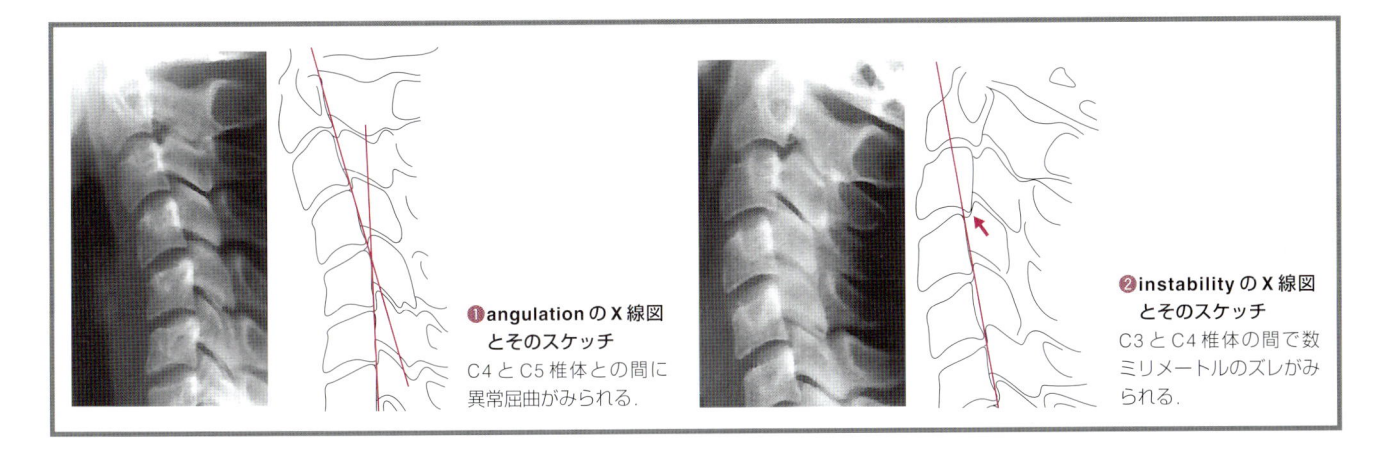

**❷ instability の X 線図とそのスケッチ**
C3 と C4 椎体の間で数ミリメートルのズレがみられる．

統計的なデータはないが，頸椎捻挫によって受傷直後から嘔吐する場合は後遺症が長引く傾向がある．頭部打撲はなく頸部捻挫のみで，受傷直後に悪心や嘔吐をきたす場合，頸髄の自律神経系に損傷が起こったか，あるいは，その患者は外傷に対する自律神経系の反応性が特に高かったともいえよう．

さて，頸椎捻挫という疾患については，損害補償を査定する機関は非常にきびしい見解をもち，頸椎捻挫を災害神経症と同一視している可能性もある．しかし，頸椎捻挫による頭痛であっても，心因性でないものが存在すると考えられる．

### 頸椎捻挫の X 線写真は重要である

では，頸椎捻挫の他覚所見とはどのようなものであろうか．もとより頸椎の骨折やはっきりした脱臼があれば，これは捻挫ではない．また，骨折や脱臼があれば，四肢麻痺や膀胱直腸障害などの重篤な脊髄損傷の症状を伴うことが普通である．したがって，ここで論ずる頸椎捻挫とは頸部（頸椎のみではなく）捻挫または頸部挫傷と呼ぶべきかもしれない．この場合，しばしば，次のような X 線所見がみられる．それは①頸椎の instability（不安定性），② angulation（異常屈曲），③頸椎の正常な alignment の消失（頸椎直線化を含む）の 3 つである．しかし，このうちの③は外傷と関係なくみられることも多く，頸椎捻挫の特徴的な所見としての強力な証拠になりにくい．②は一見して強い変化であれば，ある程度の説得力はあるが，これのみではやはり外傷以外の原因は存在しないとは言い難い．

頸椎の instability の所見は，頸椎 X 線写真の側面像で前屈位，中間位，および後屈位の画像を見比べて判定する．たとえば，後屈位では頸椎 alignment が正常であっても前屈位でズレが見られるような場合，局所の骨以外の組織が脆弱化していて，椎体の安定性が失われていると考えるのである．❶と❷は頸椎捻挫を受傷した 17 歳の女子の症例である．❶は中間位の X 線写真とそのスケッチである．C4 および C5 頸椎間に通常では見られないような異常屈曲がみられる．❷は後屈時の画像で，C3 椎体は C4 椎体より数ミリメートル後方にずれがている．右にそのスケッチを示した．❶では C3 と C4 との alignment は連続しており，❷ではずれがある．このような所見は C3 と C4 との間で軟部組織の断裂などがあって脆弱化している．このこと自体が直接および間接的に頸部や後頭部の筋群の異常収縮の原因である可能性は十分にあり，頭痛や頸部痛を起こしうる．逆に，これまで，この考えを積極的に否定するような根拠が示されたことはなかった．したがって，筆者は頸椎異常に起因する頭部外傷後の頭痛は少なくないと考え，この場合頸椎 X 線写真が重要となる．また，頸椎の MRI 検査は椎間板の描出にはよいが，頸椎の alignment の検討には不向きであることも事実である．

### 重要なことは患者の立場に立った QOL の重視である

頭部外傷後の慢性頭痛の治療は，鎮痛消炎薬や筋弛緩薬などの投与が主となる．同時に，主治医は患者の日常における QOL を十分に把握し，求められれば迅速に診断書なども書くべきである．また患者の言い分を傾聴し，症状の軽減への努力を惜しむべきでない．信頼関係を築いたうえで，慢性化したものは急には治らないことを十分に説明し，QOL の改善についても，ともに考える．このようにして，障害を患者が自主的に受容するのを，治療の最終目的とすべきであろう．

## CT，MRI 検査の適応の実際

下村 登規夫（鳥取大）

頭痛の種類を的確に診断するために重要なことは十分な病歴の聴取であるが，痛みの訴え方が患者により一定でないことなどから，確定診断に至るための検査をどのように進めていくべきか迷うことも多い．そこで本稿では，頭痛患者においてCT，MRI，MRAをどのように行うのが的確な診断の助けとなるのかを概説する．

### 頭痛患者におけるCT，MRI，MRA異常所見

神経症状を有する例と有しない例で異なるが，神経症状を有する場合にはCTあるいはMRIによって異常を認める確率が高くなる．神経症状を有しない頭痛患者は機能性頭痛と呼ばれる片頭痛，あるいは緊張型頭痛である可能性が高い．これらの頭痛患者のうち片頭痛患者においてはCT検査に異常は認めないものの，MRI検査で大脳白質にT2強調画像で小高信号域を認める症例がある（❶）．また，片頭痛様の頭痛発作を繰り返すミトコンドリア脳筋症のmitochondrial myopathy, encepalopathy, lactic acidosis and stroke-like episodes（MELAS）という疾患があるので注意が必要である．しかし，片頭痛や緊張型頭痛を中心とする機能性頭痛において，CTあるいはMRI，MRA検査で異常を呈する確率は低いと考えられる．

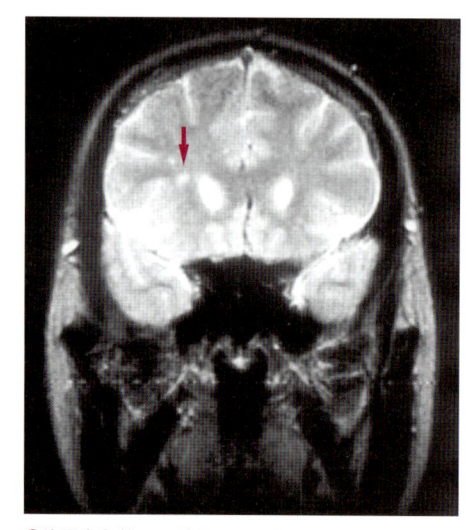

### 頭痛患者にるCT，MRIを行う意義は何か

CT，MRIの施行時期については，神経症状の有無で大きく異なる．神経症状を有する場合にはCTあるいはMRIを即座に行う必要があることは明白である．

神経学的に異常を認めない片頭痛や緊張型頭痛が考えられる患者でCT，MRIを行う意義が問題になることがある．これらの患者における異常の出現頻度についてのこれまでの検討では，臨床的に片頭痛と診断された患者のうちの4.8％においてCTにて異常を認め，くも膜下嚢胞がおもな異常所見であったと報告されている．別の報告では片頭痛患者のMRI施行例の16.7％に異常所見があり，いずれもChiari I型奇形であったと報告されている．これまでの報告では，これ

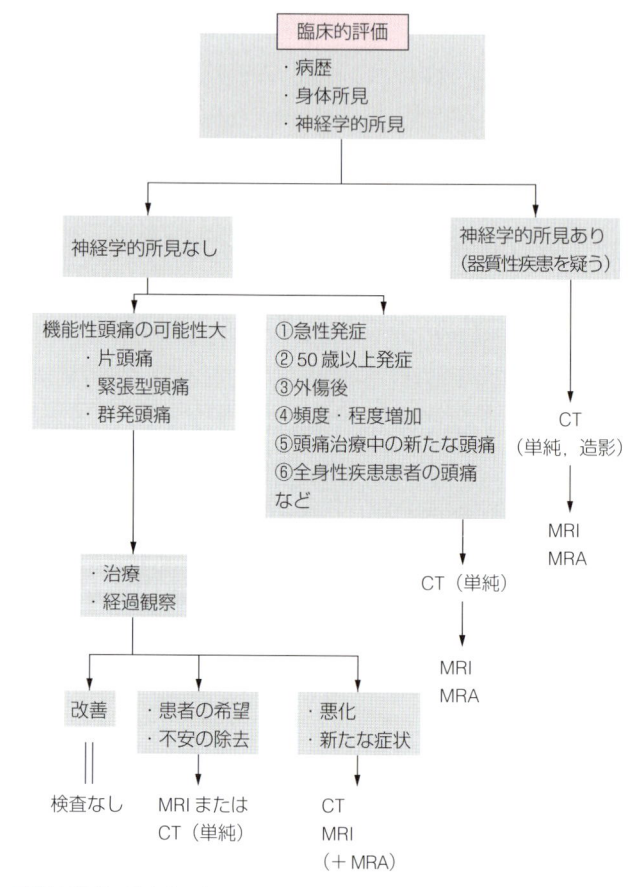

❶ 片頭痛患者のT2強調MRI画像
右大脳白質に高信号域（矢印）を認める．

❷ 頭痛患者で臨床的評価からCT，MRI，MRAを施行するタイミング

らの所見は，直接に片頭痛の診断と治療に影響を与えることはなく，CT，MRIよりも詳細な臨床的経過観察のほうが意義が大きいと結論している．

CTとMRIではどちらが有用であろうかという疑問も生じてくる．これはCTとMRIの特性によるところが大きい．急性の頭蓋内出血を疑うのであれば，CTが有効であるが，脳幹部の病変を考える場合には，MRIのほうが有用性が高い．慢性硬膜下血腫や脳腫瘍の場合には，造影CTよりもMRIのほうが診断に有用なことが多いとされている．

### CT，MRI，MRA施行のタイミングを的確に判断する

医療経済学的に考えた場合，すべての頭痛患者に頭部のCT，MRIを施行するのは問題がある．また，頭痛を訴える患者の多くは女性であり，妊娠の可能性なども考え合わせるとCT，MRIの施行には熟慮を要する部分もある．しかし，頭痛患者のなかには，重大な疾病（脳腫瘍，くも膜下出血など）の前兆である可能性もある．時に，これらの疾病に対する不安が強い症例があり，CT，MRI，MRAの施行により「正常」と判定されただけで頭痛が軽減する症例が存在することも事実である．したがって，CT，MRIを施行するタイミングは神経学的所見を中心とした臨床的評価のみならず，患者の不安材料の除去がおもな目的となる場合もある．これらを考慮して臨床的評価を中心にCT，MRIを施行するタイミングを考えた場合，神経学的所見の有無が重要である（❷）．また，頭痛の性質から判定すると，①突然の激しい頭痛，②50歳以上で発症した頭痛，③外傷後の頭痛，④頻度・程度が次第に増加していく頭痛，⑤機能性頭痛の治療中に新たな症状をもった頭痛が発症した場合，⑥全身性疾患を有する症例に発症した頭痛の場合には，積極的にCT，MRI，MRA検査を施行すべきである．特に，頭蓋内出血を疑った場合には単純CTを施行し，十分な結果が得られなければMRIも施行する．脳腫瘍を疑った場合には，単純・造影CTのみならずMRI，MRAも施行すべきである．神経学的所見を有する場合にはCTに加えてMRIならびに必要に応じてMRAを施行し，確定診断を行う．

機能性頭痛の片頭痛・緊張型頭痛・群発頭痛と診断した症例の場合には，治療を行いつつ，治療反応性を観察する．治療抵抗性の場合にはMELASなどの全身性疾患の存在を考慮する必要がある．また，患者の希望により，不安の除去と治療の円滑化のためにCTまたはMRIを施行する場合もある．

### タイミングを逃がさない経過観察が重要である

頭痛患者において，CT，MRIを施行するタイミングを見いだすのは困難な場合が多い．特に慢性の機能性頭痛の場合には，常に詳細な臨床的評価を行いつつ経過を観察し，治療反応性を考慮して検査のタイミングを逃さないようにする必要がある．頭痛を訴える患者を診察する際には病歴を含めた臨床的評価の重要性を認識すべきである．

# 症候性頭痛の痛みの特徴と確定診断に有効な画像所見

内野 誠（熊本大）

頭痛の診療では生命予後に直結する症候性頭痛を見落とさないことが最も大切である．機能性頭痛では原則として持続的な神経症候は認めない．神経症候を認める場合は器質的疾患に基づく症候性頭痛を疑い，鑑別を進める．見落としてはならない代表的な症候性頭痛の痛みの特徴と，画像所見を呈示する．

**脳出血：わずかな神経所見も見逃さずCT検査を**

脳出血のなかで，皮質下出血の場合，頭痛の訴えのほかには巣症状に乏しく，機能性頭痛との鑑別が困難な場合もある．問診で頭痛発症の状況，これまでに類似の頭痛の経験の有無を尋ね，機能性頭痛としても典型的でなかったり，わずかな神経所見でも認められる場合は，躊躇せずに画像検査を行うことが大切である．❶に示す症例は突発した軽度の頭痛を主訴に外来受診した54歳，男性である．髄膜刺激症状はなく，運動・感覚系に明らかな異常は認めなかったが，唯一，右眼耳側に三日月状の視野欠損を認めた．CT検査にて左後頭葉の皮質下に出血を認めた．

**くも膜下出血：突発する激痛と脳血管造影**

典型的な例では，「突発する，過去に経験のない，ハンマーで殴られた」というような，あるいは「後頭部が張り裂ける」というような激しい頭痛を訴え，嘔気・嘔吐，顔面蒼白，冷汗を認め，やがて意識が混濁する．項部硬直は急性期にはみられないことが多い．診断確定にはX線CTが最も有用で，CTで明らかな所見を認めない場合のみ腰椎穿刺が行われる．❷に示す症例は41歳，男性で，朝ベッドに臥床中に突然激しい頭痛が出現．顔貌は苦悶状で嘔気・嘔吐を繰り返した．項部硬直は明らかではなかった．CT検査にて両側Sylvius裂溝，四丘体槽，迂回槽，大脳縦裂に高吸収域を認めた．脳動脈瘤の局在，形態，多発性の有無，側副血行の発達具合など，手術に必要な情報の収集には脳血管造影が必要である．予後を左右するのは頭蓋内圧亢進の程度（血腫量に相関），再出血（発症6時間以内に多い），脳血管攣縮（破裂数時間以内にみられる早期攣縮と出血後3日～3週間にみられる遅発性攣縮があり，臨床的に後者が問題になる）である．したがって，これらに積極的に対応するために，発症3日以内の開頭根治手術（ネッククリッピング，動脈瘤壁のコーティング術など）あるいは血管内治療（コイル塞栓術）と遅発性攣縮の予防的治療が必要である．

**髄膜炎・髄膜脳炎：発熱と増強する激痛と頭部MRI**

髄膜炎・髄膜脳炎では，頭痛が突発することはなく，通常発熱を伴って急性ないし亜急性に発症する．頭痛は軽度の頭痛から始まって，経過とともに増強し，堪え難い激しい痛みを訴える．髄膜刺激症状を認め，進行例では意識障害，精神症状，痙攣，運動麻痺や感覚障害を生じる．この場合は脳実質も障害された髄膜脳炎と判断される．❸に示す症例は

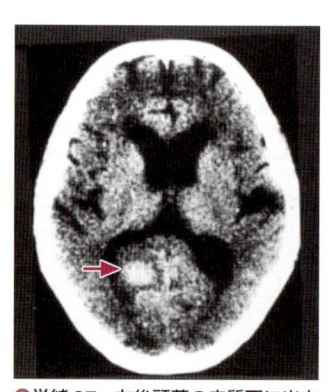

❶単純CT．左後頭葉の皮質下に出血を認める（矢印）．

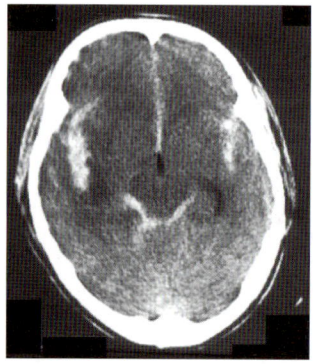

❷単純CT．両側Sylvius裂溝，四丘体槽，迂回槽，大脳縦裂に高吸収域を認める．

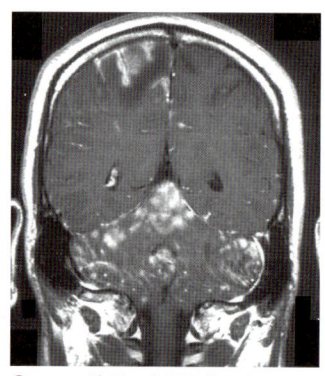

❸T1 Gd造影．右頭頂葉，小脳テント内の脳槽や小脳虫部・半球にGdで造影される大小の病変を認める．

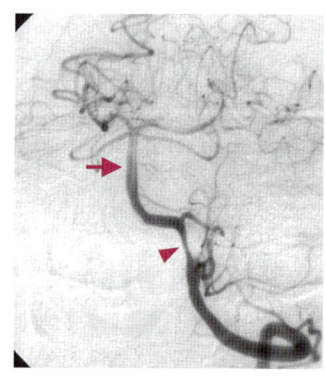

❹血管造影．左椎骨動脈の狭窄（矢頭），脳底動脈にintimal flap様の陰影欠損（矢印）を認める．

44歳男性で，感冒様症状に始まり，4日後には頭の芯をハンマーでたたかれるような頭痛を訴えた．頭部MRIにて右頭頂葉にT1で低信号，T2で高信号病変を認め，Gd-DTPAで右頭頂葉病変が造影され，小脳テント内の脳槽や小脳実質にも造影される大小の病変を認めた．髄液検査でクリプトコッカスが検出された（クリプトコッカス髄膜脳炎）．

### 脳動脈解離：スポーツなどの契機のある痛みと血管造影

40～50歳代の比較的若年でカイロプラクティクやトランポリン，ヨガ，ゴルフ，ヨットなど各種スポーツなどの最中，あるいは交通事故を契機に突然激しい頭痛を生じて受診する症例では，常に脳動脈解離も念頭において鑑別を進める（松本典子，橋本洋一郎：脳動脈解離と脳梗塞．内野誠監修，脳梗塞の診断と治療．診療新社；1999．p.188-194.）．この場合は痛みの生じる部位に特徴があり，椎骨脳底動脈系の動脈解離では患側の後頭部や耳介後部に，前大脳動脈の場合は患側の前額部やこめかみ，眼窩部に痛みを生じる．また痛みは動脈解離の起こった直後が最も激しく，数日の経過で次第に軽減していく．極期の疼痛に対しては消炎鎮痛薬は無効である．意識障害や何らかの神経症状を伴うことが多い．症例は43歳，女性．バドミントンの最中に突然頭痛，回転性めまいが起こり，その場にしゃがみこみ，その後意識喪失．来院時JCS 200，その後意識は回復し，左上肢に強い運動失調を認めた．本例は左椎骨/脳底動脈解離による脳梗塞をきたし，梗塞巣は左後頭葉，小脳，視床，側頭葉内側，海馬に及んでいた．血管造影にて左椎骨動脈の狭窄，後大脳動脈の閉塞，左上小脳動脈の狭窄，脳底動脈にintimal flap様の陰影欠損を認めた（❹）．

### 頭部神経痛：触診で誘発される痛みと頭部MRI

紙面の関係で三叉神経痛に限って述べるが，本態性三叉神経痛とされたものでも90％以上の症例で三叉神経根部で血管による圧迫・接触がみつかっており，器質的異常に基づくものが大半である．ただこれらのいわゆる三叉神経痛では痛みの持続は瞬間的で反復性であり，トリガーポイントを触れることで痛みが誘発される．もし痛みが持続性であったり，痛覚過敏以外に何らかの脳神経症状を伴っている場合は神経根部での血管による圧迫以外の原因を疑って精査を行う．症例は47歳，女性．左顔面の痛みを訴え近医を受診し，三叉神経痛の診断で内服加療していたが，2か月後左眼瞼下垂と左眼奥の刺すような痛みが加わり，他病院を受診し，Tolosa-Hunt症候群の診断で，ステロイド薬を投与され症状は改善した．その後同薬減量中に症状が再発，再増量されたがほとんど効果はなく，当科受診．頭部MRIにて上眼窩裂から海綿静脈洞にかけてT1で等信号，T2で等信号と低信号が混在する腫瘤状病変を認め，Gd-DTPAで腫瘤の周辺部が造影された．また腫瘤は隔壁を破って蝶形骨洞内に突出していた（❺）．開頭生検にてアスペルギルス菌塊を認めた（眼窩先端部侵襲型アスペルギルス症）．抗真菌薬で改善したが，視力障害が後遺した．

### 頭蓋内圧低下症：坐位で増強する頭痛と頭部MRI

腰椎穿刺，脊椎手術，外傷，あるいは誘因なく発症し，頭位挙上で増強する頭痛を特徴とする．めまい，蝸牛症状，その他の脳神経症状を伴うこともある．症例は51歳，女性で，鼻汁などの感冒様症状，激しい咳嗽が2週間ほど続き，歩行中に突然複視，右眼痛，後頭部痛が出現．安静臥床では軽減するが，坐位にて増悪する頭痛が1か月以上続き，受診した．頭部MRIにて硬膜の肥厚とびまん性に造影効果を認めた（❻）．髄液圧は40 mmH₂O以下で，脳槽シンチグラフィの所見より，第3腰椎付近の髄液漏を認め，硬膜外生食注入および硬膜外自家血注入で軽快した．

症候性頭痛は，生命予後に直結する危険な頭痛が多く含まれ，正確な診断に基づき，的確な治療法を選択することが求められる．

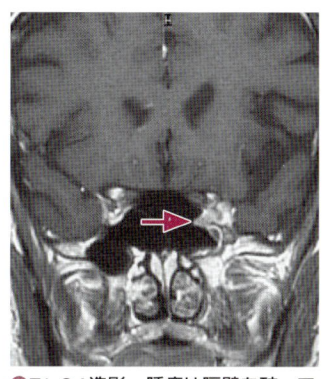

❺ T1 Gd造影．腫瘤は隔壁を破って蝶形骨洞内に突出している（矢印）．

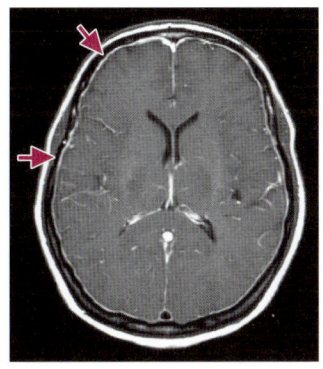

❻ T1 Gd造影．硬膜の肥厚とびまん性に造影効果を認める（矢印）．

# 脳神経外科手術が必要な頭痛——診断，他疾患との鑑別診断

平山 晃康（日大）

頭痛は日常臨床の現場でしばしば遭遇するものの一つである．そして，脳外科領域の徴候としても，頭痛は最初に遭遇する最も重要なものの一つである．脳神経外科手術が必要な頭痛は，別のいい方をすると命にかかわる頭痛といえる．したがって，日常臨床で大切なことは，まず，命にかかわる頭痛か，命にかかわらない頭痛かをしっかり判断することである．救命の可否はその後，いかに安全にかつ速やかに患者を脳神経外科専門医に送れるかにかかっている．

**脳神経外科に送るべき頭痛へのアプローチ**

**鑑別診断の進め方**　頭痛の鑑別診断においては，病歴聴取により，ある程度対象疾患を絞ることができる．頭痛の発症のしかた（急性か，慢性か），時間帯（朝方か，夕方か），場所，性状，程度，持続時間，頻度，発作性かどうか，放散痛の有無，前駆症状，随伴症状などについて聞く．

緊急にCT検査が必要となるのは以下のいずれかの場合である．

①突然（何時何分というように，はっきりと頭痛が出現した時間がわかる）発症した頭痛

②いままで経験をしたことがないような頭痛

③一過性または持続的な意識障害，運動麻痺，感覚障害などの神経学的異常を伴う頭痛

CTで異常所見を認めれば，さらにMRI，脳血管撮影などを必要に応じて行い，鑑別診断を進める．よって，脳血管撮影が必要と考えられる場合は，速やかに脳神経外科に送る必要がある．

**検査上の注意**　①頭部CT検査：特異性が100％の完全な検査ではない．単純CT検査では診断率が低下する．脳腫瘍や脳動静脈奇形（arteriovenous malformation；AVM）が考えられる場合は造影CTを行う．くも膜下出血では発症当日でも10％，5日目には30％の例で異常が認められない．

②髄液検査：腰椎穿刺は重要な検査であるが，traumatic tapによる出血をくも膜下出血と誤ってはいけない．頭蓋内圧亢進の予想される例などでは，むやみな排液を避ける．安全のために腰椎穿刺施行前にCTを行う．

**❶外傷性と非外傷性頭蓋内病変**

| 外傷性頭蓋内病変 | |
|---|---|
| 脳挫傷，急性硬膜外血腫，急性硬膜下血腫，慢性硬膜下血腫 | |
| 非外傷性頭蓋内病変 | |
| 脳血管障害 | くも膜下出血，脳出血 |
| 感染症 | 脳膿瘍，静脈洞血栓 |
| 占拠性病変 | 脳腫瘍，脳膿瘍，急性水頭症 |

**原因疾患**　頭痛の原因にはいろいろなものがあるが，初期医療に際して見逃してはならないのは，まず非外傷性の頭蓋内疾患である．外傷性と非外傷性の病変を❶にまとめる．

**脳神経外科に送るべき疾患とその特徴**

**くも膜下出血の特徴と検査**　突然（何時何分というようにはっきりと発症した時間がわかる）始まる激しい頭痛，今まで経験したことがないような激しい頭痛，突然ハンマーで殴られたような頭痛（突発ピーク型の頭痛）は，まずくも膜下出血を疑う．運動時，排便時や性交時だけでなく，安静時や睡眠時に発症することも多い．ただし，神経症状はむしろないことが多い．また発症直後は，項部硬直を認めないことも多い．本疾患は，診断が遅れると予後不良となることが多く，見逃してはならない．重症では意識障害を来たす．時に動眼神経麻痺，視力障害，片麻痺などを合併する．髄膜刺激症状，頭部CT（❷），脳脊髄液検査が診断に役立つ．少量のくも膜下出血ではCTで検出不能のこともある．病歴からくも膜下出血が強く疑われるときには，CTで頭蓋内圧亢進所見がないことを確認してから，腰椎穿刺による髄液検査を行う．血性またはキサントクロミー髄液で診断される．最近では，MRIのFLAIR法がくも膜下出血を検出しやすいと報告されているので，可能であればMRIを行う．

くも膜下出血を起こす原因疾患は，脳動脈瘤，脳動静脈奇形，モヤモヤ病，脳腫瘍，白血病や紫斑病などの血液疾患などがある．そのうち，70～80％は，脳動脈瘤の破裂によるものである．発症と同時に意識が混濁したり消失したりすることもある．脳動脈瘤は初回破裂をきたすと，24時間以内に再び破裂をきたす頻度が高く，再破裂を起こした場合に

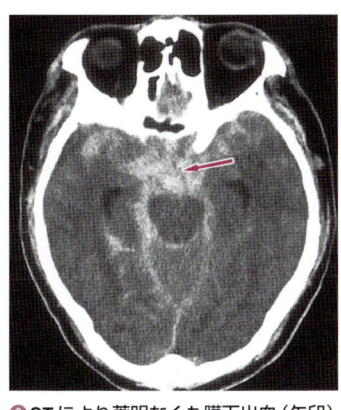

❷CTにより著明なくも膜下出血（矢印）を認める

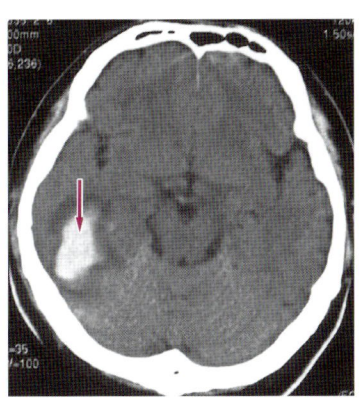

❸CTにより右側頭葉に脳出血（矢印）を認める

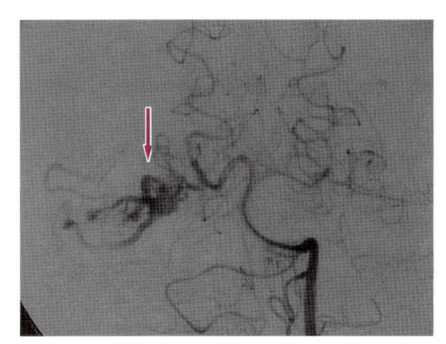

❹DSAによる脳出血の造影
右後大脳動脈の分枝をfeederとする脳動静脈奇形（矢印）を右側頭葉に認める．

は，初回破裂後の状態よりも悪化する場合が多い．したがって，早期の脳動脈瘤根治手術が必要であり，速やかに脳神経外科に搬送すべきである．

**脳出血の特徴と検査**　出血部位に応じた神経症状を伴うことが多い．CTで容易に診断される．

脳出血の多くは高血圧によって生じる高血圧性脳出血である．出血部位は被殻，視床，皮質下，小脳，脳幹で，局在に応じた症状を呈する．高血圧を伴わない原因の明らかな脳出血は，脳動静脈奇形（❸，❹），脳動脈瘤，モヤモヤ病などによるもので，それぞれ原疾患の治療に準ずる．

**脳腫瘍の特徴と緊急性**　頭部CT，MRI検査が診断に有用である．早朝の頭痛（morning headache）は脳腫瘍の特徴とされる．しかし，この頭痛は心因性（うつ状態），副鼻腔炎，肺換気障害（肺気腫など）などでも起こりうるので，注意する必要がある．内科的治療に反応しない場合や，次第に頭痛が増強する場合には，頭部CT検査の適応となる．脳腫瘍で頭痛を主訴にするものは全体の1/3である．うっ血乳頭は慢性の頭蓋内圧亢進の臨床徴候としても最も信頼でき，頭蓋内器質性疾患の存在を疑わせる．多くの脳腫瘍は，慢性頭痛を訴えるが，腫瘍内出血を起こして急性頭痛を呈する場合がある．最も頻度が高いのは下垂体腺腫内出血（下垂体卒中 pituitary apoplexy）であり，突発する激しい頭痛，視力の急激な悪化，ショック状態をきたす．急激な視力，視野障害に対してはできるだけ早い減圧が必要で，速やかに脳神経外科に送る必要がある．

**慢性硬膜下血腫の特徴**　立位や頭を振ったときに増強する頭痛を呈することがある．これは，架橋静脈の急激な伸展による牽引性頭痛である．頭部CT検査で診断する．酒飲みの高齢者に多い．軽微な頭部外傷でも起こりうる．受傷から2〜4週間経っていることが多く，人によっては頭をぶつけたことを忘れていることもある．また，痴呆症状を呈する場合があるので，老人性精神障害，痴呆と間違えないように注意する必要がある．増悪すると片麻痺などが出現する．

**脳膿瘍の特徴**　脳膿瘍は脳実質内の化膿性炎症で膿が貯留し，感染症状，頭蓋内圧亢進症状や局所症状を呈する．感染源は中耳炎や副鼻腔炎などの耳鼻科疾患が多いが，呼吸器疾患，心疾患などからも起こる．

頭痛は日常きわめて遭遇する機会の多い主訴である．その多くは，緊張性頭痛，心因性頭痛または，血管性頭痛であり，緊急性は少ない．しかしなかには，脳器質性疾患など，緊急処置を要する疾患がある．したがって，それらの疾患を見逃さないことが診断上，最も重要である．特に緊急脳神経外科手術の適応を有するものは，すみやかに脳神経外科のある専門施設に転送する必要がある．

# 誤診イコール死に直結するくも膜下出血

久保 慶高, 小川 彰 (岩手医大)

くも膜下出血は脳梗塞, 脳出血とともに三大脳卒中の一つであるが, 他の2疾患に比べ発症年齢が若く, 適切な検査, 治療を行えば社会復帰できる例が多い. 逆に, 診断を誤ると死亡や寝たきりになる可能性が高く, プライマリーケアでその患者の人生が左右されるともいえる. くも膜下出血の原因は脳動脈瘤破裂が最も多いが, 再破裂は予後を悪くする大きな要因となる. つまり, くも膜下出血=「早期診断・治療にて再破裂を防ぐ」ことが患者を治癒させるうえで大前提となる. くも膜下出血の患者は救急車で搬送されることが多いが, 病歴をよく調べてみると以前に診断のチャンスがあった症例が少なくない. 頭痛が軽度な患者や, 内頸動脈瘤による動眼神経麻痺を有する患者などは歩いて内科や眼科を受診することもある. しかし, 「頭痛が軽度である」, 「片頭痛発作である」, 「感冒である」, 「CTで異常所見がない」, 「血圧が高い」などの理由から簡単にくも膜下出血が否定される. そして, 患者は鎮痛薬や感冒薬を処方されて帰宅させられるものの, 再破裂をきたし, 重篤になって初めて搬送されてくるわけである. "来院する頭痛患者はすべてくも膜下出血を疑え"とは, 決して過言ではない. 誤診はそのまま死に直結するからである. くも膜下出血は問診, 神経症状, CT, 腰椎穿刺の総合的な診断が必須であり, 以下にポイントおよび注意点を述べる.

### くも膜下出血の問診のコツ

頭痛患者の外来問診で必ず聞くべきことは, (1) 過去にこのような頭痛を経験したことがありますか? (2) 痛くなったのは突然ですか? 徐々にですか? である. 過去に経験のない激しい頭痛が突然起こったのであれば, くも膜下出血にほぼ間違いなく, 迅速にCTスキャンを行って確定診断をつけなければならない.

### 項部硬直と脳虚血症状は落とし穴

内頸動脈瘤 (特に内頸動脈-後交通分岐部動脈瘤) では動眼神経麻痺で発症することもあり, 注意を要する. また, 項部硬直 (髄膜刺激症状) は一部の内科の教科書ではくも膜下出血の特徴として記されているが, くも膜下出血発症早期には認められないのが通常である. したがって, 項部硬直の有無はくも膜下出血急性期の診断の意義はないことを認識すべきである. 発症して4日目から14日目 (特に7日目前後) は脳血管攣縮の時期で脳虚血症状 (麻痺, 失語など) を有することもあり, そのような患者を簡単に脳梗塞と診断してはならない.

### CTスキャンでの落とし穴にも注意が必要である

救急車で搬送されるような強い頭痛や意識障害を有する患者は, CTスキャンで容易にくも膜下出血を診断できることが多い. 代表的なくも膜下出血のCT所見は大脳基底槽や脳溝の high density area である. しかし, 発症してから長い時間が経過しているときや, ごく少量の出血発作 (いわゆるマイナーリーク) ではCTで high density area を認めないことが多く, 腰椎穿刺が必要となる.

### 腰椎穿刺は施行是非の判断が重要である

基本的にくも膜下出血急性期の安易な腰椎穿刺は禁忌である. 髄液を抜くことにより頭蓋内圧が変化し, 再破裂が誘発されるからである. しかし, 前述したようにCTスキャンで異常がなくても, 問診や神経症状からくも膜下出血が疑われる場合には躊躇せず腰椎穿刺を行わなければならない. 急性期では"凝固しない赤い髄液"を認めるが, 慢性期では"キサントクロミー (黄褐色=赤血球が溶血した後のビリルビンの色)"を認める. もし, 腰椎穿刺の際の外傷によって髄液が血性になってしまったときには, 遠心後の上清を観察すればよい. 外傷性では水様透明であるが, くも膜下出血では赤, ピンク, 黄褐色のどれかである.

頭痛は胸痛ほど医師に重篤感を与えない症状かもしれないが, くも膜下出血→死というプロセスをいつも念頭においた診察をすべきである.

## くも膜下出血からの minor leak による頭痛

北川 泰久（東海大）

### minor leak を見逃すな

くも膜下出血は通常，突発する激しい頭痛で発症し，髄膜刺激症状がみられ，CT で脳槽，くも膜下腔に高吸収域を認める．典型的なくも膜下出血の発作の数日前には頭痛を主とした警告発作（warning sign）があるといわれ，その原因の一つとして動脈瘤の小さな破裂（minor leak）が重要とされている．Le Blanc らによると minor leak は動脈瘤によるくも膜下出血 87 例中 34 例，39％ に認められ，minor leak の認められた患者の 55％ は CT で異常を認めなかったとしている．minor leak によるくも膜下出血の診断は，腰椎穿刺による血性髄液の証明が最も確実である．minor leak をいかに見逃さないかが患者の予後に大きく影響する．

### minor leak があったが，診断が遅れた症例

49 歳，男性．日中仕事中に突然の頭痛で近医を受診，鎮痛薬を投与され帰宅，以後自宅で安静にしていたが，頭重感が持続するため，発症 5 日目に当院を受診，項部硬直をごく軽度認め，頭部 CT（❶）で基底槽と脳幹周囲槽にわずかであるが，脳室よりも高い吸収域を認め，鞍上槽にもやや高吸収域がみられ，くも膜下出血の疑いで入院した．脳血管撮影にて前交通動脈瘤の破裂によるくも膜下出血と診断した．本症例は minor leak による頭痛とその後頭重感が持続し，日常生活を普通に行うことができ，発症直後精査をしなかったために，診断が遅れた症例である．本例のように頭痛の程度は強くはないが，突然の発症を示す例では，くも膜下出血を念頭におき，直ちに精査を行わなければならない．

### minor leak を示す動脈瘤の特徴

Le Blanc らは動脈瘤による minor leak を認めた 34 例を検討し，動脈瘤の部位は内頸動脈後交通動脈瘤（ICA & PCoA）が 17 例，前交通動脈瘤（ACoA）10 例，中大脳動脈瘤（MCA）5 例，脳梁周囲動脈瘤が 2 例であったとし，内頸動脈後交通動脈瘤が最も多かったとしている．動脈瘤の位置と頭痛の部位の関係については ICA & PCoA では片側頭痛が 17 例中 7 例，頭部全体痛が 3 例，ACoA では 10 例中，前頭部 4 例，両側後頭部 4 例であったとしている．伊藤と鈴木による検討では頭部全体の痛みが 51.7％，後頭部 27.6％，前頭部 12.1％，頭頂部 6.9％，側頭部 1.7％ で，頭部全体が痛む例が半数以上を占めている．一度 minor leak が起こった後の頭痛は，緊張型頭痛との鑑別が紛らわしいことが診断の遅れにつながる．minor leak が起こったときの頭痛の性状は突然出現する強い痛みが多い．minor leak から major leak に至るまでの期間については 24 時間以内は 26.1％，2～7 日が 34.8％，8～14 日が 21.7％，15～30 日が 17.4％ で，2～7 日が最も多い．わが国での Waga らの検討でも，minor leak から major leak までの期間は約 75％ の症例が 1 か月以内で，約 55％ が 14 日以内であった．頭痛の持続時間については平均 13 日で，ほぼ全例で頭痛が消失することなく major leak を生じている．頭痛に伴う嘔気，嘔吐の検討では鈴木らの報告によると 7.6～9.3％ と以外に低い．Waga らの検討では嘔気，嘔吐の持続時間は平均 4 日で，頭痛に比べて短い．おそらく小出血のために頭蓋内圧に影響を及ぼさないためと考えられる．

以上，くも膜下出血の minor leak の特徴をまとめると，突発する頭痛で発症し，その後は頭重感となり，緊張型頭痛に類似した頭痛を示すことが多い．頭痛に伴う嘔気，嘔吐の頻度は低い．くも膜下出血の minor leak は疑わないと診断へのアプローチに達しない．疑ったならば眼底でうっ血乳頭がないことを確かめて，腰椎穿刺を行うことが大切である．

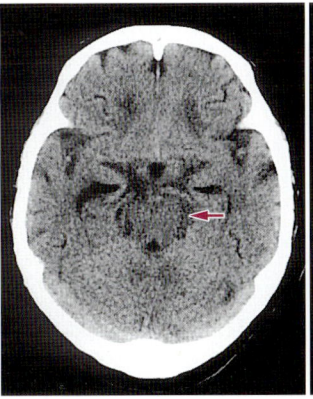

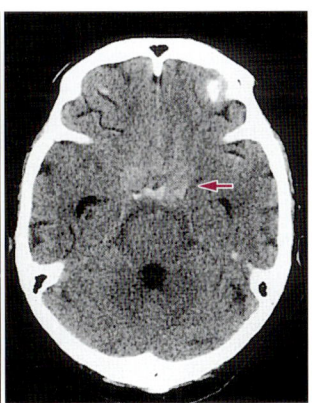

❶ くも膜下出血の minor leakage

問診・検査・診断

# 初診時の頭部CTでくも膜下出血を見落とさないために──くも膜下出血の診断は第一線の医師の手で

山口 三千夫（山口クリニック）

筆者はこれまで脳神経外科医として大学に勤務するかたわら，いろいろな市中病院に出張する機会があった．その際に，若い当直医（脳外科医ではない医師）が「昨夜くも膜下出血を思わせる症状を示す症例があって，とても心配した」と言うのを聞くことがあった．脳神経外科医が常駐していない病院では，たしかに，そのような場合に頭部のCTの読影に自信がなければ，そして医師として誠実であればあるほど，心配するのは当然である．駆け出しの若い医師でなくても，いや，むしろ経験の深い外科医などからも「頭部CTでくも膜下出血を簡単に見分けるコツがありませんか」と聞かれたことがある．

くも膜下出血の原因は脳動脈瘤破裂によるものがほとんどなので，本来は脳神経外科の疾患である．しかし，急性でしばしば致命的ともなるくも膜下出血の診断は，医師たるものは誰でもできなければならない．患者が自分でくも膜下出血と的確に診断し，脳神経外科を訪れることは通常は期待しがたい．事実，ほとんどの症例は救急病院などからの紹介で，脳神経外科施設へ転送される．最初に患者を診察した医師が，問診と診察に加えて，頭部CT検査を指示した場合，くも膜下出血が的確に診断できるかどうかは，したがって非常に重要なことである．この事情を経験を積んだ医師ほど強く感じているものである．

## 救急の現場でくも膜下出血を見逃さないコツ

何よりも大切なことは，これまで経験したことがなかったような頭痛を訴える患者を診たら，「くも膜下出血ではないだろうか」と疑うことである．これが，第一の出発点であり，それが正しい診断への道であることは間違いがない．もとより，臨床経験が豊富であれば後からでも正しい診断に行き着くこともあり，比較的適切に対処できることもあるが，通常は「くも膜下出血ではないだろうか」と自らに問いかけることが絶対に必要である．

## 頭部CTを診るための解剖学的ポイント

「くも膜下出血ではないだろうか」と考えたうえは，次はくも膜下出血ならば頭部CTのどこにどのような所見が現れるかを考え，それがあるかどうかを確認すればよいことになる．❶は典型的なくも膜下出血のCT写真であり，❷に示されたCTのくも膜下腔は正常である．❷に見られるくも膜下腔は髄液があるため水と同じようにX線が透過しやすく，したがって黒く見える．もし，黒く見えるはずの部分が，はっきりと白かったならば（矢印），❶のように，くも膜下出血と考えるべきである．もし，このCTを見た医師が診断に自信がなければ，診断は「くも膜下出血の疑い」ということで脳外科医に後を委ねてよいと思われる．

次に頭部CTではどの部分を重点的にチェックすべきかで

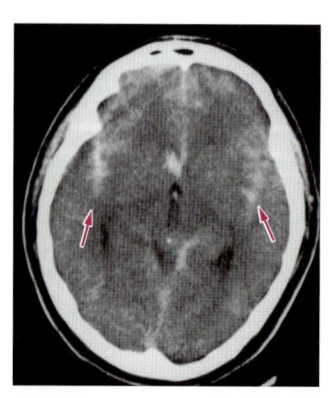

❶両側の外側溝内の出血所見（矢印）がある

❷正常な外側溝（矢頭）のCT画像

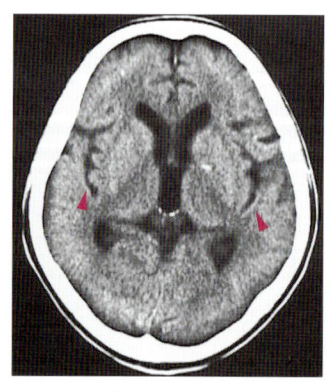

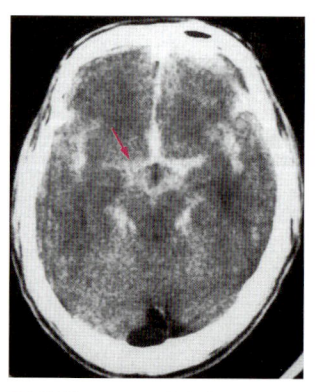

❸外側溝のほかにダビデの星の部分（矢印）や迂回槽にも出血が著明なCT画像

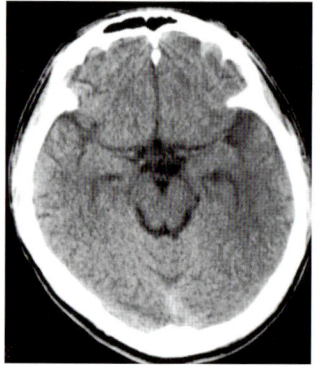

❹正常なCT像（ダビデの星や迂回槽の部分を❸と対比されたい）

あるが，これはくも膜下腔全部ではなく，だいたいこの辺りは要注意という解剖学的スポットがあるので，その周辺をていねいに観察すればよいと思われる．

> **ダビデの星とペンタゴンとに注目する**

その部分とは，第一には中脳のまわりの脳底部のくも膜下腔であり，「ダビデの星」と呼ばれる．❸のように六角形を示すくも膜下腔である．中脳の前面と斜台との間は脚間槽と呼ぶが，そのやや上部は視交叉槽につながっている．この辺りはかなりのスペースがあり，正常CTならば，はっきりと黒く見えるはずである．このくも膜下腔は橋から中脳の前面にあって，何より重要なチェックポイントなので，この辺りは最も気をつけて観察したい．理由は，脳動脈瘤は内頸動脈から後交通動脈が分岐する部分（いわゆるICPC）によく見られるので，その辺りの出血ならば脳底槽が真っ先に出血所見を呈するからである．

また中脳の側面は迂回槽といい，後ろは四丘体槽となるが，正常ならば当然黒く見えるはずである．余談であるが，重症頭部外傷のうちのびまん性脳軸索損傷では，限局性の小出血が迂回槽付近に見られやすいことはよく知られている．

❸は典型的なくも膜下出血のCTである．❹の正常なCTにおける「ダビデの星」の辺りと比較されたい．なお，非常にわかりにくいくも膜下出血の例として❺を提示した．これだけではくも膜下出血を見逃すこともあろうが，❸と❹と比べれば，脳槽内へのうすい血液の混入のため，くも膜下腔が低吸収を示していないことが明白であろう．

なお橋の前面は切れ込んでいないので，ここのくも膜下腔は五角形を示し，「ペンタゴン」と呼ばれる．くも膜下出血を疑うのであれば，ここも当然注目すべきである．

また脳動脈瘤は前交通動脈（両側の前大脳動脈を連結する部分）に圧倒的に多いので，ここからの出血でも，脚間槽を中心にした脳底くも膜下腔にも徴候がみられるほか，視交叉付近にも見られやすい．

次にチェックすべき部分は両側のSylvius裂溝の中である（❶）．ここには先に挙げた内頸動脈の動脈瘤でも前交通動脈の動脈瘤でも出血がみられるが，もし片側に偏った出血であれば中大脳動脈の動脈瘤破裂の可能性が高くなる．

> **くも膜下出血の症状と徴候はどのようか**

くも膜下出血の際の症状としては突然の激しい頭痛があまりにも有名であるが，ほかに重要なのは出血が起こったときに一致すると思われる「一過性の意識消失」である．10分以内くらいで意識は回復し，強い頭痛が続くことが多い．悪心・嘔吐はないこともある．なお，くも膜下出血に特徴的とされる項部硬直は70％程度にみられる．逆にいえば30％はくも膜下出血でも項部硬直は認められないわけである．発症直後の症例では項部硬直はさらに少ない．髄膜刺激症状の検出には，Kernig徴候などをチェックすることが勧められる．

これらの症状と関連させて，CTでは上記のくも膜下腔の出血所見を見逃さないことが，くも膜下出血発見のコツであるといえよう．もとより頭部CTが正常でも腰椎穿刺を行えば，くも膜下出血が発見されることはあるが，決して多いものではない．

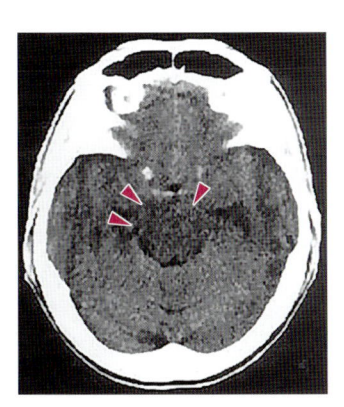

❺判断のむずかしいくも膜下出血のCT画像（本来描出されるべきくも膜下腔がはっきり見えない）

# 頭部CTで異常のみられなかったくも膜下出血

赤松 直樹, 辻 貞俊 (産業医大)

頭部CTは急性発症した頭痛の診断に有用であるのは論を待たない．くも膜下出血，脳出血，硬膜下血腫，硬膜外血腫などの診断には特に威力を発揮する．くも膜下出血の特徴は，突然発症する激しい頭痛，項部硬直，頭部CTでの高吸収域を呈する出血病巣であるが，必ずしもこれらの症候および検査所見がすべてそろうとは限らない．CTで異常のないくも膜下出血の症例を提示し，診断のポイントについて述べる．

## 頭部CTでは異常のみられなかった症例

患者：45歳，男性，自営業．

主訴：後頭部をなぐられたような頭痛．

現病歴：生来健康であった．仕事中に椅子から立ち，歩き出したときに，突然後頭部をバーンとなにかでなぐられたような激しい頭痛が生じた．激しい頭痛は軽減せず持続したため，帰宅し休んでいた．翌日近医受診し鎮痛薬を処方された．頭痛はさらに持続するため5日後，頭部CT検査を受けたが異常は指摘されなかった．動くと痛みがひどくなるので仕事ができなかった．消炎鎮痛薬を内服していたが頭痛は消失しなかった．発症2週間目に当科を受診した．受診時，発症直後よりかなり軽減しているものの後頭部に持続性の頭痛を訴えた．診察すると，意識清明で血圧140/84 mmHg，脈拍80整，体温37.5℃と軽度の発熱を認めた．神経学的には，項部硬直，Kernig徴候，眼底出血はなく，ほかの異常もなかった．再度撮影した頭部CTも正常であった．腰椎穿刺脳脊髄液検査では，初圧250 mmH$_2$O，黄色透明でキサントクロミーを呈し，細胞数（白血球）70/mm$^3$（単核球99%，多核球1%），蛋白41 mg/dL，糖68 mg/dLであった．くも膜下出血の診断で入院した．

既往歴：慢性頭痛の既往はない．

家族歴：父　くも膜下出血．

入院後経過：脳血管造影検査を行い，右前交通動脈に脳動脈瘤を認めた（❶）．脳動脈瘤からのくも膜下出血と診断し，クリッピング術を行った．手術後，後遺症はなく復職し，元気に働いている．

## CTでとらえられない微小くも膜下出血の診断

最も重要であるのは，病歴を詳しく聞くことである．発症様式および頭痛既往歴がポイントである．つまり，突然発症し1分以内に最高に達する頭痛で，このような頭痛は初めてであると訴える．本例でも「後頭部をバーンとなぐられたような」と患者は述べており，瞬時に発症したことがはっきりとしている．また微少出血（minor leak）の場合，項部硬直，意識障害，悪心，嘔吐，といった典型例にみられる症状を欠くことが多い．病歴からくも膜下出血を疑えば，まず頭部CT検査を行う．CTでくも膜下出血が描出される陽性率（感度）は，24時間以内で90〜95%，3日後で80%，1週間後で50%とされている．出血量が少ない場合や吸収されてしまうとCTではとらえられなくなるのである．したがって，CTで異常がないからといって，くも膜下出血を否定することはできない．CTで診断がなされれば，髄液検査はすべきでないが，minor leakによる出血を診断するためには腰椎穿刺が必要である．血性髄液が重要な所見であるが，人工的出血（穿刺針による出血）との鑑別にはキサントクロミーが重要である．キサントクロミーは出血12時間後から出現し，約2週間持続する．髄液圧は上昇し，蛋白も増加する．数日後，血液による化学的髄膜炎が生じて，細胞数が増加することがある．くも膜下出血の診断がなされれば，すぐに手術可能な専門施設に移送する．脳血管造影検査が出血源の脳動脈瘤を描出するために必要である．

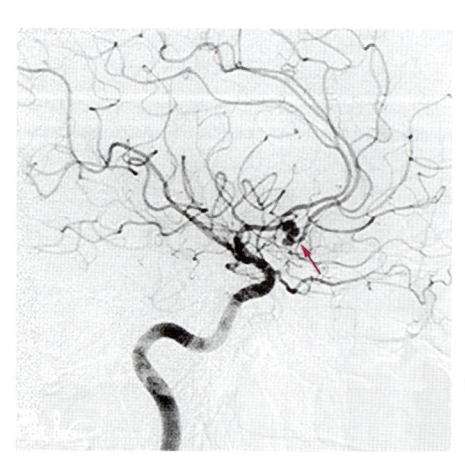

❶脳血管造影像にて右前交通動脈に脳動脈瘤を認める．

## くも膜下出血の前兆として sentinel headache がある

くも膜下出血患者に詳しく問診すると 30% 以上で発症数日から数週前に，頭痛，項部痛，悪心，嘔吐，霧視，失神の病歴がある．これらの前駆症状は動脈瘤からの微少出血による症状（warning leak）であると考えられている．このときの頭痛は sentinel headache と呼ばれている．sentinel headache の特徴は，後頭部，項部の持続性の痛みで，秒単位で最高に達することである．片頭痛は 1 分以内に最高に達することはないし，通常は拍動性頭痛である．頭痛の持続は数日から 1 週間くらいが多いとされている点も片頭痛と異なる．痛みは中等度以上で，sentinel headache が続いている間，日常生活に制限が生じることが多い．

Danish aneurysm study によると 1,076 名の脳動脈瘤からのくも膜下出血で，166 名（15.4%）に warning leak の症状が認められたとしている．この 166 名の頭痛を診断した最初の医師が正しくくも膜下出血と診断したのは，99 名（54%）であると報告している．Gorelick らの報告では，sentinel headache は 31% に認められたとしている．また Ostergaard は sentinel headache を含めた warning sign は 50～60% の患者に認められるとしている．これらの報告は，sentinel headache の段階では，くも膜下出血は見過ごされることがあることを示すものである．急激に発症した頭痛で神経学的所見と CT にも異常がない場合，くも膜下出血の可能性を念頭におく必要がある．

"In patients with sudden severe headache without neurological signs, the only absolute contraindications to LP are no back and no needle."（Louis Caplan）

# どうみても SAH を疑った thunderclap headache

岡安 裕之（聖路加国際病院）

### 突然の激しい頭痛にみまわれた症例

特に既往のない52歳女性．夜9時すぎトイレに行こうとして立ち上がった途端に，今まで経験したことのないような激痛を後頭部に感じて立っていられなくなったため，救急外来を受診．受診時血圧158/90 mmHg 以外身体所見に異常なく，神経学的所見にも異常は認めなかったが，突発した激しい頭痛であったため SAH（くも膜下出血）を疑って，CTが行われた．CTでも異常はなかったが，髄液検査が次に行われ，髄液は水様透明で，細胞数，糖，蛋白も正常範囲であった．検査をしている間に痛み止めの坐薬が効いたのか，頭痛が軽くなったため帰宅．翌日指示されたとおり神経内科外来を受診した．頭痛は治まっており，血圧も 134/80 mmHg，神経学的所見にもまったく異常は認めなかった．MRA を行ったが，動脈瘤を含めて頭蓋内外の動脈に異常は認められなかった．thunderclap headache と診断し，外来で2年半経過観察しているが頭痛の再発はない．

### thunderclap headache とはどのような病態か

1986年 Day と Raskin が SAH を疑わせる突発する激しい頭痛を3回繰り返したが，CTも髄液も異常のなかった42歳の女性の頭痛を thunderclap headache として報告したことに始まる．彼らの症例では内頚動脈に嚢状動脈瘤を認め，動脈瘤壁への出血が頭痛の原因であろうと推定した．その後，突発する激しい頭痛で，痛みが1分以内にピークに達し，CT，髄液所見に異常を認めず SAH の否定される頭痛が，thunderclap headache と呼ばれるようになった．現在では❶に示すような疾患が原因として報告されている．

❶ thunderclap headache の原因

- benign thunderclap headache
- 片頭痛
- 未破裂嚢状動脈瘤
- 脳血管攣縮
- 脳静脈洞血栓症
- 頚動脈あるいは椎骨動脈解離
- 脳動脈血管炎
- 下垂体卒中
- 後頭神経痛
- 頭蓋内圧低下症
- Erve ウイルス感染症

### 確定診断をするためにどこまで検査をするか

thunderclap headache と診断するためには，まず致命的疾患である SAH を直ちに否定することが不可欠であり，CT を撮り，CTで出血が否定されても，髄液が血性でないことを確かめる必要がある．SAH 発症後12時間以内での CT の感度は100%と考えてよいが，ごく少量の出血では見逃す危険があるし，CT の検査が時間をおいて行われると，1日後で86%，2日後では76%へと感度が落ちるといわれるからである．thunderclap headache では同じような頭痛を繰り返すことがあるが，1年以上経過を追った報告では，SAH を起こした症例はなかった．しかし benign thunderclap headache は除外診断であり，SAH が否定されても確定診断をするためには，頻度は低いがMRAで血管の異常を否定する必要がある．特に家族歴にSAHがあるような場合や，腰椎穿刺で初圧が高い場合にはMRAをしたほうがよい．

# 自律神経症状を伴う一側性頭痛——診断，他科疾患との鑑別診断

森松 光紀（山口大）

### 結膜充血や鼻閉などの自律神経症状を伴う一側性頭痛

発作時に同側の自律神経症状を伴う一側性頭痛がある．一次性（機能性）頭痛としては群発頭痛，慢性発作性片側頭痛（chronic paroxysmal hemicrania），持続性片側頭痛（hemicrania continua），SUNCT症候群（short-lasting unilateral neuralgiform headache attacks with conjunctival injection, tearing, sweating, and rhinorrhea の頭文字から命名），自律神経性顔面頭部痛（autonomic facio-cephalalgia）などが知られている．頭痛側に生じる自律神経症状には結膜充血，流涙，鼻閉，鼻汁，顔面の発汗・潮紅，Horner症候群などがある．各頭痛型を略述すると，

**群発頭痛** 一側の眼窩部にキリを刺し込まれるような激痛が起こり，15～180分続く．頭痛発作は連日ほぼ定刻に起こり，数週ないし数か月間続き，間欠期をおいて反復する．

**慢性発作性片側頭痛** 群発頭痛と同様の穿刺様疼痛が起こるが，持続時間が短く，回数が多い．通常1回の持続が2～25分で，発作回数は1日2～30回である．発作はいったん始まると数週～数か月間続く．

**持続性片側頭痛** 一側性に中等度以下の頭痛が起こり，強さが変動しながら長期間持続する．本質的に持続性であるが，寛解・再燃型もある．

**SUNCT症候群** 眼窩部に穿刺様疼痛が起こるもので，持続は15～120秒と短いが，頻回に（1日3～100回）起こる．発作期は1年に1～2回で，持続は数日から数週間である．

**自律神経性顔面頭部痛** 前頭・側頭・頭頂部の穿刺様疼痛発作が1か月に数回起こるが，持続は24時間以内である．頭痛側の上下肢不全麻痺を伴うことがある．

上記の疾患のうち，インドメタシン投与は慢性発作性片側頭痛と持続性片側頭痛に著効するが，その他の疾患には無効のために，鑑別診断に用いられる．なお，多くの頭蓋内器質疾患（眼窩内病変，傍トルコ鞍部髄膜腫，斜台腫瘍，下垂体腺腫，前交通動脈瘤，前頭葉・側頭葉動静脈奇形など）が類似の神経症状を示すことがあり，注意を要する．診断に苦慮した自験例を示す．

### 慢性発作性片側頭痛様発作を示した下垂体腺腫例

17歳，男性．3年前から，毎食後30～60分経つと左眼窩部に穿刺様激痛が規則的に起こるようになった．持続は20～30分であり，発作時には左側の流涙，鼻汁，鼻閉を伴った．頭痛発作は慢性発作性片側頭痛様であったが，インドメタシンを含む消炎鎮痛薬は無効であった．血液検査でプロラクチンの著明増加，MRIで径約2cmの下垂体腫瘍を認め，プロラクチノーマと診断された．カベルゴリンの服用で直ちに頭痛発作は消失し，下垂体腫瘍も次第に縮小した．文献的にはプロラクチノーマによる群発頭痛様発作例が1例報告されている．

### インドメタシンが著効した群発頭痛例

50歳，女性．15年前から，左側頭部から左眼窩部にかけて拍動性の強い頭痛発作が継続した．頭痛は1日1～2回起こり，睡眠中，特に明け方に出現しやすい．発作の持続は1～2時間で，連日または1週間に3回程度起こっていた．発作時には左の流涙，鼻汁を伴った．頭痛に対し純酸素吸入は無効，ゾルミトリプタン内服は有効であった．予防の目的でインドメタシン1日100mg（分4）を用いたところ著効し，頭痛はほとんど起こらなくなった．画像を含む臨床検査では異常なかった．本例は診断基準からは慢性群発頭痛に属する．群発頭痛にインドメタシンは無効とされるが，本例では著効した．文献的にはインドメタシン反応性の群発頭痛が1例報告されている．

### 自律神経症状を伴う一側性頭痛症候群の鑑別点

頭痛発作時に同側の自律神経症状を伴う頭痛については，まず一次性頭痛，二次性（症候性）頭痛の鑑別を行う．しかし，一次性頭痛における病型分類は症候論にのみに頼っているのが現状で，本質的差異は不詳である．本態の解明とともに，有用な診断的マーカーの発見が求められている．

# 脳梗塞に伴う頭痛

山田 健太郎，成冨 博章（国立循環器病センター）

## 脳梗塞診療において頭痛が手がかりとなることがある

脳梗塞例の頭痛を検討した報告によれば，頭痛を伴う脳梗塞例の頻度は必ずしも低くはないようである．しかし，脳梗塞に伴う頭痛は一般に軽度であり，医師が頭痛の有無を問いたださないかぎり患者がそれを訴えるケースはむしろ少ない．大半の脳梗塞例では頭痛の有無に関する情報が診断や治療方針に大きな影響を与えることはないといってよいであろう．しかしながら，ある種の脳梗塞では，頭痛の有無が診断や治療の重要な手がかりになることも事実である．本稿では脳梗塞における頭痛一般を述べた後に頭痛の有無が重要な手がかりを与える脳梗塞について述べることとする．

## 臨床病別，血管系別の頭痛の頻度

全脳梗塞例の 20～30％ に頭痛がみられる．臨床病型別にみると，アテローム血栓性梗塞（26～41％）と心原性脳塞栓症（14～39％）で比較的頻度が高く，ラクナ梗塞（6～23％）やTIA（6～26％）では頻度が低い．血管系別にみると，内頸動脈系（16～26％）に比べて椎骨脳底動脈系（46～66％）では明らかに頭痛の頻度が高く，特に延髄外側梗塞において頭痛の頻度が高いことはよく知られた事実である．❶に報告例をまとめる．

❶脳梗塞に伴う頭痛の頻度（％）

| | 頻度 | 臨床病型別 | | | | 罹患血管系別 | |
|---|---|---|---|---|---|---|---|
| | 全体 | ATBI | CE | LI | TIA | IC系 | VB系 |
| 亀井（1980） | 29.1 | — | — | — | — | 20.8 | 66.7 |
| Portenoy（1984） | 28.0 | — | — | 17.0 | — | — | — |
| Gorelick（1986） | 17.0 | 26.0 | 14.0 | 6.0 | 6.0 | — | — |
| Koudstaal（1991） | 18.0 | — | — | — | 16.0 | 16.0 | — |
| Vestergaard（1993） | 26.0 | — | — | 15.0 | — | 23.0 | 46.0 |
| Jφrgensen（1994） | 25.0 | — | — | — | — | 26.0 | 37.4 |
| Arboix（1994） | 32.0 | 41.0 | 39.0 | 23.0 | 26.0 | 26.0 | 59.0 |
| Ferro（1995） | 34.0 | — | — | 9.0 | — | 20.0 | 57.0 |

ATBI：アテローム血栓性梗塞，CE：心原性脳塞栓，LI：ラクナ梗塞，TIA：一過性脳虚血発作，IC系：内頸動脈系，VB系：椎骨脳底動脈系

## どのような頭痛か

脳梗塞における頭痛は，発症時に起こるものが56％と最も多く，発症前からあるものは25％，発症後遅れて生じるのは20％と報告されている．頭痛の程度は，寝込んでしまうような強い頭痛が20％，仕事などに影響がある中等度の頭痛が31％，軽度の頭痛のみの症例が50％である．

頭痛の部位は，古典的には頸動脈閉塞の場合には同側の前頭部，特に前額部または眼球部に認めるといわれてきたが，近年は一定の傾向を認めないという報告も多い．頭痛の性状は，持続性のものが55％，間欠的なものが45％で，持続時間は24時間未満のものが50％，24時間以上のものが44％で，脳出血と比べると24時間未満のものが多い．頭痛のタイプは非拍動性頭痛が83％，拍動性頭痛が17％であり，脳出血と比べて有意に非拍動性頭痛が多く，拍動性頭痛が少ない．

## 頭痛の機序はいまだ明らかではない

脳梗塞に伴う頭痛の機序はいまだ不明な点が多い．頭蓋内の構造で痛みを感じるのは，硬膜と硬膜動脈の基幹部，内頸動脈，中大脳動脈・前大脳動脈・後下小脳動脈起始部から1～2cm，橋の主要血管および椎骨動脈のみで，脳実質および実質内の血管は痛みを感じる機構はないといわれている．

したがって，脳梗塞に伴う頭痛は，頭蓋内圧亢進に伴う硬膜や硬膜血管の牽引，頭蓋内の動脈閉塞に伴う側副血行路となる血管の拡張，再開通に伴う主幹動脈の拡張，血管壁損傷によるセロトニン系やプロスタグランジン系の活性化，三叉神経を介する痛覚経路の刺激などによって説明されている．しかし，今のところ明らかなものではなく，今後の検討が必要である．

## 片頭痛に伴う脳梗塞では感覚障害に注意する

欧米では，前兆を伴う片頭痛に脳梗塞が生じるケースは比較的多いとされており，若年性脳梗塞の4分の1を占めるという．脳梗塞発症初期に強い頭痛が認められた場合は，「片頭痛ではないか」と一応疑ってみる必要があるであろう．ただし，わが国では片頭痛に伴う脳梗塞症例をみる機会はむしろまれである．片頭痛例では，前兆の原因である血管攣縮が持続した結果，脳血流低下が遷延し，脳梗塞が生じるものと考えられている．いつもと変わらぬ片頭痛発作時に視野障害や感覚障害，麻痺などの神経症状が出現し，後頭葉，視床，内包後脚など主として後方循環系に梗塞が生じる場合が多い．脳梗塞を起こした患者に確認すると，発症以前の片頭痛発作時にも半身感覚障害などの前駆症状を伴っていることが少なくないようである．

## 頭頸部動脈解離と脳梗塞の頭痛の関連

脳梗塞初期に頭痛が認められた場合，まず疑ってみる

## 問診・検査・診断

べき疾患は頭頸部動脈解離であろう．頭頸部動脈解離による脳梗塞の頻度は，筆者らの検討によれば，脳梗塞全体からみれば4.1%にすぎないが，椎骨脳底動脈系脳梗塞例の約18%，50歳以下の若年脳梗塞例の33%を占めており，決してまれな疾患ではない．動脈解離による頭痛は，一般に，強く，激しいとされているが，自験19例における頭痛は必ずしも強いものばかりではなく，肩こりと似たような鈍痛程度のものも少なくなかった．また，激しい運動後に生じるとは限らず，首を横に動かしただけで生じたと思われる例もある．頭痛は突然生じるが，必ずしも神経症状出現と同時ではなく，それより先行する場合も少なくない．

### 頭頸部動脈解離による梗塞に伴う頭痛の症例

43歳，男性．ボーリングをして帰宅し，平素と変わりなく就寝．翌朝起床時に右後頸部痛に気づいた．「筋を違えた」時のような痛みで，同部を圧迫すると痛みが増強し，拍動性の要素があって，鎮痛薬を服用しても軽減しなかったが仕事に支障をきたすほどではなかった．1週間後，ふらつき，嘔吐が出現したため某脳外科を受診．神経学的にもMRI上も異常を認めないため，制吐薬，鎮暈薬を投与されたが，症状は不変であった．当院初診時にはふらつきは消失し，神経学的にも異常はなく，頭痛のみが残存していた．❷に示すようにMRIで右延髄の小梗塞（矢頭）と右椎骨動脈内のflapと二重構造（白矢印）が認められ，脳血管造影で，椎骨動脈が狭窄-拡張を示す特徴的な所見（黒矢印）がみられたため，右椎骨動脈解離による梗塞と診断された．

### 延髄外側梗塞に頭痛を伴うことは多い

延髄外側梗塞に頭痛を伴う例が多いことはよく知られた事実である．自験46例における検討では，61%に発症時頭痛が認められ，25%に先行する頭痛が認められた．頭痛の部位は，病巣側の後頭部から後頸部にわたるものが36%と最も頻度が高く，次いで病巣側の眼窩部が14%と多かった．なぜ延髄外側梗塞に頭痛を伴う例が多いのか，その理由は明らかではないが，機序として頭頸部動脈解離によるものが多いことが一因と思われる．延髄外側梗塞例で発症時または発症前から頭痛を伴う例では，頭頸部動脈解離を強く疑って検査を行うべきである．

### 脳静脈洞血栓症も頭痛を呈する

脳静脈洞血栓症は，肥満，妊娠，産褥や経口避妊薬服用などの危険因子をもつ女性に多くみられ，最も典型的な上矢状洞血栓の場合は急性〜亜急性，時に慢性の頭痛，嘔気，嘔吐に加えて意識障害や脳神経麻痺を呈する．しかし，横静脈洞血栓症の場合には閉塞側の頭痛のみを呈する軽症例があることが最近知られるようになってきているほか，難治性慢性頭痛の原因の一つとして注目されつつある．

### めまいだけの脳梗塞例では頭痛の有無に注意する

めまい，めまい感だけを主訴として来院する患者の中には，めまい，眼振，耳鳴など以外の局所神経症状を呈さず，MRI拡散強調画像で初めて小脳，脳幹の小梗塞が検出される例が時に存在する（めまい単独例の2〜5%程度）．MRI所見がない場合，めまいだけを主徴とする小梗塞例と末梢性めまい例との鑑別は困難であるが，前者では後者に比べて頭痛を訴える者の頻度が多い点が一つの鑑別点である．この場合の頭痛も比較的軽度で，拍動性の例は少なく，筋緊張性頭痛を思わせるものが多い．

### 頭頸部動脈解離性脳梗塞と頭痛に関する落とし穴

脳梗塞の発症前または発症初期に頭頸部痛を訴える若年例をみたときは頭頸部動脈解離を疑うべきである．しかし，わが国では，頭頸部動脈解離が50歳以上の中高年例に起こる場合も少なくないこと，頭痛を伴わない例も少なからず存在することに留意すべきである．

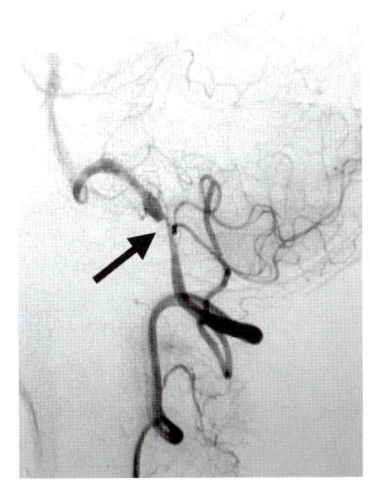

右椎骨動脈造影側面像

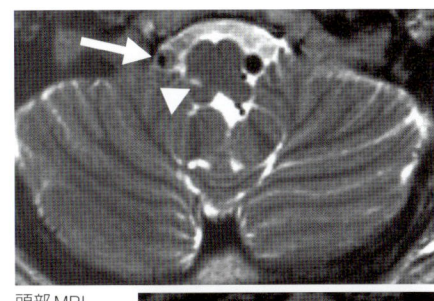

頭部MRI〈T2WI〉

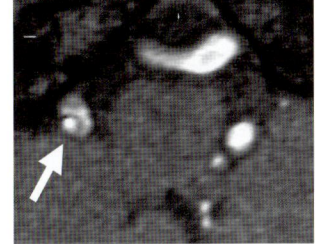

MRA（元画像）

❷ 頭痛のみで発症した椎骨動脈解離

# 内科疾患に伴う頭痛

黒岩 義之（横浜市大）

外来患者の訴える頭痛のなかには各種の内科的疾患を背景とするものが少なくない．頭痛の背後に全身疾患が隠れている可能性をたえず念頭において診察することが重要である．

### 呼吸器疾患に伴う頭痛

**かぜ症候群**　呼吸粘膜の炎症や発熱とともに頭痛を伴うことが多い．

**マイコプラズマ肺炎**　発熱，咽頭痛，咳とともに頭痛が出現する．まれに髄膜炎や脳炎を合併することもある．

**びまん性汎細気管支炎**　肺の閉塞性，拘束性の障害があり，低$O_2$血症と高$CO_2$血症の結果，頭痛が生じる．

**過換気症候群**　動脈血$CO_2$分圧低下，呼吸性アルカローシス，自律神経障害のため呼吸困難，しびれ，頭痛などが起こる．

**肺性脳症**　肺の機能不全があり，動脈血の$O_2$分圧低下，$CO_2$分圧上昇，pH低下が起こると，頭痛，羽ばたき振戦，記銘力障害，うっ血乳頭などが生じる．

### 循環器疾患に伴う頭痛

**高血圧**　高血圧に伴う頭痛は早朝時にみられることが多い．本態性高血圧患者では約50％に頭痛が出現する．血管攣縮性網膜症あるいは乳頭浮腫を伴う高度の高血圧性眼底変化を示す患者では頭痛の頻度が著しく高い．血圧の急激な上昇に伴い，急性に激しい頭痛，嘔吐，意識障害，うっ血乳頭などが生じる高血圧性脳症では，降圧薬の点滴静注で緊急降圧を行う．

**大動脈炎症候群**　頭痛，めまい，一過性脳虚血発作などが出現することがある．

**側頭動脈炎**　側頭動脈に巨細胞浸潤を伴う動脈炎が生じ，発熱，頭痛，赤沈値亢進がみられ，放置すると失明や脳梗塞を引き起こす危険性がある．

**上大静脈症候群**　上大静脈の閉塞や圧迫のため，頭頸部の静脈圧上昇に伴い，頭痛やめまいなどの脳うっ血症状が生じることがある．

### 消化器疾患に伴う頭痛

**急性ウィルス性肝炎・急性腸炎**　発熱や炎症に伴って，頭痛が出現する．

**過敏性大腸炎**　不定愁訴の一つとして，頭痛が出現する．

### 内分泌・代謝性疾患に伴う頭痛

**低血糖発作**　経口血糖降下薬やインスリン治療中の患者で，これらの過量投与で，頭痛，めまい，痙攣などがみられる．

**インスリノーマ**　膵ラ島のB細胞に由来するインスリン分泌を伴う腫瘍であり，早朝空腹時に頭痛，めまい，痙攣などがみられる．

**ペラグラ**　ニコチン酸欠乏により，皮膚炎や下痢のほかに，頭痛，めまい，抑うつなどが生じる．

**透析性頭痛**　血液透析の終盤から終了直後に頭痛が起こる．血圧の低下，血清Na・血液浸透圧低下が原因と考えられている．また，慢性血液透析患者では貧血のため，慢性の頭痛を訴えることがある．

**甲状腺機能亢進症**　頭痛，情緒不安定，振戦などの症状がみられる．

**亜急性甲状腺炎**　甲状腺腫とともに，発熱，悪寒，頭痛などの症状がみられる．

**甲状腺機能低下症**　頭痛，ミオパチー，末梢神経障害などの症状がみられる．

**末端肥大症**　原因疾患が下垂体腫瘍の場合，頭痛と視野障害がみられる．下垂体腫瘍内の出血（下垂体卒中）では，突然，激しい頭痛が，嘔吐，視力障害とともに出現する．

**抗利尿ホルモン不適合分泌症候群**　低Na血症のため，頭痛，見当識障害，痙攣などが出現する．

**原発性アルドステロン症**　副腎皮質の腫瘍または過形成により，高血圧，低K血症，アルドステロン分泌増加があり，頭痛と心肥大が出現する．

**褐色細胞腫**　副腎髄質または交感神経由来の腫瘍であり，カテコールアミン産生増加があり，頭痛が出現する．

**松果体腫瘍**　中脳水道圧迫のため，頭痛が，嘔吐，視力障害，Parinaud徴候とともに出現する．

### 血液・造血器疾患に伴う頭痛

**鉄欠乏性貧血** 頭痛，易疲労性，息切れなどが出現する．

**真性赤血球増多症** 頭痛，めまい，耳鳴などが出現する．

**顆粒球減少症** 悪寒，発熱，発汗とともに頭痛が出現する．

**血栓性血小板減少性紫斑病** 頭痛，錯乱，痙攣などがみられることがある．

**白血病** 脳出血合併や髄膜浸潤により，頭痛，嘔吐，うっ血乳頭，痙攣などがみられることがある．

### 腎・尿路疾患に伴う頭痛

**腎性高血圧症** 高血圧に伴い頭痛が出現する．急性糸球体腎炎の悪化による高血圧性脳症では，血圧の急激な上昇に伴い，急性に激しい頭痛，嘔吐，痙攣などが生じる．

**急性腎盂腎炎** 発熱，悪寒，頭痛で発症する．

**急性腎不全** 乏尿期に頭痛，意識障害，痙攣などが生じる．

### 中毒・環境要因由来の疾患に伴う頭痛

**有機溶剤中毒** 急性中毒・慢性中毒ともに頭痛，めまいが出現する．

**農薬中毒** 有機リン剤やニコチンの急性中毒で頭痛，めまいが出現する．

**一酸化炭素中毒** 初期症状として，頭痛，めまいが出現する．

**硫化水素中毒** 亜急性中毒・慢性中毒で，頭痛，めまいが出現する．

**その他の中毒** シアン化物，ヒ素，カドミウム，タリウムなどの急性中毒，鉛，マンガン，サリチル酸などの慢性中毒で，頭痛がみられる．

頭痛の背後に全身疾患が隠れている可能性があり，注意深いアプローチが必要である．本稿で述べた「内科的疾患に伴う頭痛」のうち，重要なものを❶に抜粋する．

❶頭痛を伴う主な内科的疾患

| | |
|---|---|
| 循環器疾患 | 高血圧，大動脈炎症候群，側頭動脈炎，上大静脈症候群 |
| 呼吸器疾患 | かぜ症候群，マイコプラズマ肺炎，過換気症候群，肺性脳症 |
| 代謝性疾患 | 低血糖発作，透析性頭痛 |
| 内分泌疾患 | 甲状腺機能亢進症，甲状腺機能低下症，末端肥大症，褐色細胞腫 |
| 血液疾患 | 貧血，白血病の転移 |

## 頭痛を訴える特殊な疾患——ミトコンドリア脳筋症

田中 尚（馬場記念病院）

### ミトコンドリア脳筋症は頭痛の初診時の鑑別に重要である

ミトコンドリア脳筋症（mitochondrial myopathy, encephalopathy, lactic acidosis and stroke-like episode；以下MELAS）は，ミトコンドリアの機能の異常をきたす母系の遺伝性疾患であり，約80％に片頭痛様発作をきたすことが知られている．まれな疾患ではあるが，頭痛の初診患者の鑑別診断として重要である．頭痛発作時の脳血流を測定した自験例を提示する．

**症例** 33歳，女性，会社員．思春期ころから，片側性の拍動性頭痛があり，嘔吐を伴い，数時間持続した．1999年8月と2001年6月に脳卒中様のエピソードの既往がある．

2001年7月14日ころから頭痛が増強したため，16日再診し，入院した．両眼奥から右側頭部の拍動性頭痛を訴えた．身長148cm，体重43kgで，神経学的所見には異常はなかった．血清および髄液の乳酸，ピルビン酸の上昇があり，遺伝子解析（血液）では3243A→Gの点変異を認めた．入院時のMRIとMRAでは，右側頭葉，頭頂葉，視床にT2強調画像でhigh intensity lesionを認め，右大脳半球の血管は拡張していた（❶）．

**脳血流測定と経過** 入院後も断続的に右側の頭痛があった．7月17日，嘔吐を伴う頭痛があり，頭痛時の脳血流を測定し，スマトリプタンの効果と脳循環に与える影響を検討した．方法は，定量subtraction SPECT法を用いた．

頭痛時は，右側頭葉から基底核部に血流増加を認めた（❷-①）．スマトリプタン3mgを皮下注射したが，頭痛には無効であった．スマトリプタンの投与によって，全体的な血流低下を認めたが，右側頭部の血流増加部は，さらに血流が増加した（❷-②）．8月2日，頭痛非発作時は，頭痛時と同様に，右側頭葉，頭頂葉，基底核部の血流増加を認めた．症状が安定し，頭痛発作が軽減した9月18日に施行した脳血流SPECTでは，病変部位は，血流低下を示した（❷-③）．

入院後，頭痛は間欠的に持続した．NSAIDを投与したが，効果は明らかではなかった．その後，左半身知覚障害，片麻痺，てんかん発作があった．諸検査からMELASと診断し，対症療法を行ったところ，症状は軽快し，退院した．退院後，頭痛に対して，経口スマトリプタン錠を処方したが無効で，その後神経症状の悪化があり，再入院した．

### 本症例からの考察とスマトリプタン適応の是非

MELAS急性期では，局所脳血流が増加することが報告されているが，この機序として，mitochondrial angiopathyが考えられている．今回，急性期は，頭痛発作時だけでなく，非発作時にも病変部の脳血流増加を認め，頭痛の有無によって脳血流に変化はなかった．したがって，頭痛には脳血

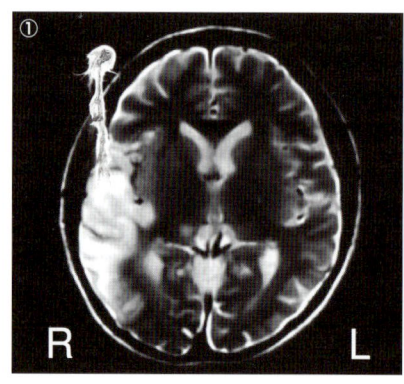

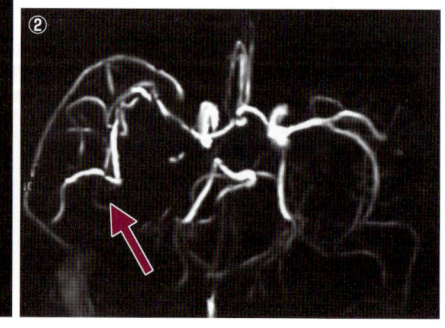

**❶ 頭部MRI, MRA**
入院時のMRI（①）とMRA（②）では，右側頭葉，頭頂葉，視床にT2強調画像でhigh intensity lesionを認め，右大脳半球の血管は拡張していた（②矢印）．

流異常以外の病態もかかわっていると考えられた．

本例では，急性期に右側の頭痛頻度が高かったが，これはMRIとSPECTの病変側と一致していた．頭痛の程度と頻度も，病勢に伴い変化した．頭痛発作が減少した慢性期では，血流増加は認めなかった．したがって，頭痛と血管拡張，脳血流異常の関連が示唆された．

今回，スマトリプタンの皮下注射は頭痛発作には無効であった．スマトリプタンは，病変部以外の血流を低下させたが，病変部の血流増加を悪化させた．また頭痛発作に対して，同薬を経口投与したが，無効であった．因果関係は不明であるが，スマトリプタン内服後に，神経症状が悪化した．

スマトリプタンはミトコンドリアの機能異常をきたすという報告がある．今回，スマトリプタンの投与後，病変部位の脳血流が増加したことは，血管平滑筋のミトコンドリア機能を悪化させ，脳血管を拡張させた可能性が推察された．MELASの頭痛発作に対するスマトリプタン適応の是非は，さらなる検討が必要である．

本例のように，頭痛のみがMELASの症状であったり，初発症状である場合もある．頭痛の日常診療においては，まれな疾患であるMELASも鑑別診断として考慮し，スマトリプタンの適応は，慎重に検討されなければならない．

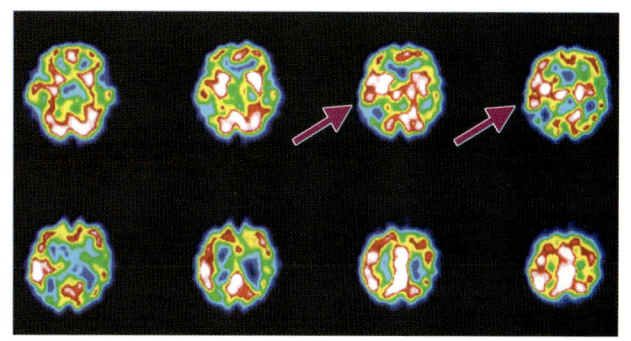

①急性期頭痛発作時，2001.7.17

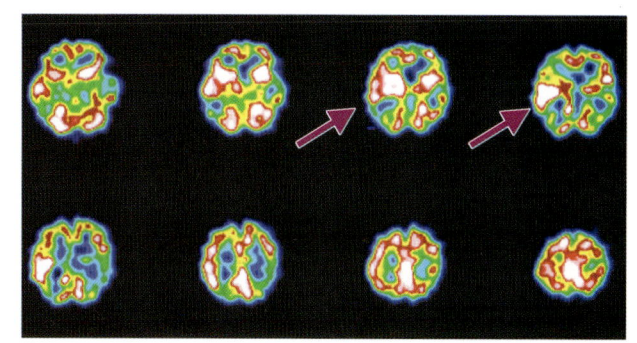

②スマトリプタン投与時，2001.7.17（頭痛には無効）

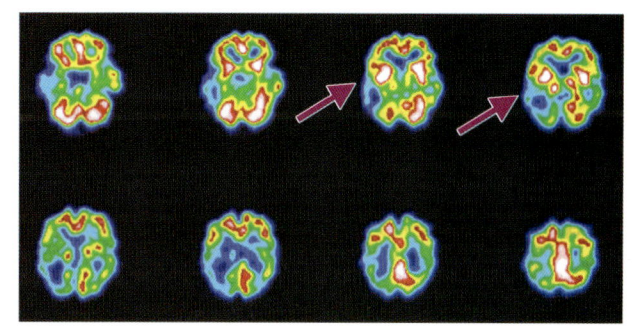

③慢性時，非発作時，2001.9.18

❷**脳血流SPECT画像**（田中　尚ら：頭痛発作時の脳血流を検討したMELASの1例―スマトリプタンの効果も含めて．頭痛学会誌2002；28：137-140．）

頭痛時は，右側頭葉，頭頂葉，基底核部に血流増加を認めた（①）．スマトリプタンを投与したが，頭痛には無効であった．同薬投与後は，脳血流は，全体的に低下したが，右側頭部の血流増加部は，さらに血流増加を示した（②）．症状が安定し，頭痛発作が軽減した慢性期は，病変部は血流低下を示した（③）．

問診・検査・診断
86

# 髄膜炎での頭痛の特徴——ウイルス性髄膜炎

綾部 光芳（久留米大）

### 発熱を伴い体動によって増強する頭痛は要注意

熱に激しい頭痛を伴うときは，髄膜炎の可能性があり注意が必要である．かぜを引いたときにも，頭痛と発熱が一緒に起こることがあるが，解熱とともに頭痛も軽減する．髄膜炎の頭痛は，「頭の中から痛む」と表現されるように，頭全体が激しく痛み，発熱とは無関係に一日中途切れることなく続くことが多い．頭を振ったり，下を向いたり，体動によって頭痛は増強する．また，光・音などの刺激によっても頭痛は増強され，頸部・背部の疼痛を伴うこともある．頭痛の部位・強さは種々ありうるが，耐え難いと訴えて，臥床傾向となる．

### 髄膜炎の可能性が高い徴候と初期検査

発熱・激しい頭痛を訴える場合には，一種の防御性筋収縮と考えられている髄膜刺激徴候の有無を確かめる．坐位で簡単にスクリーニングするには，neck flextion test を行う．患者に首を前屈してもらい十分に屈曲できるかどうかを観察する．仰臥位では，項部硬直，Kernig 徴候，Brudzinski 徴候の観察を行う．項部硬直は，まず枕をはずしてもらい患者の後頭部を両手でかかえる．はじめに左右に回してみて力が入っていないことを確認した後，ゆっくりと頭部を前屈させて項部硬直の有無を判定する．首を硬くして頭部が固定したり痛みを訴えれば陽性である．また，項部硬直の程度は下顎と胸壁との距離を横指で記録しておくとよい．Kernig 徴候，Brudzinski 徴候は項部硬直ほど多くみられる徴候ではないが，意識障害患者や診察に協力の得られない小児の場合に有用なことがある．Kernig 徴候は検者の手でガイドしながら，患者の片側の股関節を 90°屈曲，さらに膝関節も 90°屈曲してもらう．被験者の大腿伸側を膝関節のやや上で左手でつかみ，右手で被験者の踵を下から押して膝関節をゆっくりと伸展させていく．この場合に，膝関節が曲がったまま伸展できないときが陽性である．膝関節伸展制限とともに苦痛の表情が現れることも多い．Brudzinski 徴候が陽性のときは，ゆっくりと被動的に首を前屈させると，股関節・膝関節の屈曲が生じると同時に疼痛を訴える．

これらの徴候が陽性であるときはますます髄膜炎の可能性が高くなる．髄液検査のできる施設に直ちに紹介するか，次の項目へ進む．

### 髄液検査を行う前に：禁忌と合併症は熟知を

髄液検査を行う場合には，禁忌・合併症について熟知しておく必要がある．検査前に，検査の必要性，方法，合併症について十分説明して同意を得ることが必要である．禁忌としては，①頭蓋内圧亢進症状があるとき，②穿刺部位に感染のあるとき，③出血傾向の強いとき，④患者の心理状態に問題があるときなどが挙げられる．特に，激しい頭痛，嘔吐，乳頭浮腫，徐脈などの頭蓋内圧亢進症状があるときには，眼底鏡によるうっ血乳頭，頭部 CT によって頭蓋内占拠性病変の有無を必ず確認する．合併症としては，①低髄圧性頭痛，②脊髄根性痛，③外転神経麻痺，④脳ヘルニア，⑤硬膜下血腫，膿瘍，⑥医原性髄膜炎などがある．

### 髄液検査で何を判断すればよいか

髄膜炎の鑑別点を❶に示したが，実際は判断に苦慮することが多い．最近のアンケート調査によれば，髄膜炎の 90％ 強は無菌性あるいはウイルス性であり，細菌性 4.8％，結核性 0.8％，真菌性 0.2％ であり，重篤な経過を呈するこれらの髄膜炎は少ないことがわかる．初回の髄液検査では，①髄膜炎であるかどうか（細胞数が増加しているか），②ウイルス（無菌）性であるか細菌性であるか，③それ以外の髄膜炎の可能性があるのかを判断する．したがって，髄液の外観，髄液圧，細胞数とその分画，蛋白量，糖値，一般細菌培養を調べる．ウイルス抗体価は，アシクロビルの有効性，流行性，季節性，家族内発症などを参考に，血清でスクリーニングする．また，可能であれば血清とともに髄液を一部保存しておく．外観が混濁，多核白血球優位の細胞増多，糖低下があれば細菌性髄膜炎，外観が水様，単核球優位の細胞増多，糖正常であればウイルス性髄膜炎の可能性が高い．数日経過をみて臨床症状に改善がみられないときは 2 回目の髄液検査を行う．この場合は，結核性，真菌性，全身疾患による髄膜炎なども視野に入れて検査を提出する．このように常に

## ❶髄液所見の鑑別

|  | 外観 | 髄液圧（mmH$_2$O） | 細胞数（/μL） | 蛋白量（mg/dL） | 糖（mg/dL） |
|---|---|---|---|---|---|
| 正常所見 | 水様透明 | 70〜180 | 5以下 | 15〜45 | 50〜80<br>血糖値0.6〜0.8 |
| ウイルス性髄膜炎（脳炎） | 水様<br>日光微塵 | 正常〜軽度上昇 | 30〜500<br>リンパ・単球 | 50〜200 | 50〜80 |
| 急性細菌性髄膜炎 | 混濁・膿性 | 200〜600 | 500以上<br>多核白血球 | 50〜1,000 | 0〜20 |
| 結核・真菌性髄膜炎 | 水様<br>日光微塵 | 200〜600 | 30〜500<br>リンパ・単球 | 50〜1,000 | 40以下 |

診断を再考する態度が大切である．

### 髄膜炎による頭痛は慢性化しない

髄膜炎による頭痛は，脳浮腫による牽引，炎症組織から出るブラジキニン，セロトニン，ヒスタミン，サブスタンスPなどの有害刺激物質，発熱による脳内動脈の拡張のために生じると考えられている．頭蓋内圧亢進状態や髄膜の炎症が軽快すれば速やかに頭痛も消失する．通常は激しい頭痛が数日間持続し，完全に頭痛が消失するには2週間程度かかる．一般に重篤な髄膜炎ほど頭痛が強く遷延化するが，慢性化することはなく，1か月以上も頭痛が続くときは結核性・真菌性髄膜炎，他の病因について検索する．

### 検査で生じる髄膜炎の頭痛より嫌な感じの頭痛

髄液検査の合併症として，硬膜の穿刺口から髄液が漏出して起こる低髄圧性頭痛がある．検査後12〜48時間後に生じ，一般には数日で軽快するが，改善に2週間程度かかるときもある．臥位で安静にしていれば頭痛はほとんどしないが，活動し始めると後頭部を中心に重苦しい嫌な感じの頭痛が起こるという特徴的な頭痛である．輸液や鎮痛薬の効果は期待できず，できるだけ安静を保ってもらう．さらに，低髄圧性頭痛について十分に説明して，不安感を取り除くことが大切である．

### 頭痛・髄膜炎の再燃と経過

髄膜炎が再発することはまれであるが，再発性の髄膜炎としては内皮細胞類似のMollaret細胞の出現を特徴とするMollaret髄膜炎をはじめ，多数の病因が知られている．近年，PCR法の導入によって良性再発性無菌性髄膜炎の病原ウイルスとしては，単純ヘルペスウイルス2型（HSV-2）がほとんどを占めることが明らかにされている．

ここで自験例を紹介する．症例は44歳，女性．2001年7月下旬に陰部に水疱が出現．8月3日には外陰部痛が生じ近医婦人科を受診した．擦過細胞診陽性で陰部ヘルペスと診断され，加療された．8月5日より頭痛，39℃台の発熱，嘔吐が出現し，8月6日に当施設を受診．項部硬直，髄液細胞増加を認め緊急入院した．入院時所見：体温37.4℃，頭痛，項部硬直軽度陽性，腰部から下肢への痛みがみられた．血算，生化学，電解質，頭部CT・MRIに異常はなかった．髄液検査：細胞数433/μL，蛋白144mg/dL，糖40mg/dL（血糖79），HSV EIA IgM 4.58, IgG 2.20, CF<1x, real-time HSV PCR 10,000 copies/mL（serum 500），nested PCR陽性でBamHIで切断されHSV-2と同定された．入院後の経過：アシクロビル750mg/日・7日間投与で髄液細胞数23/μLと減少し頭痛・発熱も消失したので8月22日に退院した．9月末より，2度目の性器ヘルペスと頭痛を訴え軽度の髄液細胞増加がみられた．その後も陰部ヘルペスおよび頭痛が数回再燃しており，再発を予防する目的でアシクロビル400mg/日の投与を開始した．再発予防に関しては今後の検討課題である．

### ウイルス性髄膜炎に合併する脳炎

ウイルス性髄膜炎では通常全身状態や経過は良好のことが多く，意識障害や精神症状を呈さない．しかし，時に脳実質に病変が波及して髄膜脳炎となり，意識障害・精神症状・痙攣・運動麻痺などを示す．少数例では初期に発熱・頭痛が目立たず，精神症状が前景となることがある．

### それぞれの髄膜炎の治療法

ウイルス性髄膜炎は，自己の免疫力によって数日でウイルス血症は改善するので，安静と補液で自然に軽快する．頭蓋内圧亢進に対しては脳圧降下薬を投与する．ヘルペス疹の存在からヘルペス性髄膜炎が考えられるときはアシクロビルを投与する．ほかの髄膜炎は診断がつき次第，それぞれに特異的な治療を行う．脳炎を合併している場合には，ウイルスの直接感染による場合と，アレルギー機序によるときが考えられる．頭部MRIなどを参考にしてアレルギー機序が想定されるときは，副腎皮質ステロイドの投与を考慮する．

# 忘れてはならない頑固な頭痛の原因──肥厚性脳硬膜炎

新藤 和雅, 新田 清明 (山梨大)

肥厚性脳硬膜炎には, 細菌や真菌などによるもののほかに, 血管炎関連疾患としての特発性肥厚性脳硬膜炎 (idiopathic hypertrophic cranial pachymeningitis; IHCP) が知られている. 症状としては, 多彩な脳神経麻痺が特徴とされているが, 肥厚した硬膜の場所によってはかなり頑固な頭痛がみられ, 治療に難渋することが多い.

### 筆者が経験した肥厚性脳硬膜炎の症例経過

初診時64歳, 男性で, 1995年2月より前頭部を中心とした拍動性頭痛がみられ, 徐々に締めつけるような頭痛が加わり, 横になって休む時間が増加した. 同年3月に左眼球突出と複視, 5月には両側視力低下がみられ, 近医にて副腎皮質ホルモン薬投与を受け, 症状は軽快した. しかし, 服薬を中止すると1か月ほどで症状が再発するため, 1996年4月に当院へ入院した. 入院時神経学的所見は, 意識は清明で, 視力は両側光覚弁, 左側Horner症候群がみられ, 左眼の全方向性眼球運動障害と眼球突出が認められた. 筋力は保たれていたが, Babinski徴候は両側陽性であった. 髄膜刺激症状はみられなかった. 検査所見では, 赤沈亢進, CRP陽性, RA陽性 (RAHA80倍), p-ANCA陽性, 髄液の軽度の初圧上昇と細胞数増多がみられた. 頭部CTは異常なく, 頭部MRI単純像では脳溝の狭少化がみられるのみであったが, ガドリニウム造影により, 左小脳テント, 海綿静脈洞部, 大脳鎌に強いびまん性の硬膜肥厚が認められた (❶). 硬膜生検所見では, 著しい線維性の硬膜肥厚とリンパ球を中心とした細胞浸潤, 血管の増生が認められた (❷). 以上の所見より, IHCPと診断し, 副腎皮質ステロイド薬のパルス療法を行い, 頑固な頭痛, 視力および眼球運動障害は3週間で改善傾向となった. しかし, 3か月後には再び視力が低下し, 頭痛も鎮痛薬では抑えられない強さとなった. 大量副腎皮質ステロイド薬の再投与にて頭痛は改善するものの, 減量すると頭痛が強くなり患者は1日中臥床状態となった. その後, 免疫抑制薬の追加なども試みたが効果はなく, 6か月後にはMRSAによる肺炎を合併し死亡した.

### 肥厚性脳硬膜炎の診断には造影MRIを行う

この症例からわかるように, 両側にみられ亜急性の経過で伸展傾向のみられる脳神経麻痺と頑固な頭痛を呈する患者を診る場合は, 肥厚性脳硬膜炎を考えて造影MRIを行う必要がある. 単純のCTやMRIのみでは診断することは難しい. 本症の早期においては, 筋緊張性頭痛やTolosa-Hunt症候群, 球後視神経炎, 三叉神経痛, Ramsay Hunt症候群との鑑別が必要で, 本症は積極的な検索がなければ診断は難しいことから, 日常診療の場において忘れてはならない疾患の一つと思われた.

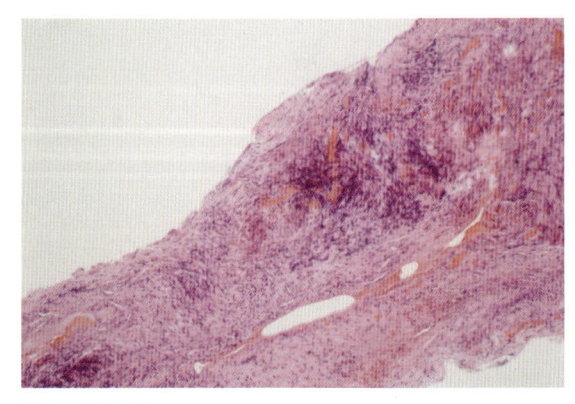

❶ 頭部MRI (T1) ガドリニウム造影
左大脳脳溝の狭小化に加え, 左小脳テント, 海綿静脈洞部, 大脳鎌に強いびまん性の硬膜肥厚 (矢印) が認められた.

❷ 硬膜生検所見
著しい線維性の硬膜肥厚とリンパ球を中心とした細胞浸潤, 血管の増生が認められた.

## 頭痛のみが主症状であった尾状核出血

鈴木 則宏（北里大）

### テント上脳出血では頭痛はまれである

一般的に脳実質内出血，特にテント上の脳出血は頭痛を伴うことはまれである．とりわけ，全脳実質内出血の38%を占める被殻出血および37%を占める視床出血などの発症頻度の高い脳出血では，片麻痺や感覚障害のみが主症状として突発することが多く，頭痛が主症状となることはない．ただし，テント下の小脳出血や橋出血では頭痛を初発症状として発症するが，小脳出血では激しい回転性めまいなどの平衡機能障害が，橋出血では頭痛に引き続き意識障害が前景に立ち，頭痛の性状によって原疾患を診断しなければならないことはまずない．しかし，麻痺や感覚障害を呈さず，頭痛のみが主症状として先行して出現する比較的まれな脳出血があり，外来初診時に注意を要するものがある．それが，尾状核出血である．

### 局所徴候を認めない尾状核出血による頭痛の症例

57歳，女性．10年来高血圧症を指摘されていたが放置していた．また10年前より時々右前頭部に拍動性頭痛を自覚していた．1999年9月5日朝，起床時から両側後頭部に鈍痛を自覚していた．頭痛は非拍動性・持続性で，悪心・嘔吐などは伴わず日常生活には支障をきたさない程度と判断していたが，翌6日になっても持続するために心配になり当院を受診した．初診時，意識清明，言語正常，見当識正常．脳神経では，眼底正常，眼球運動障害なく，顔面感覚，顔面筋力も正常であった．上下肢筋力正常，感覚障害なく，小脳症状なく，深部反射正常であった．Kernig 徴候陰性．項部硬直なし．両側 C2 領域に圧痛著明．以上より神経所見上，局所徴候は認められず，緊張型頭痛と診断して，筋弛緩薬および抗不安薬の投与を行い帰宅させた．しかし帰宅後も頭痛は消失せず，増強し1度嘔吐を認めたため，同日夜救急外来を受診．神経学的には依然異常は認められなかったが念のため頭部 CT 施行したところ，右尾状核および脳室内に高吸収域を認め（❶），脳出血および脳室内穿破と診断し，緊急入院となった．入院後は高浸透圧輸液と降圧薬による血圧コントロールにより尾状核の血腫および脳室内の血液は吸収され，10月上旬に自宅へ独歩退院した．全経過を通して頭痛以外の神経学的徴候は何ら示さなかった．

### 尾状核出血の確定診断には頭部 CT が必須である

尾状核出血の原因は，高血圧，脳動静脈奇形，モヤモヤ病，破裂脳動脈瘤などであるが，脳内出血の部位別頻度としては3～4.5%とまれである．尾状核出血はごく早期に脳室内へ穿破するため，頭痛・悪心・嘔吐などあたかも軽症くも膜下出血の症状を呈する．初発症状として頭痛は70%と最も多く，50%に悪心・嘔吐が認められる．しかし，意識障害，運動障害を呈することはまれである．このため，器質性病変による二次性頭痛としての尾状核出血の確定診断には頭部 CT が必須となる．

### 中枢神経症状を伴わない二次性頭痛もある

以上のように，外来における頭痛患者の診察においては，尾状核出血のように中枢神経症状を伴わない，緊張型頭痛などの一次性頭痛を疑わざるをえないような二次性頭痛があることを忘れてはならない．

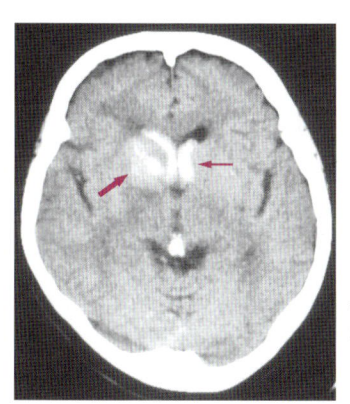

❶ 救急外来受診時の頭部単純CT
右尾状核に出血巣を認め（太矢印），側脳室両側前角に穿破している（細矢印）．

# 起立性頭痛を呈する低髄液圧性頭痛の診断のポイント

阿部 隆志（岩手医大）

### 特発性と二次性があり，特発性は髄液漏出説が有力

脳脊髄液圧の低下に伴い，起立性の頭痛をはじめとする種々の症状を呈することは，古くから知られている．本症は，頭部外傷，開頭術，腰椎穿刺，脱水，糖尿病，重症感染症，ビタミンA欠乏などによる二次性のものと，これらの原因を見いだせない場合があり，これを特発性低髄液圧症候群（spontaneous intracranial hypotension（spontaneous ICH））と呼ぶ．spontaneous ICHの発症機序としては，髄液産生低下，吸収亢進，髄液漏出の3つが考えられていたが，最近CTミエログラフィやRI脳槽シンチグラフィなどにより髄液漏出を証明した症例が多数報告されており，髄液漏出説が有力である．

### 立位で増悪，臥位で寛解する頭痛

症状は，頭痛は必発で，第一の特徴は起立性頭痛（orthostatic headache）である．発症は，急性から慢性とさまざまである．性状についても一定した特徴はなく，拍動性のことも非拍動性のこともあり，びまん性に分布するものも，前頭部，後頭部などに限局性のものもある．ときに，頚部や肩の痛みとして表現されることもある．腰痛を伴う場合は，同部位が髄液漏出部位と関連していることがある．痛みの程度も，日常生活動作は何とかこなせるものから，ほとんど臥床状態となるものもある．しかし，いずれの場合でも症状は立位に伴い増悪，臥位での寛解は明瞭で，体位変化で速やかに変化する．国際頭痛学会の分類（1988）では髄液漏出による低髄液圧性の頭痛は立位後15分以内に症状の出現，増悪があり，臥位後30分以内に消失，寛解がみられることが特徴と記載されている．そのほかに悪心・嘔吐，複視，聴力障害，視野欠損，回転性めまいが認められることもある．発症年齢は40歳前後であり，2～3：1の比率で女性に多い．

### 鑑別候補とすることが肝要である

頭痛を主訴に外来受診し低髄液圧性が原因であった患者は，頭部CT検査では異常がなく経過観察とすると，一般的に安静のみで数日～数週間のうちに症状が軽減する症例が多いため，"少し疲れがたまっていたから"と特に心配のない頭痛として診断に至らない可能性がある．しかし，再び頭痛が出現し慢性的頭痛となると他の機能性頭痛と誤診される例や，数か月以上にわたり症状が持続するため鎮痛薬を連用することになり，薬剤誘発性頭痛も合併してしまう例や，鎮痛薬の連用や不眠などが目立つようになると心身症やうつ病と診断される可能性もでてくる．まれにではあるが安静によって症状が消失した数か月後に硬膜下血腫を生じる場合もあるので，注意深い経過観察が重要である．なんといっても病歴聴取から本症を鑑別候補にあげることである．そして，神経内科医にコンサルトし，神経学的診察および以下の検査を施行することが重要である．

### 検査およびその所見と診断

通常，髄液検査，MRI検査，脳槽造影，CT脊髄造影を組み合わせて行う．髄液圧は診断の根拠ともなる重要な所見である．通常は腰椎穿刺による側臥位での髄液圧として評価される．

**髄液検査** 一般に髄液圧は60 mmH$_2$O以下である．髄液の流出を認めなかったり（dry tap），髄圧が大気圧よりも低く，空気が穿刺針を通じてくも膜下腔に吸引されていく例もある．髄液一般検査所見においては特異的な所見は報告されていないが，硬膜の静脈の拡張により血液成分の髄液への漏出や遊走をきたし，赤血球混入，キサントクロミー，軽度の蛋白増加，軽度の細胞数増加の所見を示すことがある．診断のためではあるが，腰椎穿刺自体が症状を増悪させる可能性もあり，腰椎穿刺後は慎重に臨床症状をフォローアップする必要がある．

**頭部MRI検査** 本症の診断はこれまで腰椎穿刺によって低髄圧を証明することとされていたが，前述のように腰椎穿刺により頭痛の増悪，さらには硬膜下血腫を引き起こす可能性もあり，十分留意する．一方，頭部MRI検査T1強調画像（❶）において硬膜のガドリニウム（Gd）増強効果（❷）が報告されて以来，さまざまな特徴的MRI所見が報告され，診断の一助となっている．

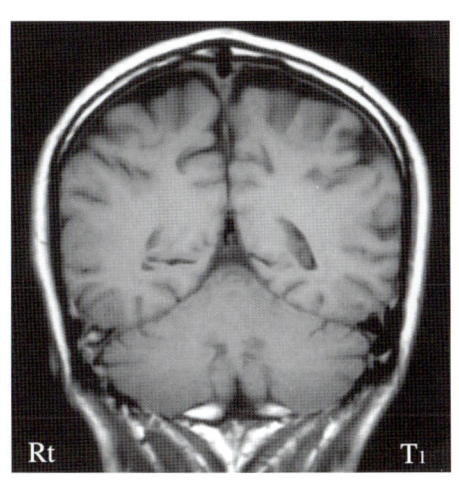

❶頭部MRI冠状断T1強調画像

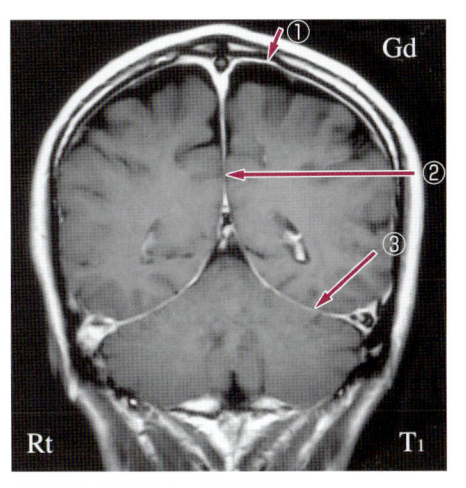

❷頭部MRI冠状断（Gd増強画像）
硬膜①，大脳鎌②，小脳テント③がびまん性にGd増強されている．

（1）髄膜のびまん性Gd増強：脳脊髄液が減少した状態では静脈系の血液量が増加し，静脈血管が拡張するためGdが増強する．①硬膜，大脳鎌，小脳テントのびまん性Gd増強効果，②びまん性硬膜肥厚などが認められる．
（2）脳の下方偏位：低髄液圧状態では頭蓋内の脳は，自らの重量により下垂すると考えられ，MRIの矢状断にて小脳扁桃，脳幹の下方偏位が認められる．①前橋槽の狭小化および橋底部扁平化，②後頭蓋窩の緊満化あるいは小脳扁桃の下方偏位，③視交叉の下方偏位，下垂体柄の圧迫などの所見も報告されている．
（3）脳溝の消失，脳室の狭小化
（4）硬膜下血腫，水腫：うっ血した硬膜静脈からの滲出により，硬膜下水腫を合併することがある．また，約10％の症例において，脳の下方偏位に伴い架橋静脈が伸展され，わずかな刺激で破綻し，硬膜下血腫を発症することがある．

**脳槽シンチグラフィ，CTミエログラフィ**　最近，髄液漏出の証明，漏出箇所の検索を行う手段として注目されている．頸髄，胸髄の神経根におけるくも膜の反転部位は解剖学的に脆弱であるといわれ，そこにできた裂孔からの漏出や，脊髄くも膜嚢胞，憩室からの漏出を証明できることがある．小さな硬膜亀裂による髄液漏でも感度よくとらえられる．脳槽シンチグラフィ（radionuclide cisternography；RNC）は小さな硬膜の亀裂により生じた髄液漏を検出するのに感度が高く，CTミエログラフィはくも膜嚢胞，髄液憩室などの解剖学的異常を検出しやすい．

**注意すべき鑑別診断**　突発する激しい頭痛で発症した場合，特に血性髄液を呈する場合にはくも膜下出血との鑑別を要する．髄膜癌腫症や，膠原病，慢性炎症性疾患（サルコイドーシスなど）の肥厚性硬膜炎をきたしうる疾患との鑑別も重要である．

**保存的治療法と漏出部位のあるなしでの治療法**　一般に鎮痛薬での効果は悪く，まず，安静臥床や水分摂取，補液などの保存的治療を行う．カフェインの経口あるいは静脈内投与の有効性も確認されている．RNCなどで漏出部位が特定されなかった場合には，硬膜下自家血パッチ（epidural blood patch；EBP）が第一選択の治療と考えられている．さらに，生理食塩水やデキストランの硬膜外持続注入が有効の場合がある．RNCなどで髄液漏出部位が特定されれば，外科的に閉鎖する．

# 特発性低髄液圧症候群による頭痛の診断，鑑別，治療

五十棲 一男（足利赤十字病院）

### 髄液が引けない！

頭痛で来院した患者に項部硬直様の徴候が見られた場合，頭部CTで異常がなければ髄膜炎などを疑って腰椎穿刺を行うのが一般的である．ところが，正確に穿刺しているにもかかわらず髄液がまったく引けないことがある．スパイナル針が髄腔に入っていないのではないかと，何度も穿刺をやり直すがどうしても髄液が出てこない．仕方なく引き抜いたスパイナル針の先端を見ると，なんとちゃんと髄液が1滴付着しているのである．それが特発性低髄液圧症候群との出合いである．

### 起立性頭痛を呈する特発性低髄液圧症候群

特発性低髄液圧症候群（low cerebrospinal fluid pressure syndrome）は spontaneous intracranial hypotension（SIH）とも呼ばれる．髄液圧の低下により起立性頭痛などを呈する症候群で，通常は急性発症である．頭部外傷，開頭術，腰椎穿刺，脱水症，重症感染症などの原因がないものを特発性とする．正常髄液圧は側臥位で70〜180 mmH$_2$Oで，30〜40 mmH$_2$O以下が低髄液圧と定義される．本症候群における腰椎穿刺では一般に低髄液圧で，測定不能な場合もある．髄液所見では細胞増加（8〜80/mm$^3$程度），蛋白上昇（50 mg/dL前後），キサントクロミーをしばしば呈する．糖は一般に正常で，培養および細胞診は陰性である．起立性頭痛が特徴的で，前頭部，後頭部あるいは頭全体の鈍痛が多い．立位により頭痛が出現し，悪心・嘔吐，耳鳴・難聴を伴うこともある．小脳や小脳扁桃の下方偏位を伴うこともあり，そのため項部硬直様の徴候がみられることがある．硬膜下血腫を合併することもある．MRIでびまん性硬膜肥厚，Gd-DTPAでの増強が報告され（❶），鑑別診断として炎症，腫瘍，肉芽腫性疾患に起因する肥厚性硬膜炎が挙げられる．

### 保存的治療と治療薬，漏出部位の特定

主として脊髄レベルでの髄液漏出がその原因と考えられているが，漏出部位を特定できないことも多い．まず保存的に安静臥床，輸液，水分摂取を行う．次に，ステロイド薬，アデノシン受容体遮断薬テオドール®（テオフィリン，保険適応外）を併用する．テオドール®はしばしば著効する．2週間以上改善がなければ脳槽シンチグラフィ（radionuclide cisternography）で精査し，漏出部位が特定された場合には，硬膜外自家血注入（epidural blood patch；EBP）や生理食塩水硬膜外持続注入法などを考慮する．

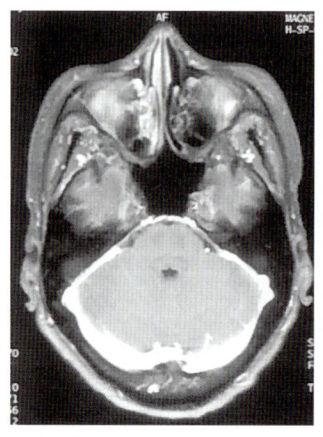

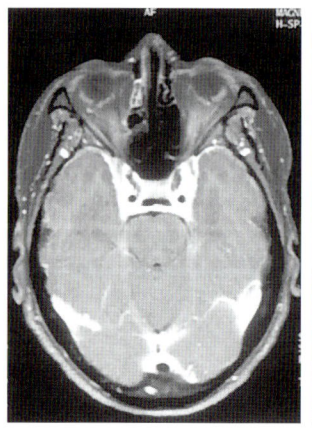

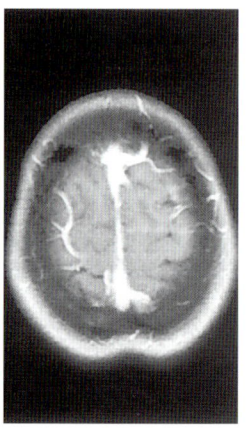

**❶ 特発性低髄液圧症候群のMRI**
びまん性硬膜肥厚・Gd-DTPAでの増強が見られる．びまん性の硬膜造影所見は，頭蓋骨が正常である場合には頭蓋内の髄液量と血流量は相反性に変化するというMonro-Kellieの法則により，髄液漏出により生じた髄液量の減少のため，頭蓋内の血流量が増加することによると考えられている．

## 頭痛のみを呈する椎骨動脈解離性動脈瘤

大田 泰正（大田記念病院），阿部 康二（岡山大）

近年，MRIの普及に伴い，解離性動脈瘤の発見数も増加している．当院では1996年より2台目のMRIを，また2000年より3台目のMRIを稼働し，日々の診療を行ってきた．MRI設置数の増加と，精度の向上により，頭痛により来院した患者から，解離性動脈瘤を発見する機会が増加していると感じられる．

**近年，頭痛のみを呈する解離性動脈瘤が増加している**

過去5年間で，当院で診断された椎骨動脈の解離性動脈瘤例をみると，その総数は70例であり，うち初発症状が頭痛であった例は54例（77.1%）であった（❶）．54例の臨床型をみると，虚血性が7例（13.0%），出血性が9例（16.7%），虚血性と出血性の混合型が2例（3.7%）であったが，頭痛のみで虚血，出血病変がみられなかった症例が36例（66.7%）あった．各臨床型の年次推移をみると，特に2001年度より，頭痛のみの症例が増加しているのがわかる（❷）．

**頭痛のみの解離性動脈瘤の対処法は今後の課題である**

このように，虚血や出血を伴わない，比較的軽症な，頭痛のみの症例が増えた背景には，頭痛に対する患者意識の向上など，さまざまな要因が関連していると思われるが，やはりMRI撮像機会の増加も一因しているのではないかと考えられる．今後，本疾患のさらなる研究が進むに従い，比較的軽症の，頭痛のみで経過した症例に関する予後予測や治療方針，適切なフォローアップ期間などが明らかになると思われる．

❶解離性動脈瘤の初発症状

| 初発症状 | 人数（%） |
|---|---|
| 頭痛（突発性） | 32（45.7） |
| 頭痛（持続性） | 22（31.4） |
| めまい | 7（10.0） |
| 頸部痛 | 4（5.7） |
| 麻痺 | 2（2.9） |
| しびれ | 1（1.4） |
| 意識消失 | 1（1.4） |
| 無症候（脳ドック） | 1（1.4） |
| 総数 | 70（100） |

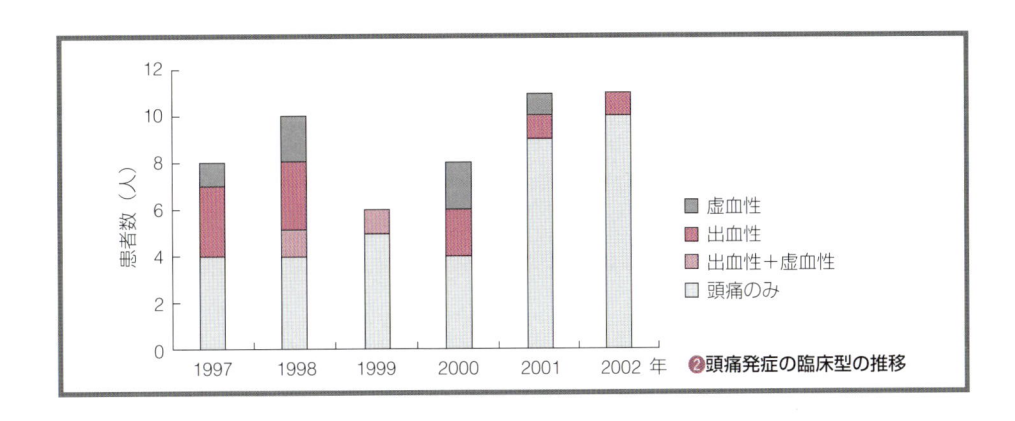

❷頭痛発症の臨床型の推移

# 椎骨脳底動脈解離の診断

平山 晃康, 片山 容一（日大）

### 椎骨脳底動脈解離とはどのような疾患か

椎骨脳底動脈解離の病因は, 他の動脈の解離と同じである. 動脈の内膜損傷の裂隙から血流が血管壁に入り込み, 内膜と中膜ないしは中膜と外膜との間が解離するのである. 中年の成人に, はっきりした誘因なしに発生する. 椎骨脳底動脈系の解離性動脈瘤も, そのひとつの病型である.

従来は, 椎骨脳底動脈解離と診断された症例の多くが, くも膜下出血によって発症したものであった. そのため解離性動脈瘤という名称が好んで用いられてきた. しかし解離性動脈瘤という呼称は, その病態の全体像を表現するには適していない. 解離した血管の外膜側が動脈瘤のように拡大することよりも, 内膜側から解離を生じていることのほうが本質的な病態だからである. 実際には, くも膜下出血を起こさずに発症する椎骨脳底動脈解離のほうがはるかに多い.

この事実は古くから知られてはいたが, 臨床的に明確に認識されるようになったのは, 核磁気共鳴画像（MRI）やこれによる血管撮影（MRA）など, 非侵襲的画像診断が普及してきた最近のことである.

### 見直されるべき罹患頻度

非侵襲的画像診断の普及に伴って, 椎骨脳底動脈解離と診断される症例は, ここ数年の間に急速に増加している. ちなみに当科で過去1年間に治療した椎骨脳底動脈解離は16例である. この数字は10年前の8倍に達する. その多くは症状を残さず社会復帰しているので, 従来ならば原因の明らかでない後頭部痛ないし後頸部痛として, 対症療法のみが施されていた症例であろうと考えられる. したがって現在でも, 多くの自然経過の良い症例では椎骨脳底動脈解離とは診断されずに, 対症療法のみを受けている可能性がある. 通常は自然経過が良いので大きな問題にはならないが, 後述するように重篤な症状を起こすこともあるので, これが決してまれな疾患ではないことを認識する必要がある.

### 病態として出血型と虚血型がある

椎骨脳底動脈解離の病態は, くも膜下出血によって発症する出血型と, 梗塞（小脳・脳幹部梗塞, Wallenberg症候群など）によって発症する虚血型に区別すると理解しやすい. 出血型はくも膜下出血を起こす. 中膜と外膜との間の解離により外膜側が拡大し, これが破裂して出血する. 閉塞型は椎骨脳底動脈系の虚血を起こす. 内膜と中膜との間の解離により内膜側が狭窄し, これに伴ってさまざまな機転で梗塞が起こる. しかし注意すべきことがある. 初期には, 明確な出血や虚血の症状を起こさない症例が多数あることである. そのなかには, しばらくしてから出血や虚血の症状を起こすものが少なからずある. 最近になって重視されるようになったのは, このような症例を早期に診断して, 出血や虚血の症状を未然に防止することである.

### 診断には解離による関連痛の確認を

椎骨脳底動脈解離を診断する契機になる初発症状は, 何といっても突発する片側の後頭部から後頸部にかけての頭痛である. 他のどの症状よりも先に, このような頭痛を起こすのが椎骨脳底動脈解離の特徴であるといってよい. 出血型では, 解離による関連痛に加えて, くも膜下出血が頭痛の原因になっている. 続いて通常のくも膜下出血より早く項部硬直が起こる. 虚血型でも, 解離による関連痛と考えられる限局的な激しい頭痛が起こる. 明確な出血や虚血の症状を起こさない症例でも, 解離による関連痛が初発症状であることには変わりがない. 胸部大動脈解離の症状が突然の胸痛であるのと同じである. 中年の成人に片側の後頭部から後頸部にかけての頭痛が突発したときには, 椎骨脳底動脈解離を疑わなければならない. また, カイロプラクティックなどの頸部治療, 交通外傷, 急激な頭部回旋あるいは後頸部に対する直達外力に引き続いて起こることがある. たとえば, 美容院などでのシャンプー後（hairdresser's salon syndrome あるいは beauty parlor syndrome）にも起こる可能性があるので十分注意が必要である.

### 画像化技術の進歩と解離に見られる特徴

従来, 椎骨脳底動脈解離の診断を確定するには通常の血管造影が必要であった. 椎骨脳底動脈解離は, 椎骨動脈の後下小脳動脈分岐部の前後から始まることが多い. 椎骨動脈の拡大（dissecting anuerysm, ❶）のほか, 狭窄（string sign, ❶）ないし閉塞（tapered occlusion）, 拡大と狭窄の連鎖（pearl and string sign, ❶）, 二重内腔（double lumen, ❷）などの所見が特徴である. しかし最近は, 血管径の拡大, 狭

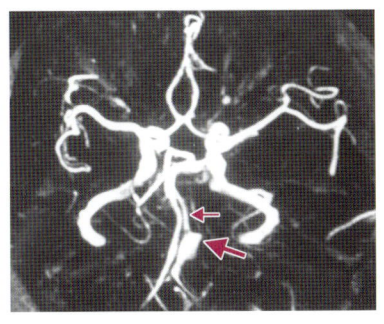

## 問診・検査・診断

**❶ MRA 画像**
左椎骨動脈の拡大（大矢印）と狭窄（小矢印）

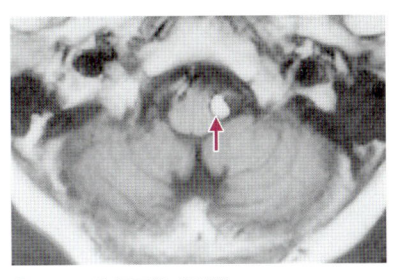

**❸ MRI T1 強調画像（単純）**
壁内血栓ないしは血腫を認める（矢印）．

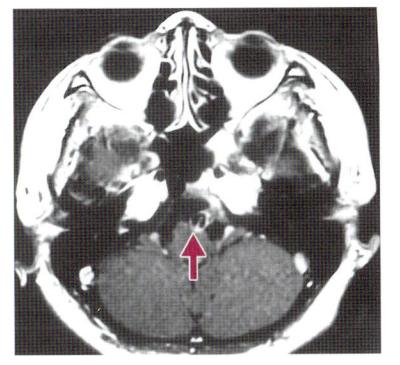

**❷ MRI T1 強調画像（単純）**
真腔と偽腔の二重内腔像（double lumen）を認める（矢印）．

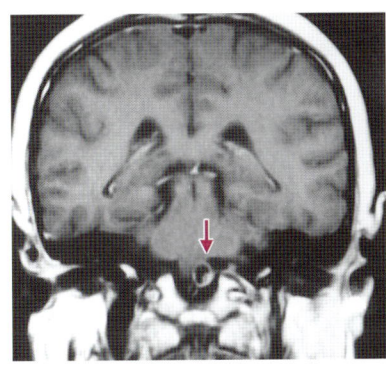

**❹ MRI T1 強調画像（造影）**
false lumen が true lumen に隣接する異常な増強効果として認められる（矢印）．

窄，閉塞，pearl and string sign などを MRA でもとらえることができるようになった（❶）．単純 MRI でも，解離を起こした血管の軸断面を観察すれば，壁内血栓ないしは血腫（❸）を検出できるし，これによって狭窄した血管内腔（true lumen）の形状が signal flow void として描出される．また造影 MRI を撮影すると，解離した部分（false lumen）が true lumen に隣接する異常な増強効果として観察される（❹）．これらの侵襲の少ない画像診断によって椎骨脳底動脈解離の診断を確定することが可能となったため，椎骨脳底動脈解離と診断される症例が著しく増加したことは前述のとおりである．椎骨脳底動脈解離を疑ったならば，直ちにMRI および MRA ないしは通常の血管造影を行って診断を確定すべきである．なお，くも膜下出血の有無はその後の治療を大きく左右するので，一般的な方法で確実に診断しておく必要がある．

> **病態のダイナミックな変化に注意が必要**

椎骨脳底動脈解離は，拡張が増大するもの，狭窄から閉塞に至るもの，解離が脳底動脈に向かって進むものなど，時間とともにダイナミックな変化を示す．このような変化が，自然経過の過程でさまざまな症状を引き起こす．拡張が増大するものは出血型に多く，再出血の頻度も高い．出血型が自然経過の過程で再出血を起こす頻度は，報告者によって 24～71% とさまざまであるが，とても無視できない高さである．再出血の大部分は出血後1日以内に起こるが，まれに1か月以上経ってから再出血することもある．出血型のものは，くも膜下出血による血管攣縮が後に虚血を起こすこともある．出血型のものが後に解離による閉塞を起こす頻度はまだ明らかでない．

狭窄から閉塞に至るものはもちろん虚血型である．解離そのものあるいはその周辺に形成された血栓によって，椎骨動脈あるいはその分枝に梗塞を起こす可能性がある．しかし Wallenberg 症候群など局所的な梗塞にとどまるものが多い．閉塞に至らず二重内腔や内膜弁（intimal flap）が残っているものは，すでに閉塞したものよりかえって危険である．出血型では拡張が増大して再出血する可能性がある．虚血型では自然経過の過程で出血を起こすことはきわめてまれである．それよりも解離が脳底動脈に向かって進み脳幹の広範な梗塞を生じたり，解離の周辺に形成された栓子（embolic source）が末梢に塞栓を生じ，後大脳動脈などに梗塞を起こす可能性のあることが大きな問題である．

1か月を過ぎれば治癒過程に入る．超音波診断によって 50% の症例に血流動態の正常化が確認されたという．椎骨脳底動脈解離が再発することはまれである．

出血や梗塞を起こせば出血型か虚血型に分類されるのは当然だが，初期には明確な出血や虚血の症状を起こさない症例が多数あることを忘れてはならない．初期の病態はダイナミックに変化するので，これをすばやく察知し臨機応変に適切な方法で対処する必要がある．このために最も大切なのは，発症の当日にくも膜下出血の有無を明確にし，解離の形状を画像診断によって把握することである．その後は神経症状の推移を細かく監視し，必要であれば直ちに解離の形状の変化を画像診断によって確認する．これらが適切な治療を選択するための要点である．

## 動脈解離にみられる頭痛の特徴

星 明彦（福島医大）

**動脈解離認識の重要性はくも膜下出血だけではない**

従来，頭頸部の動脈解離はまれな疾患と考えられていたが，近年の疾患概念の認識と画像診断の進歩によって，その報告例が増加している．出血性発症により重篤なくも膜下出血を呈することが知られているが，特に危険因子のない若年性脳梗塞の原因としても重要な位置づけを占めている．急性の強い頭痛を伴った神経脱落症状を呈している患者を診察する際には，常に本疾患を念頭において診断を進めるべきである．

**椎骨脳底動脈解離の一例の症状と検査所見**

自験例を一例として挙げる．44歳，女性．両側後頭部から後頸部にかけて重い，時に拍動性の痛みを入院2週間前から自覚していた．近医より頸椎症として消炎鎮痛薬，筋弛緩薬を処方されていたが症状は改善しなかった．急に回転性めまい，嘔気・嘔吐の症状が出現したため当院救急外来を受診した．神経学的に右Horner症候群，右小脳失調，左半身の表在感覚障害を認めたため，同日Wallenberg症候群の診断で当科に入院した．後頭部痛の経過から椎骨動脈解離の存在を疑い精査を進めた．入院後の頭部MRIで右延髄外側部にT2強調像でhigh intensity area，脳底動脈内のintimal flap（❶）およびT1強調画像で壁在血栓（❷）を認めたため，椎骨脳底動脈解離が原因と考えられた．頭部MRAでは右椎骨動脈の途絶および脳底動脈に狭窄像を認めた（❸）．脳底動脈血栓症の進行を抑えるために急性期の1週間は抗凝固療法を行い，以後抗血小板療法に切り替えた．経過は順調で35病日目に退院した．頭痛は約2週間持続した．

**動脈解離の原因と発症様式**

動脈解離の原因として頸部の過度の回旋や伸展また頸部への鈍的外傷などによる外傷性のものや，Marfan症候群，Ehlers-Danlos症候群，線維筋異形成症（fibromuscular dysplasia）など動脈壁異常を有する疾患群および特発性（非外傷性）のものがある．

発症様式により出血性発症，非出血性発症に分けられるが，出血性発症ではくも膜下出血，非出血性発症では脳梗塞および頭痛のみの症状を呈しうる．動脈解離が動脈の内膜と中膜の間にできると動脈内腔が狭窄し，狭窄部位以下の血流障害すなわち脳虚血を引き起こす．解離部分にできた血栓が塞栓的機序によって末梢動脈を閉塞し，脳梗塞を起こすこともある．また解離が中膜と外膜の間にできると仮性動脈瘤となり，くも膜下出血の原因となる．

**わが国の動脈解離の特徴**

発生部位により，内頸動脈系と椎骨動脈系に分けられ，さらにそれぞれが頭蓋外と頭蓋内に分類される．欧米では頭蓋外頸部内頸動脈解離が最も多く，頭蓋内動脈解離はまれとされているが，わが国では頭蓋内椎骨動脈解離が多く，それ以外は頭蓋内外を問わず頻度は低いと考えられている．1996年に施行された非外傷性頭蓋内解離性動脈病変の全国調査によると，357例中くも膜下出血は206例（58％），脳

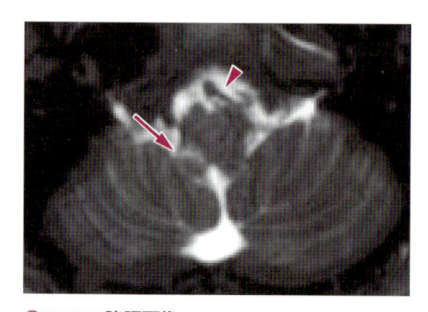

**❶ MRI T2強調画像**
右延髄外側部に梗塞（矢印），脳底動脈内にintimal flap（矢頭）を認める．

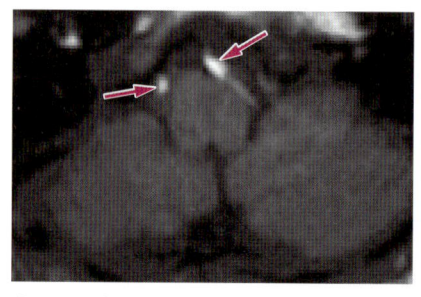

**❷ MRI T1強調画像**
椎骨および脳底動脈に壁在血栓を認める（矢印）．

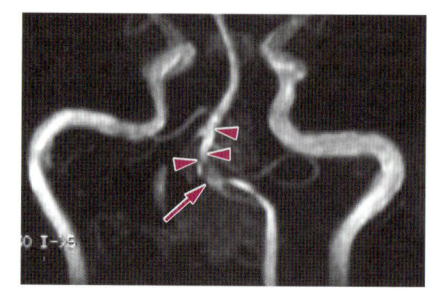

**❸ MRA画像**
右椎骨動脈の途絶（矢印）および脳底動脈狭窄を認める（矢頭）．

虚血 118 例（33%），頭痛 26 例（7%），偶発的発見 7 例（2%）と，くも膜下出血発症の比率が多かった．くも膜下出血を起こした動脈解離部位では椎骨動脈が多く（85%），以下，脳底動脈（5%），内頸動脈（2%），その他の血管（8%）の順であった．非出血性発症の動脈解離部位でも同じ順であった．年齢分布は出血群，非出血群ともに 40 歳代から 50 歳代の比較的若年層にピークがあったが，29 歳以下の症例はすべて非出血性発症であった．

### 動脈解離による頭痛の特徴

一般的に内頸動脈解離では，持続性の一側前頭部痛が次第に増悪していく．拍動性の痛みが生ずることもあり，神経症状がない場合には片頭痛と間違えられることもある．時には"雷鳴"と表現されるほどの激しい前頭部痛が突然生ずる．同側の眼窩部痛，前外側頸部痛，耳痛を伴う場合もある．平均的な頭痛の持続期間は 3 日程度であるが，数年にわたり頭痛が持続した例も報告されている．

椎骨動脈解離では一側性もしくは両側性の後頭部痛が生ずる．頭痛の発症は内頸動脈系同様次第に増悪することが多いが，急激なこともある．痛みの性状は頭重感，鋭い刺すような痛み，拍動性の痛みなど多様である．頸部痛を伴う頻度は内頸動脈系よりも多く，また内頸動脈系では一側の前外側部に生ずるが，椎骨動脈系では後外側部に一側性もしくは両側性に生じ，肩に痛みが放散することもある．平均的な頭痛の持続期間は 1 週間程度で，ほとんどが 1 か月程度で改善する．

### 動脈解離には特有の神経症状がみられる

内頸動脈系の動脈解離でみられる神経症状としては，無汗を伴わない Horner 症候群（顔面の汗腺を支配する交感神経叢は外頸動脈周囲に存在するため無汗は伴わない），舌下神経麻痺，拍動性の耳鳴などがある．特に原因不明の無汗を伴わない一側性の Horner 症候群をみたら内頸動脈解離を考慮すべきである．舌下神経ワナのレベルでの解離動脈圧迫による舌下神経麻痺も時に認められる．Horner 症候群と舌下神経麻痺の合併により脳幹梗塞と誤られることがある．拍動性耳鳴は 25% の症例に認められる．

椎骨動脈系の動脈解離では脳幹，特に延髄外側部と後大脳動脈および小脳半球領域の梗塞を起こす．延髄外側梗塞（Wallenberg 症候群）は，回転性めまい，悪心・嘔吐，交差性の表在感覚障害，小脳失調，Horner 症候群，嚥下障害，嗄声と多彩な症状を有する．

### 動脈解離の検査には MRI，MRA が有用である

動脈解離の診断のために従来は脳血管造影検査を行っていたが，近年は非侵襲性の MRI，MRA が有用になっている．壁内血腫が三日月様に血管腔に認められ，T1 強調画像で high signal を呈する（❷）．intimal flap（❶），double lumen が確認されることもある．脂肪抑制画像で小さな壁内血腫を周囲の組織から判別することも可能である．

そのほか，頸部超音波エコー，ヘリカル CT 検査がある．特に頸部内頸動脈解離において，頸部超音波エコーで 90% 以上に頸動脈の血流異常を認め，30% 程度に壁内血腫や intimal flap が確認される．ヘリカル CT では高い解像度の血管腔内の情報を得ることができ，血管内狭窄の程度を確認することができる．

### 動脈解離の治療は発症様式により異なる

動脈解離の治療は発症様式によりアプローチの仕方が異なる．出血性発症の場合には早期の直達手術（トラッピング術または近位側血管閉塞術）や血管内治療（バルーンまたはコイル塞栓術）が選択される．

虚血性発症の場合，頭蓋外動脈解離にはまず抗凝固療法を開始するが，すでに大梗塞になっている場合や頭蓋内に動脈解離が進展している場合，頭蓋内動脈瘤を認める場合などは抗血小板療法で経過観察する．

## 緊急を要する頭痛の鑑別──解離性脳動脈瘤による頭痛と診断

池田 幸穂（昭和大）

### 命にかかわる頭痛：くも膜下出血

頭痛は，最もありふれた病のひとつで，90％以上の人が頭痛を経験している．日常経験する頭痛の大部分は生命に危険のないものであるが，時には放置すると致命的となる急性発症の頭痛が存在し，その鑑別は臨床的にきわめて重要である．生命にかかわる頭痛の代表格は，脳動脈瘤の破裂によるくも膜下出血であり，くも膜下出血の的確な診断はきわめて重要である．近年，画像診断の進歩とともに頭蓋内解離性動脈瘤への関心が高まり，特に比較的若年者の脳血管障害の原因として注目されている．

### くも膜下出血を起こす解離性脳動脈瘤とは

解離性脳動脈瘤は，内膜の部分的破綻により，真の血管内腔から動脈壁内へ血液が漏出することにより形成される．解離する部分が，内膜と中膜の間に生じると，血管内腔が狭窄ないし閉塞をきたし脳梗塞を起こす．中膜と外膜の間に解離が生じると動脈瘤状に膨隆し，破裂すればくも膜下出血を起こす．前者を動脈解離，後者を解離性動脈瘤と呼ぶが，一般に両者を区別せず，単に解離性動脈瘤ということが多い．わが国での解離性脳動脈瘤の発生部位は，椎骨動脈が最も多く80～90％を占める．ついで脳底動脈，内頸動脈が続き，その他の部位はまれである．発症様式は出血群（くも膜下出血）と非出血群（脳虚血/頭痛/偶発的発見）の2群に分類される．年齢分布では，出血性，非出血性ともに40歳代と50歳代が多く，過半数を占める．

### 解離性脳動脈瘤の臨床像と頭痛の特徴

主要な症状はくも膜下出血と脳虚血症状であり，頭痛や頸部痛，めまいを訴えることが多い．頭痛は，きわめて重要な症状である．頭痛の特徴は，いずれも後頭部から後頸部にかけての激しい痛みで，数時間から数日持続するものが多い．頭痛で初発した後，何らかの虚血症状が出現しており，神経症状発現までの期間は3～5日とする報告が多い．頭痛の性質は，拍動性，圧迫性で，普段感じる頭痛とは明らかに異なったものである．くも膜下出血例ではCTで容易に確認されるため，血管撮影により早期に診断が得られるが，非出血例ではCT検査を受けてもくも膜下出血所見が認められず，神経症状が出現するまで診断が遅れる傾向がみられる．頭痛，頸部痛の発生機序は，血管壁の解離に伴って生じるもので，血管に分布する神経の関連痛と考えられている．

### CT，MRI，MRAといった神経放射線学的診断

くも膜下出血の存在は頭部単純CTで診断が可能である（❶）．確定診断は脳血管撮影による．完全な閉塞から先細り狭窄，紡錘状拡張まで多彩である（❷）．比較的若年者で突然の激しい頭痛，後頸部痛を訴える場合には，CT上くも膜下出血が認められない例においても，常に本病態の存在を念頭において，MRI，MRA，3D-CTA，脳血管撮影などの検査を進めなければならない．

### 予後を左右する再出血

くも膜下出血発症例での再出血は，著しく予後を悪化させる．再出血は3週間以内，特に発症当日に多いことを銘記し，早急に専門施設への搬送を図る必要がある．非出血発症例では，再発は少なく，転帰も良好なものが多いが，自然歴に関し不明な点も多く，注意深い経過観察が必要である．

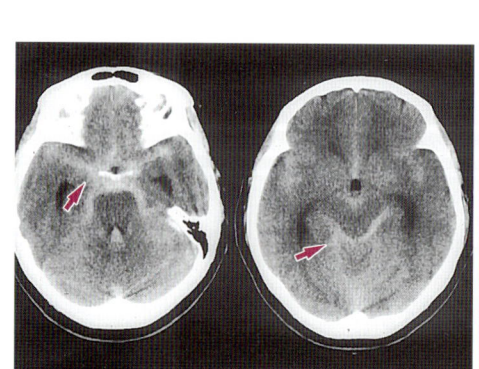

❶頭部単純CT
くも膜下出血の存在を示す高吸収域（矢印）が脳底槽を中心に見られる．

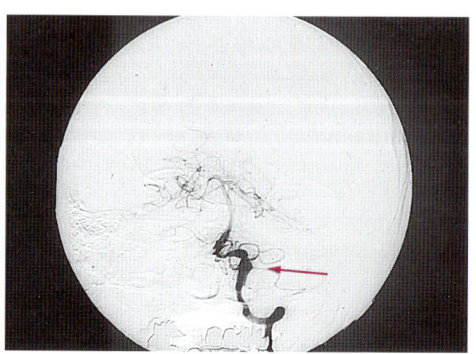

❷左椎骨動脈撮影
解離性脳動脈瘤を示す紡錘状拡張（矢印）の所見が認められる．

# 繰り返す，短時間持続の発作性頭痛——褐色細胞腫を疑う

中島 健二（鳥取大）

### 繰り返し生じ，短時間持続する発作性頭痛

繰り返し生じる発作性頭痛を訴えて来院した患者の場合，片頭痛，群発頭痛，慢性発作性片側頭痛など，いくつかの頭痛症を疑う．症候性の頭痛でも，発作性頭痛を示すことがある．たとえば，慢性副鼻腔炎でも発作性頭痛がみられるし，血圧上昇に伴ってみられることもある．発作性に高血圧とともに頭痛発作を呈する疾患の一つに褐色細胞腫がある．

### 褐色細胞腫の特徴的な症状は5つの"H"

褐色細胞腫は，副腎髄質・傍神経節などにあるクロム親和性細胞から発生する腫瘍で，カテコールアミンを産生する．全高血圧患者の0.1〜0.2%を占めるとされる．20〜50歳代に多いが，小児や老人例も報告されている．

特徴的な症状は，高血圧（hypertension），頭痛（headache），発汗過多（hyperhydrosis），高血糖（hyperglycemia），代謝亢進（hypermetabolism）の，5つの"H"がよく知られている．高血圧は，発作性に出現する場合と，持続的に認められる場合がある．発作型では，数分から数時間の昇圧発作を示す．自覚症状は多彩で個人差が大きいが，頭痛が最も多い．持続的な頭痛を示す場合もあるが，多くは発作性に生じる．24時間血圧記録と同時に頭痛日誌をつけることにより，血圧上昇と頭痛出現の関連性が，容易に把握できる．❶に国際頭痛分類（1988）による褐色細胞腫での頭痛の診断基準を掲げる．

### 疑いをもつことが診断の第一歩

本症の診断は，疑って精査すれば，苦労することは比較的少ない．短時間持続の発作性頭痛の場合，同時に血圧上昇を確認する．血中・尿中カテコールアミンやその代謝産物を測定し，場合によっては種々の抑制試験・誘発試験を行って診断する．さらに，超音波，CT，MRI，シンチグラフィなどの画像検査で腫瘍を確認する．

### 本症の診断において，念頭におくべきこと

本症は，10%病とも呼ばれる．大部分は良性の腫瘍であるが10%は悪性で，副腎外発生例が10%あり，家族例

**❶褐色細胞腫による頭痛の診断基準**

A. 拡張期血圧の急速な上昇（25%以上）に伴って頭痛が生じる
B. 下記の項目のうち，少なくとも1項目
　1. 発汗
　2. 動悸
　3. 不安
C. 生物学的あるいは画像検査，または外科手術により褐色細胞腫を証明する．
D. 血圧の正常化後24時間以内に頭痛は消失する．

頭痛，頭蓋神経痛，顔面痛の分類と診断基準より（国際頭痛学会，1988）

も10%にみられ，小児例が10%にみられる．さらに，両側例も10%に存在する．

Sipple症候群，Sturge-Weber病，von Hippel-Lindau病，von Recklinghausen病などとの合併が知られている．そこで，褐色細胞腫と診断した例では，甲状腺癌や副甲状腺腫，あるいは神経線維腫などの合併について検索する必要があるし，逆の場合も褐色細胞腫について検索をする必要がある．

筆者らも，褐色細胞腫を合併したvon Recklinghausen病を経験した．51歳の男性例で，発作性頭痛を主訴に来院した．ミルクコーヒー斑（café au lait spots），神経線維腫を有し，家族にも同様の皮膚所見を示す者が認められた．本例は繰り返し1〜2分程度の発作性・拍動性の頭痛を示し，頭痛時には著明な高血圧とともに発汗過多，動悸，流涙，悪心，嘔吐などを示した．外科的に摘出し，術後には頭痛の消失をみた．

多くは手術的に腫瘍を摘出する．まれに，再燃例や再発例もある．また，褐色細胞腫に合併する腫瘍が，褐色細胞腫が見つかった際にすでに発症しているとは限らず，その後発症することを考慮して，長期に経過観察する必要がある．

本症は，しばしば見られるものではないが，時に経験する．頭痛診療においても，念頭において診察することが診断の第一歩となる．また，発作性頭痛の時間的経過の確認に，頭痛日誌記録が有用である．

# てんかんの混在の多い家族発生片頭痛

上津原 甲一（鹿児島市立病院）

### 脳波検索の必要な片頭痛もある

片頭痛の診断基準に脳波検索は必要ないとIHSの国際頭痛分類（1988）で一応の基準が出されたが，多くの片頭痛患者に何らかの脳波異常を認めるのもまた事実であり，特に若年になるほど，この傾向は強くなる．

頭痛外来で長年診ていると，親子や兄妹などの家族発生の片頭痛をよく見かけることになるが，長期観察のなかで片頭痛患者がてんかんに移行する例や，家族のなかにてんかん患者がみられる例があり，また抗てんかん薬の有効な例もある．片頭痛の家族発生率は非常に高く，両親が片頭痛の場合70％，片親の場合45％の子供に片頭痛がみられるといわれており，小児に発生した片頭痛に際しては，てんかんとのかかわりを含めて長期の観察が必要となる．その際，脳波検索は不可欠かと思われる．症例を中心にこの問題点を提示する．

### 片頭痛とてんかんの共存，移行：片頭痛てんかん

片頭痛とてんかんの共存は以前より指摘されており，Living（1873）が片頭痛発作からてんかん発作に移行した例を報告し，Flatau（1912）は片頭痛患者500例中てんかん発作7.2％を見いだし，これを片頭痛てんかん（migrenoepirepsie）と呼んだ．

**てんかんより片頭痛に移行した症例** 1989年，10歳のとき，閃輝暗点に続いて全身痙攣が出現，抗てんかん薬を服用していたが，1996年に中止した．

1998年より閃輝暗点に続いて拍動性の頭痛が一側に出現するようになり，出ると半日続いた．このころから抗てんかん薬を再度服用するようになった．

1999年，19歳のとき，当科頭痛外来を2～3か月に1回の閃輝暗点を前兆とする2時間ほどの頭痛を主訴として受診．脳波では徐波群発と単発性棘波を認めた．抗てんかん薬の継続と発作時酒石酸エルゴタミンの服用を開始．3年後の現在脳波はほぼ正常となり，発作はみられるが酒石酸エルゴタミン服用によって閃輝暗点のみで頓挫し，頭痛はみられていない，いわゆる頭痛を伴わない片頭痛の前兆の状態にある．

**片頭痛の治療経過中にてんかんが出現した例** 母親が頭痛もちで娘2人も頭痛がみられ，1997年妹が10歳のとき，14歳の姉とともに当科頭痛外来受診．姉のほうは週に1～3回の頻度で1～2時間程度の頭痛があり，脳波に高振幅徐波を認めた．妹のほうがひどく，3～4歳ころより年数回の激しい頭痛がみられていたが，10歳になって頭痛発作の回数が多くなり受診，脳波に棘徐波を認めたためバルプロ酸ナトリウムの投与開始．頭痛もコントロールされ，脳波も改善してきていたが，2000年8月治療を中止した．

2001年2月かぜのあと，突然全身痙攣が出現して再受診，片頭痛てんかんとして治療を再開した．

**誘発試験にて痙攣のみられた片頭痛の例** 28歳の前兆を伴う片頭痛患者で，治療効果があまりなく，検査を施行した症例である．❶は脳波と浅側頭動脈脈波の記録であるが，安静時脳波では異常はなく，メジマイド誘発試験において30mg注入時点で痙攣が誘発されている．それまで一度も痙攣はみていないが，抗てんかん薬の投与によって頭痛は軽減した．

### 頭痛，腹痛，てんかんの共存：腹部片頭痛

小児期で頭痛と腹痛が同時にみられることがあり，腹部片頭痛とか，腹部てんかんと呼ばれている．厳密には腹部片頭痛の腹痛は頭痛前期の皮質3，5，6領野の興奮による前駆症状とされ，頭痛期には減弱ないし消褪するとされている．腹部てんかんの腹痛は感覚発作とされ，頭痛と関係なく出現するとされているが，実際には混同されていることが多い．

**家族発生の片頭痛のなかにみられた腹部片頭痛** 2002年7月，41歳の母親と娘2人に頭痛を認めている．まず母親と14歳の姉が頭痛を主訴として来院．母親は2～3年前より一側の眼の奥より始まる拍動性の頭痛がみられるようになり，最近回数が増えたとのことで受診，脳波で群発性徐波と単発の棘徐波を認めた．姉は14歳になって左側頭部に2～3時間続く拍動性頭痛が月に3～4回みられるようになった．前兆はないが，脳波で多棘波を認めたため，抗てんかん

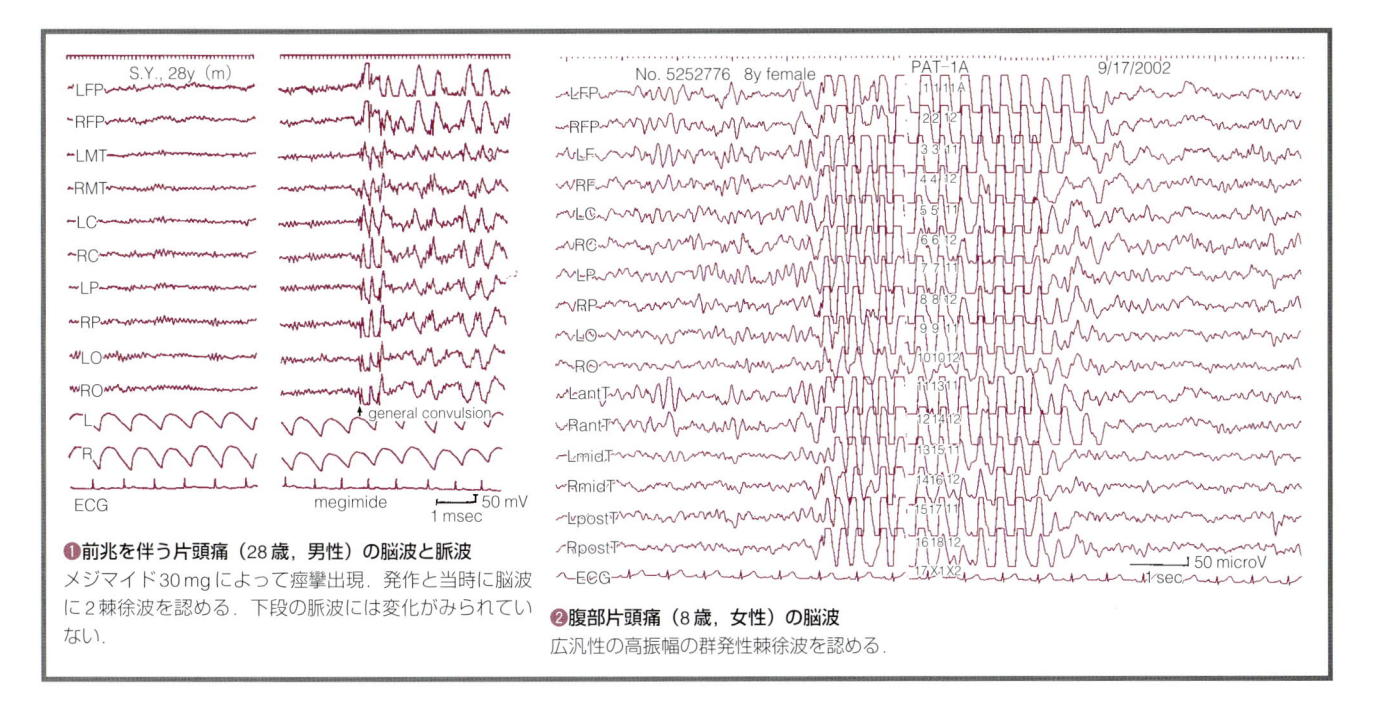

**❶ 前兆を伴う片頭痛（28歳, 男性）の脳波と脈波**
メジマイド30 mgによって痙攣出現. 発作と当時に脳波に2棘徐波を認める. 下段の脈波には変化がみられていない.

**❷ 腹部片頭痛（8歳, 女性）の脳波**
広汎性の高振幅の群発性棘徐波を認める.

薬と片頭痛予防薬を投与したところ, 軽快している.

その後, 小児科で治療を受けていた8歳の妹が, 頭痛がなかなか治らないとのことで受診. 2000年に頭を打ったあと2週間位してから, 頭痛が出現. 拍動性の2～3時間続く頭痛で, 週に1～2回みられている. よく聞くと頭痛のあと, または同時に腹痛がみられており, 腹部の症状が強いとのことで, 脳波を記録すると❷に見るように高振幅の群発性徐波を認め, 腹部片頭痛（abdominal migraine）と診断した. バルプロ酸ナトリウムの服用と発作時酒石酸エルゴタミン, メトクロプラミドの頓用によって現在コントロールされている.

### 家族発生片頭痛とてんかんとの相関について

脳波からみたてんかんと片頭痛の相違は, てんかんは確定診断が脳波で決まるように診断の決め手としての脳波-臨床相関があるのに対し, 片頭痛では脳波異常発現率は高いものの, その報告にばらつきが多いことや, 脳波-臨床相関がみられない点である.

片頭痛の脳波異常は頭痛時にみられる脳循環不全による二次的変化であるとする説もあるが, Living（1873）が片頭痛を"nerve-storms"と呼び, Leao（1944）の"cortical spreading depression"が唱えられて以来, 片頭痛病因論としてのこの神経説は燻り続けている.

ひとつだけ確かなことは, ここに挙げた症例にみられるようにてんかんとの近縁性の高い一群が, 特に家族発生の片頭痛のなかに存在することは事実であり, このことは片頭痛がひとつの疾患単位ではなく, 症候の可能性が高いことが示唆される. この問題解決は, 家族性片麻痺型片頭痛（familial hemiplegic migraine）と同様, 遺伝子異常の検索に委ねられることになると思われるが, 現段階での結論はない状況である.

IHSの国際頭痛分類は症候学的診断基準であり, 片頭痛の診断基準には脳波検索は必要ないとされているが, その背景疾患や病態生理の検索には脳波の必要性を述べている.

片頭痛の診断, 特に家族発生の片頭痛の場合には, 最終診断とするのではなく, てんかんとの問題も含めて, その後の注意深い経過観察が必要であると思われる.

問診・検査・診断
102

# てんかんと関連する頭痛

赤松 直樹, 辻 貞俊（産業医大）

てんかんと頭痛，特に片頭痛との関連は古くから議論されている．てんかん学に大きな功績をのこした英国のJohn Hughlings Jacksonは"I have seen cases intermediate between migraine, epileptiform seizures and epilepsy proper."と述べている．本稿では複雑部分発作に伴い拍動性の頭痛発作をきたした症例を提示し，てんかんと頭痛の関連について考察する．

### 意識減損発作につづく拍動性頭痛の症例

患者：17歳，男子，高校生

主訴：意識減損発作，発作後の拍動性頭痛

現病歴：出生，小児期発達には異常がなかった．12歳から，前兆を伴う2～3分間の意識減損発作をきたすようになった．前兆は10秒間くらいで「なんとなく変な感じがする」という症状で，前兆に引き続いて意識減損をきたした．発作中は呼びかけても反応がなく，ボーと立ちつくしたり，周りのものを意味もなくまさぐるというような自動症がみられた．2～3分間の発作中のことは何も覚えていない．発作後意識を回復すると，いつも右側頭部から後頭部にかけてズキンズキンとする強い拍動性頭痛が生じた．頭痛は1～3日間持続した．頭痛時には嘔気，音過敏，光過敏を伴っており，帰宅して寝ていることが多く，学業に支障をきたしていた．サリチル酸，インドメタシン，ナプロキセンなどの鎮痛薬はほとんど効果がなかった．

発作間欠期頭皮上脳波では右後側頭部にてんかん波を認め，右側頭葉てんかんと診断され，抗てんかん薬を投与されていた．副作用が出現するまで抗てんかん薬を増量したが（フェニトイン350mg，カルバマゼピン1,200mg，バルプロ酸2,000mg，クロバザム30mg，単剤または併用），複雑部分発作は月に1～4回の頻度で生じるため，てんかん外科治療の目的で入院した．

検査結果：長時間ビデオ脳波検査では右後側頭部（T6）に鋭波および間欠性デルタ波を認めた．発作は5回記録し，前兆（simple partial seizure, aura）の後，意識減損および自動症をきたす複雑部分発作（complex partial seizure）であり，脳波では発作時に右側頭部に律動性てんかん発作波を認めた．頭部MRIでは異常を認めなかった．PET（発作間欠期）では，右側頭葉の低代謝を認めた．Wadaテスト，神経心理学的検査では言語記憶機能ともに左半球優位であった．慢性硬膜下電極を用いたビデオ脳波記録では，右下側頭回から起始するてんかん発作波が確認された．

経過：右側頭葉てんかん焦点切除術を行い，発作は完全に消失し，1年が経過している．手術後遺症もない．頭痛発作もなくなり，QOLが著明に改善した．意識が減損する発作がなくなったことのみならず，発作後頭痛により勉強や課外活動が制限されなくなったことがうれしいと患者は述べている．

### 本症例のてんかん発作関連性頭痛からの考察

本例は薬物治療抵抗性側頭葉てんかんで，複雑部分発作後に頭痛発作をきたしていた症例である．頭痛の性状においては，片側性，拍動性，持続が24～72時間で日常生活に支障をきたす強い頭痛であり，音過敏，光過敏，嘔気を伴っていた．IHS診断基準で診断するとE項目（器質的疾患は除外する）以外は，前兆を伴わない片頭痛に合致するものである．症候学的には片頭痛とまったく区別がつかない頭痛であるが，てんかん発作に必ず関連して生じた頭痛であるので，てんかん発作後頭痛あるいは片頭痛様頭痛（migraine-like headache）ととらえるのが適当である．てんかん発作後に頭痛が生じることがあるのはよく知られているが，全般性強直間代発作のみならず部分発作てんかんでもしばしば発作に関連して頭痛が生じる．Lenigerらは341人のてんかん患者を調査し，34％にてんかん発作に関連した頭痛が認められ，そのうち55.7％が片頭痛様頭痛であったとしている（Leniger T, et al. Epilepsia 2001；42（9）：1176-1179）．また本例では，QOLの改善にはてんかん発作のみならず，発作に伴う頭痛の消失が重要であった．

てんかん発作関連性頭痛（発作後頭痛）の治療はもちろん，発作を起こさないように抗てんかん薬で治療することが重要であるが，てんかん患者の20～30％は抗てんかん治療

抵抗性てんかん（難治性てんかん）であり，発作を内服薬で完全にコントロールすることはできない．治療者は意識を失う発作や痙攣をきたす発作にとかく注意を集中しやすく，発作に関連した不都合な症状には注意をおこたりがちになる．発作後頭痛もその症状のひとつである．提示した症例は，外科的治療が成功して発作後頭痛もなくなり治療がうまくいったのであるが，頭痛がなくなりいかに発作後頭痛がQOL低下の原因になっていたかを治療する側が気づかされた点では，示唆に富む治療経験であった．

発作後頭痛には通常非ステロイド系抗炎症薬を投与しているが，必ずしも効果が十分ではない．てんかん発作時には脳血流量が増加し血管拡張をきたしているという事実，発作関連性頭痛は片頭痛と非常に似通った症状である，という点から考えると，トリプタン系薬剤の効果がある可能性が考えられる．今後の臨床研究が期待される．

### てんかんと頭痛にはさまざまな関連がある

疫学的にはてんかんと頭痛は以前から関連が知られており，その機序としては臨床的には❶に示すような関連性が考えられる．てんかんと頭痛が合併する，つまり同一患者においてんかん発作と頭痛発作が独立して起こることがある．片頭痛発作がてんかん発作の引き金となることがあり，これはmigralepsyと呼ばれている．症例提示のように，てんかん発作によって頭痛が誘発されることがある．いくつかのてんかん症候群では高率に頭痛を伴うことがあり，特に後頭葉にてんかん波があるときに多い．ミトコンドリア病（MELAS）や脳血管奇形のようにてんかんと頭痛の両者をきたす疾患が知られている．これらの頭痛は片頭痛と同じ性状の頭痛である．

**❶ てんかんと頭痛の関連**

| | | |
|---|---|---|
| 1. | てんかんと片頭痛の合併 | 同一患者に独立して，てんかん発作と片頭痛発作が生じる． |
| 2. | 片頭痛誘発性てんかん（migralepsy） | 片頭痛前兆が引き金となり，てんかん発作をきたすもの． |
| 3. | てんかん発作関連性頭痛 | てんかん発作自体の症状または発作後に頭痛が起こる． |
| 4. | 頭痛を伴うてんかん症候群 | 小児良性後頭葉てんかん，小児良性部分てんかん（Rolandてんかん），側頭葉てんかんなど |
| 5. | 症候性てんかんと頭痛をきたす疾患 | ミトコンドリア病（MELAS），後頭葉脳血管奇形（AVM）など |

### 抗てんかん薬を頭痛治療に用いる

頭痛とてんかん発作の関連性が知られているばかりでなく，頭痛治療に抗てんかん薬が有効であることがわかっている．バルプロ酸は片頭痛の予防に有効であるとされており，二重盲検試験でも有効性が示されている．日本神経学会の頭痛治療ガイドラインにおいてはエビデンスの質Aとランクされているが，日本では現在頭痛治療としては保険適応になっていない．特にてんかん，不安障害，双極障害を合併する場合は原疾患の治療にもつながり有用である．

わが国では未承認薬であるが（2002年10月現在），ガバペンチンとトピラマートは，いくつかの報告で片頭痛（群発頭痛）での有効性が示されており，今後の頭痛治療薬となりうることが期待されている．バルプロ酸，ガバペンチン，トピラマートは三者ともにGABA（$\gamma$-アミノ酪酸）を介した抑制を増強するという作用機序で共通点があり，てんかんと片頭痛の病態生理を理解するうえでも興味深い知見である．

問診・検査・診断
104

# 頭痛と神経痛──末梢神経からのアプローチ

藤村 晴俊（阪大）

### 頭痛をもたらす神経痛とは

頭痛の一つの要因に末梢神経そのものの障害によるものがあり，病態的に頭部神経痛，神経幹痛，求心路遮断性疼痛に分けられている．一般に緊張型頭痛や，混合型頭痛，群発頭痛などとされている例のなかに，実際は神経痛による頭痛が多数含まれていると筆者は考えている．しかし，電気生理学や病理学，画像診断学など，客観的に確定診断しうる例はほんの一部でしかなく，大部分は確定診断の方法がない．神経痛をもたらす原因は，末梢神経が脳脊髄から顔面，頭部の皮膚に至る経路の途中で，打撲や挫傷，圧迫，炎症などにより何らかの損傷を受けることによると考えられるが，原因のはっきりしない特発性のもののほうが多い．つまり痛みという症候があり，器質的，病理学的な変化が除外される末梢神経の機能異常が特発性神経痛と定義される．これは痛みに対して種々の薬物のチャレンジテストを行い，どんな薬物に反応するかによって，病態を推測するしかないことに対応する．もちろん腫瘍や炎症による器質的な末梢神経の損傷，疼痛もあり，これは症候性神経痛と呼ばれる．特発性神経痛の場合はもっぱら生活の質が損なわれるのに対し，症候性神経痛では場合によっては生命の危機に瀕することがある．神経痛を訴える患者を診たら，鎮痛薬や精神安定薬を投与して漫然と様子をみるのではなく，初めから可能な限り原因検索を行うことが重要である．

### 顔面，頭部の神経痛にはどのような特徴があるか

顔面の神経痛では三叉神経痛，舌咽神経痛，中間神経痛があり，頭部の神経痛には第2，3頸髄神経根由来の大後頭神経痛，小後頭神経痛，大耳介神経痛がある．

頭部神経痛を総称して，後頭神経痛と呼ぶこともある．それぞれの神経には皮膚支配領域があり，たとえば三叉神経では眉毛中央（前頭神経），頬中央（上顎神経），おとがい（オトガイ神経）の3本の枝が左右1対，顔面をほぼ6等分して分布している．

大後頭神経は後頭部の後ろ半分，小後頭神経は後頭部の前半分，大耳介神経は耳介と耳の後ろから顎にかけて分布している．三叉神経と後頭神経の境界は髪の生え際と考えるとよい．

神経痛の際立った特徴は，個々の末梢神経が単独で侵されることから左右いずれかのみの，特定の神経支配領域に一致した痛みであることである．痛みの性質は，差し込むような強い電撃痛が間欠的に繰り返し起こる．しかし慢性，持続性の鈍痛の場合も多くみられ，緊張型頭痛と見分けがつかない．このような場合も，常に特定の神経支配領域に一致した痛みである点に注目する必要がある．また，末梢神経が深部から皮膚直下に現れる部位を中心に，疼痛発作を引き起こす明らかな誘発点（トリガー）を有することも多く，特に後頭神経では後頭部を指先で叩いてみて，放散性の疼痛を誘発できるかどうか，必ず確かめるようにしたい．

### 神経痛の治療は多岐にわたる

頭部神経痛の頻度は大後頭神経痛が最も多い．これはこの神経が第2，3頸髄根より椎間孔を出，後頸筋膜を通過して頭皮上の広い範囲に分布する過程で変形性頸髄症，むち打ち損傷や打撲など，さまざまな誘因で損傷を受けやすいためと考えられている．治療は，明らかな受傷歴や炎症があり，発症後数日あるいは数週の早期であれば，非ステロイド系消炎鎮痛薬が有効である．一方，受傷がはっきりせず，数週から数か月，時に何年も続く神経痛の場合には，鎮痛薬は無効である．カルバマゼピンやクロナゼパムなどの抗痙薬，アミトリプチリンなどの三環系抗うつ薬が有効の場合が多い．持続的な痛み刺激は感覚ニューロンの過敏化，神経再構築，疼痛抑制系の脱抑制をもたらし，いわゆる神経因性疼痛と呼ばれる複雑な回路を形成すると考えられるが，これらの薬剤はこの回路のいずれかに対する薬理作用のために有効であると考えられている．一方，もっと直接的な治療法として，頑固な慢性神経痛の場合は，後頭神経痛では圧痛点への麻酔薬注射による神経ブロックを行う．三叉神経痛では圧痛点やGasser神経節にプロカインなどの麻酔薬やアルコールなどの神経破壊薬を注入する．なお近年，三叉神経痛の病因は，三叉神経が橋に入る部位で脳底血管や腫瘍によって圧迫

を受けることで脱髄を生じ，異所性発火を起こすことが本態と考えられるようになっており，血管による圧迫の場合は血管と神経を絶縁する手術が著効を示すことが多い．三叉神経痛の患者では頭部MRIが必須の検査であり，必ず神経根と血管の関係を調べるようにしたい．

### お年寄りの帯状疱疹は間髪を入れず治療する

高齢者などで顔面，頭部の皮膚に水疱性の丘疹を伴う神経痛がみられることがあるが，これはヘルペス（帯状疱疹）であり，間髪を入れず治療する必要がある．顔面，頭部の個々の神経支配に一致する皮膚領域で，数日来の痛みを訴えるお年寄りを診たら，特に頭部の場合は毛髪をかきわけて皮疹の存在を確かめなければならない．抗ウイルス薬の点滴静注，内服，塗布，硬膜外ブロックなど強力に行って，一刻も早く発疹と疼痛を治癒させることが何よりも重要である．感染が長引けばそれだけ後遺症としての帯状疱疹後神経痛を残す可能性が高くなり，しかも70歳を過ぎた患者では後遺症の率が高い．この神経痛のコントロールは困難なことが多いからである．帯状疱疹後神経痛は，水痘罹患後1～3か月してから罹患部位に一致して起こる耐え難い疼痛症候群で，末梢の知覚終末（侵害受容器）の過敏化，中枢でのシナプス再構築，疼痛抑制系の脱抑制など種々のメカニズムが複合して生じる典型的な慢性疼痛であり，求心路遮断性疼痛と考えられている．治療は0.075％カプサイシン軟膏の塗布が有効とする報告が多いが，わが国では発売されていないため，純正カプサイシンをワセリンなどに混和し，自ら製作する必要がある．星状神経節ブロック，副腎皮質ステロイドの髄腔内注射も有効性が高いとされている．内服薬では，抗痙薬，抗うつ薬が用いられ，ある程度は有効である．

### 特殊な神経痛には眼球の痛みを伴う眼筋麻痺がある

特殊な頭部神経痛として，Tolosa-Hunt症候群を代表とする疾患群もまれではあるが重要な疾患である．これは眼球後部にえぐるような強い痛みが数日から数週間続き，外眼筋麻痺すなわち眼球が動かなくなる症状を伴う疾患である．海綿静脈洞から上眼窩裂などの部位に非特異的な肉芽腫性炎症が生じ，動眼神経，三叉神経1枝，時に視神経が炎症に巻き込まれることで発症する疾患で，本態は自己免疫機序による炎症または現局性の血管炎によると考えられている．治療は副腎ステロイドホルモン投与がきわめて有効である．これらの疾患は再発がよくみられるので，注意を要する．

また，激烈な眼球後部痛は悪性リンパ腫や転移性腫瘍，群発頭痛，内頸動脈-海綿静脈洞瘻などさまざまな疾患でもみられるため，鑑別のためにMRI検査は必須である．場合によっては脳血管造影を行う必要がある．群発頭痛では痛みは間欠的に連日起こる特徴があり，眼球運動麻痺を伴わないことで鑑別できる．Tolosa-Hunt症候群と紛らわしい多発脳神経麻痺を伴う他の多くの疾患の鑑別はしばしば困難で診断に苦慮することも多いが，糖尿病や大動脈炎などの血管炎症候群などを念頭におき，粘り強く診断を進めることが必要である．

### 頭部神経痛の患者とのつきあい方のポイント

頭部神経痛は顔面，頭部に分布する末梢神経が経路の途中で何らかの損傷を受けることによって生じると考えられるが，症候性のものよりも中枢性，特にいわゆる神経因性疼痛と呼ばれる複雑な機構をもつものが多いと考えられる．慢性痛は多かれ少なかれ心理的修飾を受け，悲哀感情やうつ状態，ひいては医療不信や怒りのために，医師患者関係がうまく結べないことが生じるのは他の頭痛一般と同様である．神経内科医は的確に可能性のある治療法を試みる一方で，麻酔科ペインクリニックや精神神経科，心療内科などの関連諸科と緊密に連絡し合って疼痛対策を講じなければならない．患者の苦しみを受け入れ，十分な説明を行って必要以上の不安を取り除き，信頼関係を築くことが最も重要と筆者は考えている．

# 高血圧症患者にみられる頭痛への留意点

森若 文雄（北大）

### 急激な血圧の変動時に頭痛を呈する

慢性的な高血圧症では通常頭痛は呈しないことが多く，急激な血圧の変動時などに頭痛が出現する．高血圧性脳症は急激な血圧上昇を契機として頭痛，嘔気，嘔吐，視覚障害，痙攣，意識障害や局所神経症状を呈することが知られている．今回，高血圧症患者でみられた頭痛を呈示する．

### 頭痛のみられた高血圧症患者の症例

51歳，男性．5年前より収縮期圧160 mmHg程度の高血圧を指摘されていたが放置していた．

2000年5月初旬より視野の中央にこげ茶色の丸い領域とそれを囲む黄色の領域が見え始め，望遠鏡や顕微鏡のピントが合わせづらくなった．視野の異常は5月中に消失し，項部〜後頭部にかけての軽い頭痛が出現するようになり，脳神経外科病院を受診した．頭痛の程度はその性状を記憶していないくらい軽微なものであったという．脳MRIにて異常信号域がみられ，即日入院した．入院時，血圧は250/160 mmHg．降圧薬を使用し，血圧安定後，6月27日に脳腫瘍の疑いで右視床より手術を行った．病理学的にはグリオーシスを認めたが正常組織であり，7月18日に当科へ転院した．転院時の一般現症では血圧127/80 mmHg，脈拍55/分，整で，大動脈弁領域にLevin 2/6の収縮期雑音を認めた以外には特記すべき所見を認めなかった．神経学的には下肢腱反射のやや亢進以外は正常で，頭痛を含めた自覚症状もみられなかった．脳MRIは両側大脳白質，右尾状核，両側被核，左視床，橋にT2強調画像で高信号域と小出血あるいは出血性梗塞を思わせる低信号域を認めた（❶）が，その後の追跡MRIで異常信号域は消失，改善した．

### 高血圧症でみられる頭痛の種類

高血圧症でみられる頭痛には，急激な血圧上昇による頭痛，慢性的な高血圧による朝方に起こる後頭部痛や，高血圧性脳症による頭痛がある．

### 高血圧性脳症の機序と留意点

高血圧性脳症は頭痛，視覚障害や局所神経症状を呈し，拡張期圧が120 mmHg以上に上昇していることが多い．急激な血圧上昇により脳内自動血圧調整機構が障害され，脳血管の透過性亢進による浮腫が出現するとされる．従来，高血圧性脳症ではテント上，特に後頭葉白質病変が特徴的とされていたが，近年，脳幹や小脳病変を主とする報告が相次ぎ，MRI所見からreversible posterior leukoencephalopathy syndromeと称される．

呈示した症例のように重篤な神経症状を呈さず，軽微な頭痛を訴える症例やMRI所見から他疾患との鑑別を要することに留意しなければならない．また，適切な降圧療法によって，画像上とらえられた病変が1〜2週間で消失するものであり，血圧コントロールを軸とした全身的ケアが重要といえる．

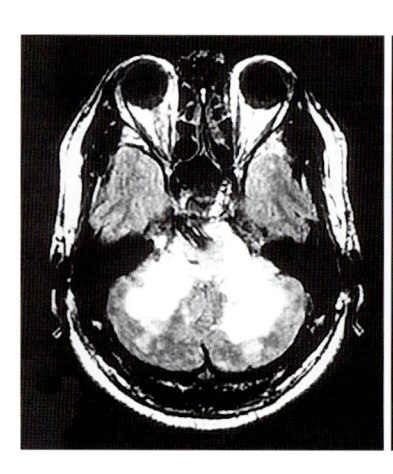

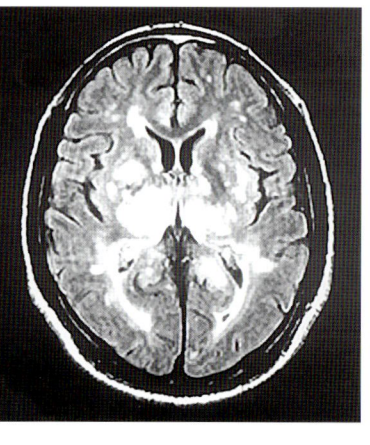

❶症例の脳MRI（T2強調画像）
両側大脳白質，右尾状核，両側被核，左視床，橋および小脳に高信号域を認める．

## 咳嗽によって誘発される頭痛

根来 清（山口大）

頭蓋内圧亢進状態にある患者では，咳をはじめとする労作で頭痛が増悪することがある．また，片頭痛発作時に咳嗽によって頭痛が増悪することも珍しくなく，咳嗽以外でも鼻をかんだり，息止め，笑う，泣くなどの労作によっても頭痛が増悪することがある．これらの場合と区別して，何ら頭蓋内に器質的疾患をもつことなく咳嗽によって誘発される頭痛は「良性咳嗽性頭痛（benign cough headache：BCH）」と称される．

### 器質的疾患をもたない良性咳嗽性頭痛

国際頭痛学会分類（1988）では，分類コード4.4で「器質的病変を伴わない各種の頭痛」に含まれる．「いかなる頭蓋内疾患もなく咳で誘発される頭痛」と定義され，診断基準は，①咳によって誘発される突発性で持続は1分以下の両側性頭痛，②咳を避けることで防ぐことができる，③神経画像検査によって後頭蓋窩腫瘍のような器質的病変を除外できてはじめて診断される，と規定される．

BCHは咳という特定の筋肉労作による労作性頭痛の一型とみることができるが国際頭痛学会分類では，分類コード4.5「良性労作性頭痛（benign exertional headache：BEH）」と区別されている．同様に「性行為に伴う頭痛（headache associated with sexual activity）」も分類コード4.6に独立して分類されている．これは，BCH，性行為に伴う頭痛が，ともに労作性頭痛のなかでも比較的特殊な状況下で生じること

と，通常のBEHと頭痛の性状，発現機序に若干の差異が推測されるためと考えられる．

BCHでは，咳以外にくしゃみ，いきみ，笑いなどで同様の頭痛が誘発されるのが普通である．痛みの程度は高度であり，割れるような，張り裂けるようなと形容される．持続は，診断基準にあるように1分以内が原則であるが，数分から10分程度持続することがある．悪心・嘔吐は伴わず，また自律神経症状を伴うこともない．頭痛発作間欠期は原則無症状である．

BCHの発現機序は明らかでないが，頭蓋内の痛覚感受組織の伸展・感受性の亢進，髄内液圧の変動との関連などが推定されている．

### 器質的疾患をもつ咳嗽性頭痛

咳嗽性頭痛をみた場合にまず頭蓋内器質疾患を除外しなければならない．脳腫瘍，硬膜下血腫や，頭蓋底陥入症やChiari奇形などの後頭蓋窩の異常が咳嗽性頭痛の原因となることがある．Chiari奇形に伴う咳嗽性頭痛は手術によって完全に治癒させることも可能であり，咳嗽性頭痛では矢状断MRI検査が必要である（❶）．

### BCHの治療

インドメタシン150mg/日経口投与が有効とされる．そのほか，ジヒドロエルゴタミン静注，あるいは腰椎穿刺による髄液排除が有効であったとの報告もある．

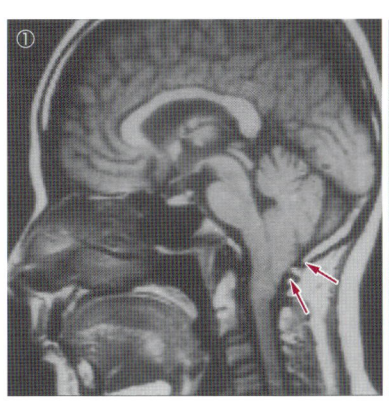

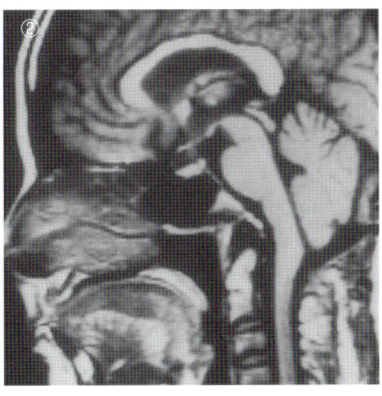

❶ Chiari奇形に伴う咳嗽性頭痛手術前と手術後のT1強調MRI矢状断像

①手術前．小脳扁桃の大後頭孔への陥入圧排を認める（矢印）．　②手術後．左の所見は改善されている．

# 視力障害を伴う頭痛の鑑別診断

立花 久大（兵庫医大）

頭痛は大きく機能的な頭痛と器質的な頭痛に分類されるが，器質的な頭痛では，頭痛以外に種々の神経症状を伴うことが多い．このなかには視力障害を呈する疾患も多く存在し，急性緑内障発作や側頭動脈炎などのように，診断が遅れると失明に至るという緊急性を要する疾患が含まれている．そこで本稿では，頭痛に視力障害を伴う場合を取り上げ，それらを呈する疾患の鑑別診断について述べる．

## 頭痛と視力障害があるときに考えられる疾患・病態

頭痛と視力障害を呈する疾患，ならびに病態には❶にあげたようなものがある．

**❶頭痛と視力障害を呈する疾患・病態**

| | |
|---|---|
| 1. 急性緑内障発作 | 6. 抗リン脂質抗体症候群 |
| 2. 側頭動脈炎 | 7. 特発性頭蓋内圧亢進症 |
| 3. 下垂体卒中 | 8. 眼窩先端症候群 |
| 4. 前兆を伴う片頭痛 | 9. 眼窩内腫瘍 |
| 5. ミトコンドリア脳筋症（MELAS） | 10. ヒステリー |

**❷眼窩先端症候群を呈する疾患**

| | |
|---|---|
| 1. 腫瘍 | 肉芽腫，悪性リンパ腫，副鼻腔・鼻咽頭原発腫瘍，下垂体腫瘍，髄膜腫，粘膜嚢腫，視交叉部グリオーマ |
| 2. 炎症 | 眼窩蜂窩織炎，副鼻腔炎（特に蝶形骨洞炎），嚢腫などの波及，帯状ヘルペス，真菌感染症，サルコイドーシス結核や梅毒による脳底部髄膜炎，感染後多発性脳神経炎，Tolosa-Hunt症候群 |
| 3. 血管障害 | 内頸動脈瘤，内頸動脈海綿静脈洞瘻，海綿静脈洞血栓症，血管炎 |
| 4. 外傷 | 特に蝶形骨の骨折 |

**緑内障発作** 急激な眼圧上昇により種々の眼，および眼外症状を生じる症候群であり，疑えば直ちに眼科に送る．

**側頭動脈炎** 高齢者に好発し，炎症が眼動脈に波及すると失明に至る．頭痛は一側または両側性の側頭・後頭部の拍動性，あるいは差し込むような激痛をきたし，顔面から頸部に及ぶこともある．

**下垂体脳卒中** 腫瘍内出血，あるいは梗塞による下垂体腺腫の突然の増大で，視力低下や頭痛をきたす．場合によっては緊急の脳外科的減圧術を施行しなければならない．

**前兆を伴う片頭痛** 視覚性前兆（特に閃輝暗点）のあと数十分して拍動性で片側性（時に両側性）の頭痛が出現するものである．

**ミトコンドリア脳筋症** このうちMELAS（mitochondrial encephalomyopathy, lactic acidosis and stroke-like episodes）では初発症状として頭痛，嘔吐発作が多い．後頭葉に脳卒中様病変が起こり，皮質盲や視野障害がみられる．

**抗リン脂質抗体症候群** 家族歴のない片頭痛が本症の脳血管障害の前駆症状として出現することがあり，眼動脈に病変が及び，右眼痛や視力障害を呈することがある．

**特発性頭蓋内圧亢進症** 原因不明の頭蓋内圧亢進が起こる病態で若年，肥満者，女性に多く，頭痛とともに50％以上に視力障害が起こる．

**眼窩先端症候群** 眼窩先端部を通るII，III，IV，V₁，VIの各脳神経が障害され，視力障害，眼筋麻痺，および三叉神経第1枝の知覚異常を主徴とする症候群である．原因疾患を❷に示す．最も高頻度に障害されるのは視神経管と上眼窩裂である．海綿静脈洞の前部においては視神経が障害されやすい．腫瘍では視神経，視交叉を圧迫し，視力障害をきたす．炎症性の梅毒，結核，原田病などは脳底部に浸潤し，髄膜炎を起こし，視力障害や頭痛をきたす．サルコイドーシスでは眼病変は脈絡膜を侵すもの，乳頭の腫瘍性病変を呈するもの，視束，視束交叉部の浸潤による視神経の圧迫などによる．Tolosa-Hunt症候群は海綿静脈洞から上眼窩裂に及ぶ非特異的炎症で，眼痛（頭痛），眼球運動障害を呈するが，まれに視神経障害もみられる．疼痛は拍動性片頭痛ではなく持続性であり，「かじられる」，「えぐられる」と表現されることが多い．脳動脈瘤，特に眼動脈起始部内頸動脈瘤では視神経を圧迫するため，視力障害や頭痛を生じる．

**眼窩内腫瘍** 腫瘍が筋漏斗内に存在し，高度に視神経や眼球を圧迫すると，視力低下や眼痛（頭痛）が出現する．腫瘍としては眼窩炎性偽腫瘍，血管腫，涙腺腫瘍，髄膜腫，末梢神経腫瘍，皮様嚢腫などがある．

**ヒステリー** ヒステリー患者でも視力障害や頭痛（非拍

動性）を伴う場合がある．

### それぞれの疾患の鑑別のポイント

**急性緑内障発作**　急激な視力低下と眼痛が初発し，結膜充血，角膜混濁，瞳孔散大を認める．頭痛，嘔吐が眼症状より強い場合，他疾患と見誤るので注意する．

**側頭動脈炎**　視力障害は一過性黒内障，霧視，視野欠損などの警告症状のあとに発現することが多い．浅側頭動脈の怒張，圧痛，拍動の欠如が重要である．

**下垂体卒中**　突然の激烈な頭痛，眼球運動障害ならびに急激な視力低下が両側性のとき本症を疑う．

**前兆を伴う片頭痛**　突発性，反復性，一側性，拍動性であり，運動により増悪する．既往に同様の発作がある．

**MELAS**　脳卒中様発作，易疲労性，筋力低下，痙攣などがよくみられる．低身長，難聴，多毛なども伴う．

**抗リン脂質抗体症候群**　動脈あるいは静脈の血栓形成．動脈血栓症としては多発性再発性の脳梗塞，一過性脳虚血発作，横断性脊髄炎など，静脈系では下肢の深部または表在静脈血栓症であり，肺梗塞，網膜中心静脈血栓症もみられる．習慣性流産の既往に気をつける．

**特発性頭蓋内圧亢進症**　頭蓋内圧亢進を示唆する徴候以外に症状がなく，髄液で髄液圧亢進以外明らかな異常がない場合，考慮する．

**眼窩先端症候群**　脳神経障害の存在などにより，本部位であることを診断する．その後，❷に示す疾患について，鑑別を進めていく．篩骨洞および蝶骨洞の粘膜嚢腫（mucocele）の場合，一度手術した後に視力障害，頭痛がまた出現してくる症例が多いので注意する．

**眼窩内腫瘍**　片眼性の眼球突出，眼球偏位，眼球運動障害がみられる場合に考慮し，画像診断で mass lesion を確認する．

**ヒステリー**　器質的病変がないこと，心因がみられること，盲を訴える場合でも視覚からの威嚇による瞬目反射がみられることなどが診断のポイントとなる．

### これらの鑑別診断で必要な補助検査

**緑内障発作**　眼圧検査，視神経乳頭検査，視野検査，隅角検査，細隙灯顕微鏡検査

**❸米国リウマチ学会（ACR）による側頭動脈炎の診断基準**

| 基準項目 | 定義 |
|---|---|
| 1. 50歳以上の発症 | 自・他覚症状の始まりが50歳以上 |
| 2. 新たな頭痛 | 新しく起こった，または新しいタイプの限局性頭痛 |
| 3. 側頭動脈の異常 | 側頭動脈の圧痛または拍動減弱，動脈硬化や頸動脈炎を除く |
| 4. 赤沈亢進 | 50mm/時以上（Westergren） |
| 5. 動脈生検の異常 | 単核球主体の細胞湿潤または炎症性肉芽腫（通常巨細胞を含む） |

組織所見を含めた5項目中3項目を満たす．

**❹特発性頭蓋内圧亢進症（修正 Dandy の診断基準）**

1. 頭蓋内圧亢進症の徴候と症状がある
2. 意識は清明
3. 外転神経麻痺以外の局所神経徴候がない
4. 神経画像上脳室の狭小化あるいは empty sella 以外異常なし
5. 髄液圧上昇（非肥満；200 mmH$_2$O，肥満；250 mmH$_2$O 以上），髄液成分は正常
6. 頭蓋内圧亢進症をきたす他の原因がない

**側頭動脈炎（❸）**　炎症反応（赤沈，CRP），浅側頭動脈の生検

**下垂体卒中**　頭部 CT，MRI による出血，梗塞の確認

**MELAS**　血中，髄液中の乳酸，ピルビン酸の上昇，頭部 CT，MRI で血管の支配領域とは一致しない梗塞様病変．筋生検で ragged-red fiber，SSV（strongly SDH-reactive blood vessels）を認める．ミトコンドリア DNA の遺伝子解析

**抗リン脂質抗体症候群**　血小板数減少，抗カルジオリピン抗体，ループスアンチコアグラント，頭部 CT，MRI で多発性脳梗塞

**特発性頭蓋内圧亢進症（❹）**　髄液，頭部 CT，MRI

**眼窩内先端症候群**　眼窩，副鼻腔，脳 CT，MRI，髄液，サルコイドーシスでは胸部 X 線，血清 ACE，リゾチーム上昇，ツ反減弱，Tolosa-Hunt 症候群では頭部 CT，MRI，眼動脈造影，内頸動脈造影．血管障害によるものを疑う場合，脳血管造影が必要．

**眼窩内腫瘍**　眼窩 CT，MRI にて腫瘍を検出する．

# 切迫くも膜下出血症状を呈した急性緑内障例

宮川 洋輔（宮川内科）

### 切迫くも膜下出血と思われたが，実際は急性緑内障であった一例

症例：69歳，女性．
主訴：頭痛，左まぶたが下がってきた．
既往歴：脳梗塞．
現病歴：1998年12月1日夕方，家事仕事中に，突然左まぶたが下がってきて，目がチカチカしたため，翌2日当院外来を受診した．
理学的所見：理学的には特に異常所見はなかったが，左眼の重い痛みを訴えていた．嘔気・嘔吐は認めなかった．
神経学的所見：意識清明，項部硬直なし．左眼瞼下垂，左眼瞳孔散大（対光反射消失）を認めたが，外眼筋麻痺は認めず，したがって眼球運動は障害されていなかった．その他の神経学的所見には異常を認めなかった．
経過：上記眼球所見と発症経過より，IC-PC Aneurysm（内頸動脈〜後交通動脈の動脈瘤）の切迫破裂を強く疑って，国立栃木病院脳神経外科へ搬送し，入院精査とした．
検査結果：腰椎穿刺では髄液は清．3D-CT，脳血管造影で脳動脈瘤を認めなかった．随時血糖97 mg/dL．
入院後経過：上記のようにIC-PC Aneurysmの存在は否定され，その後，眼瞼下垂も改善したが，散瞳固定が改善しないため眼科へ紹介された．眼科的に眼圧は両眼とも正常であったが，角膜浮腫，前房内炎症を伴う浅い前房，そして細隙灯所見から「急性緑内障」の診断が得られた．

### 動眼神経麻痺でも脳動脈瘤があるとは限らない

薬物の使用などによる散瞳によって「急性緑内障発作」が惹起されることは眼科的には時折みられる事実であるが，この症例のように眼瞼下垂，散瞳といかにも動眼神経が外から圧迫された形で発症することは文献的に調べてみてもきわめて珍しいようである．

### 動眼神経麻痺患者の診察のポイント

①眼球が動かなくなっているのに瞳孔は正常に保たれているのか（すなわち，動眼神経の運動神経のみの麻痺）—このときの眼球はやや外側に位置して（外転位），内転，上転，下転が制限され，患者はまず複視を訴える．あるいは，②眼球運動障害のあるなしに関係なく，眼瞼が下垂し，瞳孔が散大して対光反射が消失しているのか（すなわち動眼神経の副交感神経の麻痺の存在）を診ることが大切である．

①の所見はよく糖尿病に合併してみられる所見で（diabetic ophthalmoplegia），発症も急性で軽い頭痛を伴うこ

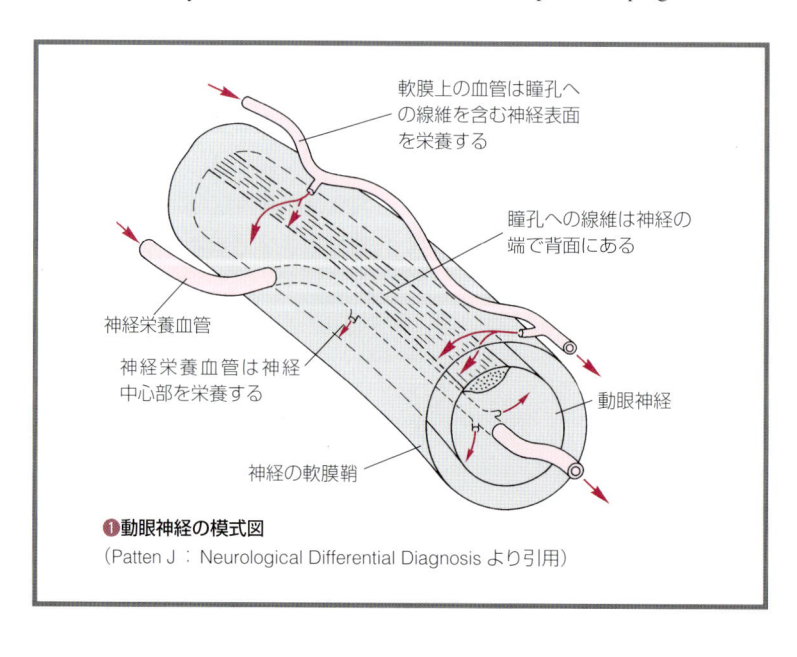

❶動眼神経の模式図
（Patten J：Neurological Differential Diagnosis より引用）

ともよくある．

②の所見は動眼神経が外から圧迫されたときにみられる所見で，最も多いのはその解剖学的走行位置関係から，内頸動脈〜後交通動脈の動脈瘤が大きくなってきて動眼神経の上背部に触れ，それを圧迫し始めたときに発現する場合である．このため「くも膜下出血」を起こす寸前の徴候として非常に重要な所見である．

上記のそれぞれの疾患によってなぜ症状が異なるかは，動眼神経の解剖学的特徴を知ることによって理解できる．

**動眼神経の解剖と麻痺の機序はどうか**

❶のように，動眼神経の神経栄養血管は神経束の中心部を走ってその周囲の運動神経線維を栄養している．したがって，この栄養血管に糖尿病による閉塞機転が起こると，その周囲で神経の中心部を走る運動神経線維が障害され，その結果，外眼筋麻痺が生じる．このとき瞳孔への副交感神経線維は動眼神経の外側端にあってその背部を走り，かつ軟膜上の別の血管から栄養されるため，瞳孔は障害を免れる．

一方，前記の動脈瘤によって動眼神経が上方から圧迫されると，同神経の周囲外側背部を走っている副交感神経線維がまず障害され，瞳孔が散大し対光反射が消失する．また上眼瞼挙筋への運動線維も，中脳の動眼神経核内のPerlia核から一部の副交感神経線維とともに走行していると思われ，同じ理由で眼瞼下垂も起こってくる．圧迫がさらに強まれば，もちろん眼球運動障害も起こる．

**眼科医の意見を求めるのも鑑別のポイントである**

以上のような理由から，この患者を診たときに，IC-PCの動脈瘤があることはまず間違いないと思ったが，実はそうではなく「急性緑内障発作」の患者であった．

文献的に，「動眼神経麻痺が急性緑内障を引き起こした」とする報告は散見されるが，調べた限りではまれのようである．またわれわれ神経内科医にとってもこのような症例を診る機会は少なく，貴重な経験であった．そして眼症状を伴う（あるいは伴わなくても必要により）頭痛の患者を診たときには，眼科医へ意見を求めることも忘れてはならない，という"頭痛の鑑別診断"の大原則を認識新たにした．

最後に，この症例に関し鋭意ご精査いただいた国立栃木病院脳神経外科，石原雅行先生に深謝致します．

# 急性緑内障との鑑別が必要な頭痛

星 明彦（福島医大）

### 頭痛を訴えることのある急性緑内障は救急疾患である

急性緑内障発作の際に患者は激しい眼痛を頭痛として訴えることがある．急激に生じた高眼圧により短時間で重篤な視神経障害をきたす危険性があるため，他の頭痛との鑑別診断を速やかに行い，眼圧のコントロールを早急に開始する．眼科的救急疾患である．

### 急性緑内障では多彩な症状が急激に出現する

現在，急性緑内障発作という言葉は急性原発性閉塞隅角緑内障の同義語として用いられているが，実際には他の緑内障，特に続発緑内障が緑内障発作として治療されているケースが珍しくない．続発緑内障の鑑別に関しては眼科専門誌に譲ることとしたい．

発作は中年以上の女性に多く（男性の2～4倍）みられる．通常片眼性の発作であるが，両側同時または引き続いて他眼に生ずることがある．発作前に一過性の眼痛や霧視などを自覚することが少なくない．隅角閉塞が短時間に広範囲に生じて，房水流失が高度に障害され眼圧の急上昇が起こるために，眼痛，前額部痛，悪心・嘔吐，虹輪視，視力障害などの多彩な症状が急激に出現する．悪心・嘔吐のため急性腹症として内科を受診することもある．症状の程度は眼圧の高さだけではなく，眼圧上昇に要した時間にも決定される．

他覚的には結膜・毛様充血，角膜浮腫がみられ，瞳孔ブロックにより瞳孔は散大する（❶）．対光反応は遅鈍または消失する．発作後に虹彩萎縮や水晶体前嚢下の点状混濁を認めることがある．眼底は角膜混濁のため透見不良のことが多いが，視神経乳頭の充血，浮腫や網膜血管のうっ血，網膜出血がみられることがある．

### 他の急性頭痛との鑑別が必要である

早期診断の重要性，緊急性から脳血管障害，特にくも膜下出血との鑑別が重要である．意識障害を呈している場合に誤診することはないが，比較的軽い症状で外来に独歩で来る患者もいる．十分な問診や眼所見，髄膜刺激徴候の有無などに注意し，少しでも疑わしければ頭部CT検査で出血の有無の確認をすべきである．

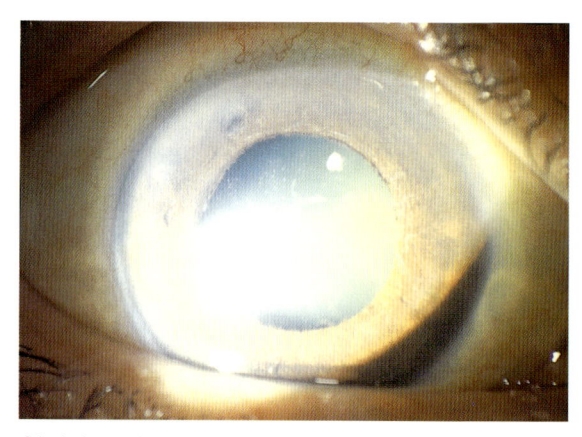

❶ 緑内障の細隙灯写真
毛様充血角膜浮腫，瞳孔散大を認める．

急性に眼痛を生じる点で鑑別が必要な疾患に群発頭痛，内頸動脈・海綿静脈洞瘻などがある．群発頭痛は一側眼窩に限局した激しい頭痛が発作的に起こり，結膜充血，流涙を伴う．しかし，視力障害は伴わず，瞳孔はHorner症候群によりむしろ縮瞳を示す点，飲酒後夜間に発作が多い点，男性に多い点などから鑑別は容易である．内頸動脈・海綿静脈洞瘻は一側眼痛に伴い，結膜充血をみる．典型的には眼球突出や脳神経麻痺（3，4，5番の1枝，6番）を認め，眼窩部の血管雑音を聴取する．

そのほか，視覚性前兆（aura）をもつ片頭痛発作も鑑別を要する．閃輝性暗点，霧視，半盲などの視覚症状が出現し，その後片側前頭部痛が始まる．悪心・嘔吐の症状も伴う．しかし視覚症状は頭痛の前に生じ一過性である点，瞳孔所見は伴わない点，若年女性に多い点などで鑑別可能である．

### 急性緑内障の治療ではまず眼圧の下降を行う

縮瞳薬，β遮断薬，高浸透圧薬，炭酸脱水素酵素阻害薬を併用した薬物療法にて眼圧を早急に下降させる．直ちに眼科に相談し，隅角検査およびレーザー虹彩切開術などの眼科的処置の適否につき意見を求める．

## 副鼻腔炎の存在は重要──sinus headache と呼ばれるもの

山口 三千夫（山口クリニック）

**副鼻腔炎と頭痛の関連は否定できない**

慢性機能性頭痛の多くが慢性副鼻腔炎に関連するとはいえないが，米国などでは俗に sinus headache と呼ばれる疾患概念は，テレビの薬のコマーシャルなどにもみられる．すなわち，米国では sinus pain と pressure が頭痛の原因だと信じている一般人が少なくないといえよう．これに対しては，頭痛診療の専門家たちは真の副鼻腔炎による頭痛は比較的まれであるとし，これまで sinus headache と呼ばれてきたものは国際頭痛学会の頭痛診断基準による片頭痛やその関連疾患であった可能性があるとし，片頭痛の際に鼻炎の症状が合併したり，副鼻腔の炎症が片頭痛発作の引き金となる可能性もあると考えている．このような議論があるということは，逆に，頻度は少なくても頭痛の原因としての副鼻腔炎の役割は消失してはいない．

耳鼻咽喉科の医師の多くは慢性の副鼻腔炎が機能性頭痛の主たる原因とは考えていないが，その根拠としては，①数年以上経過した慢性副鼻腔炎である，②CT 上，粘膜肥厚が主たる所見である，③鼻内所見が軽微であるなどである．これらの場合には積極的な耳鼻科治療は行われない．しかし，頭痛患者の CT 上に副鼻腔炎が認められれば耳鼻科への紹介はためらうべきではない．慢性であっても，後述のような蝶形骨洞炎と難治性の頭痛との関連した症例もありうるものである．

**副鼻腔炎が原因とみられる症例**

筆者は以下のような経験をしている．右半分の頭痛を訴えて来院した 30 歳代の女性で，右の大後頭神経および大耳介神経に圧痛があった．頭部の CT で右上顎洞内の液の貯留があり，この急性神経痛の原因には右上顎洞炎が考えられた．ほかに強い肩こりや，急性の全身性のウイルス感染も否定的であり，やはり頭痛の原因として副鼻腔炎を考えている．

**急性副鼻腔炎の画像診断とその手法のポイント**

したがって，急性症候性頭痛の原因として副鼻腔炎の存在は軽視できない．たとえば，急性の頭痛を訴える症例を診ると，前頭部の皮膚に圧痛があり，叩くと，そこが痛いことがある．通常は左右いずれかで眉毛の近くが多い．頭部単純 X 線撮影で前頭洞の空気が見えなければ急性前頭洞炎と考えるが，頭部の CT のほうがわかりやすい．前頭洞は通常の頭部 CT で十分に観察できるが，上顎洞や蝶形骨洞の状態を十分に観察したければ，

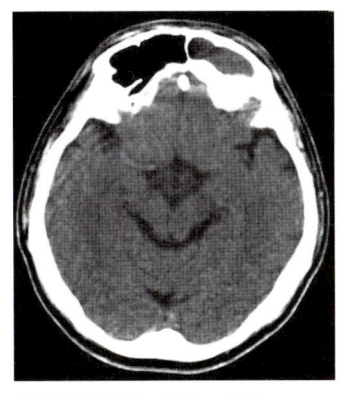

❶副鼻腔炎症例の頭部 CT 画像

CT スライスの切り方を変える必要があるかもしれない．また，CT は Window 幅を骨に合わせた条件のほうが観察しやすいかと思われる．急性副鼻腔炎と診断されたら耳鼻科に治療を依頼するか，抗生物質と消炎鎮痛薬などを投与する．

このような急性副鼻腔炎は糖尿病があったり，他の疾患の治療の目的でステロイドを使用した後には発生しやすいし，場合によっては副鼻腔内の真菌症もありうる．

**群発頭痛に似た症状を呈する副鼻腔炎もある**

また，まれであるが，群発頭痛の症状を示す副鼻腔炎の報告がある．筆者も，左の Horner 徴候（軽い眼瞼下垂，縮瞳）と左結膜の充血があり，左目の奥の強い痛みを訴える症例を経験した．38 歳の男性で 1 日 1 回の強い痛みであり，群発頭痛の可能性も考えたが，頭部 CT では，❶のように左側の前頭洞内に膿汁と思われる所見がみられた．文献的には，典型的な群発頭痛の症状を呈した副鼻腔炎の例が，鳥取大学の竹島によって *Headache* 誌に報告されている．ほかに，筆者は糖尿病や心疾患もある高齢の男性患者で，難治性の頭痛の精査のために頭部 CT を撮ってみて，蝶形骨洞に空気が入っていないことに気づいた．耳鼻科によって真菌症と診断されたが，症状としては 1 日 2 回ほど襲ってくる強い頭痛のみであった．したがって，症候性の原因として，副鼻腔の病変は重要であると考えられる．このような症例は気をつけて観察すれば案外まれではないかもしれない．

## 片頭痛および群発頭痛と副鼻腔炎との鑑別診断およびその治療法

清水 俊彦（東京女子医大）

### 片頭痛と蓄膿症との類似点と鑑別点

片頭痛を一言で表現すると、脳および脳硬膜の大きな動脈の異常拡張とその周囲の三叉神経終末の神経炎症に起因する頭痛と表現することができる。これに対して、蓄膿症に伴う頭痛は細菌もしくは真菌性の炎症により放出されるサブスタンスPなどの炎症性物質による血管拡張に起因する頭痛と表現することができよう。すなわち、両者とも結果が血管拡張であるために痛みの性質が類似しているのは当然のことである。片頭痛の約60%が片側性であり、特に片頭痛と混同されやすいのが一側の上顎洞炎である。上顎洞炎の痛みは同側の側頭部および後頭部に放散することが多く、また多量膿の貯留を認めるような症例では頭部を振ること (jarring head) により痛みが増強することが多いが、片頭痛でも頭部を動かしたり、体動により痛みが増強するので注意が必要である。また片頭痛が遺伝することが多く、家族歴を有することが多いのに対して、蓄膿症も頭部の骨格構造が親子で似よるために、家族歴を有することが多いことも両者の近似点としてあげられる。

しかし、片頭痛が長くとも3日以上は痛みが続かないことや、概して初日が一番痛みが強いのに対して、蓄膿症の場合は痛みの持続期間が長く、また痛みの程度があまり変化しないことや、上顎洞炎や前頭洞炎などの表面に近い副鼻腔炎では頬部や額部に圧痛を伴うことが多い点などが鑑別点となる。

### 緊張型頭痛や頭部神経痛に似た蓄膿症による痛みもある

緊張型頭痛はあまり偏りがなく、おもに後頭部より両側側頭部に放散する持続性の鈍痛を主訴とすることが多いが、同じような痛みをきたす蓄膿症として蝶形骨洞炎および乳突洞炎があげられる。蝶形骨洞は最も深部に位置する副鼻腔であり、ほぼ正中部に位置するため痛みはおもに両側後頸部より、後頭〜頭頂部に鈍痛を訴えることが多く、非常に緊張型頭痛と混同されやすい。

また、時として体動にて神経痛のようなsharp painを訴えることもあるため、頭部神経痛との鑑別が必要となることもある。耳介後部に位置する乳突洞の炎症ではその付着部である胸鎖乳突筋に痛みが放散することがあるため、一側もしくは両側の頸部痛として表現されることもあり注意が必要であるが、外耳炎もしくは中耳炎との合併例が多く、聴力障害を伴うことが多いので、その鑑別は比較的容易である。

### 群発頭痛と蓄膿症は自律神経症状などで鑑別を困難にしている

群発頭痛は片側の後眼窩痛および同側の流涙、鼻漏や鼻閉感、および額部の紅潮と時に眼瞼下垂や縮瞳などの自律神経症状を伴う疾患であるが、副鼻腔炎のうち篩骨洞炎や蝶形骨洞炎でも同様の症状をきたすことがある。解剖学的に篩骨洞は眼窩に接しており、その炎症は容易に眼窩内容物に伝わり、眼瞼腫脹や流涙をきたす。また蝶形骨洞は内頸動脈海綿静脈洞部に接しているため、この部位に炎症が伝わると動眼神経や三叉神経の障害が生じ、群発頭痛と同じく、自律神経症状をきたしてくる場合がある。また、概して、副鼻腔炎を有する患者の換気は夜間睡眠時に低下する傾向があり、動脈血中の$P_{CO_2}$濃度の上昇に伴い、血管拡張をきたして痛みを生じる可能性があることや、群発頭痛が春先や秋口などの季節の変わり目に発症しやすいのと同様に蓄膿症も季節の変わり目に上気道炎に続発して発症しやすいなどの点も鑑別を困難にさせている一因を担っていると思われる。

### 鑑別には画像診断が有用である

前述の特徴を鑑別点として問診を進めることも大切であるが副鼻腔炎による頭痛を正確に鑑別するためには、最終的に画像診断にたよらなければならない。上顎洞炎や前頭洞炎もしくは乳突洞炎は単純X線でも診断可能であるが、篩骨洞炎や蝶形骨洞炎では、骨レベルCTもしくはMRIが効力を発揮する（❶、❷、❸）。ただし、撮影の際は、上顎洞炎を見逃さないようにOM (orbito-meatus) ラインの2cm下方より撮影することが好ましい。

### 片頭痛の合併例、細菌性、真菌性により治療薬を選択する

副鼻腔炎による頭痛が疑われた場合や片頭痛もしくは副鼻腔炎のどちらが頭痛の

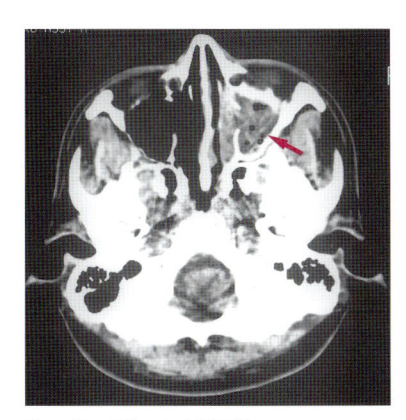

❶ 31歳，男性．右上顎洞炎のCT
右側頭部〜後眼窩痛を主訴に来院の片頭痛と混同されていた症例．

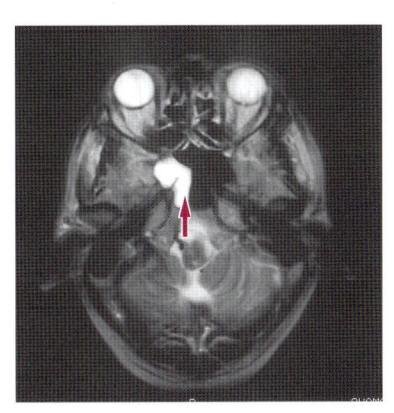

❷ 57歳，男性．右蝶形骨洞炎のMRI
左後眼窩痛，流涙，鼻閉感を主訴に来院．群発頭痛と混同されていた症例．

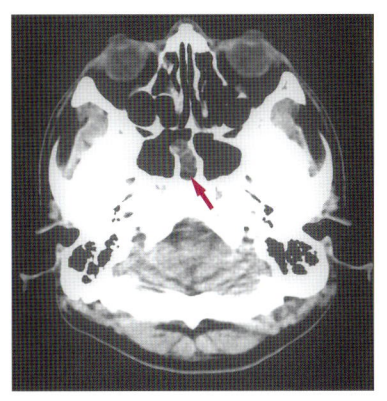

❸ 31歳，男性．蝶形骨洞炎のCT
後頸部痛と頭重感を主訴に来院．緊張型頭痛と混同されていた症例．

責任病変なのか判断困難な両者の合併例においては片頭痛の予防的効果を有し，かつ鼻炎もしくは鼻アレルギーの改善作用を有するとされているロイコトリエン受容体阻害薬である，モンテルカストNa（シングレア®錠など）やプランルカスト水和物（オノン®カプセル）などが第一選択薬となる．

また，細菌性炎症が考えられる際には，低用量で長期投与も可能で，かつ鼻粘膜の修復作用を有するマクロライド系の抗生物質（クラリス®錠など）を併用する．急性副鼻腔炎は約1か月以内に改善することが多いが慢性例では1か月ごとの臨床症状に画像所見をあわせて約3か月間の投薬が必要となることもある．

著しく免疫能の低下している患者やもしくは画像上，貯留膿内に石灰化を有するような症例では真菌性副鼻腔炎も視野に入れて，抗真菌薬（ジフルカン®錠など）を併用するとよい．

### 問診に続く画像診断による総合的評価が肝要である

頭部の痛みは複合された痛みとして表現されることが多いため，問診のみでなく一度は画像診断を施行し，総合的に評価し，治療していくことが必要となる．

米国のある施設において副鼻腔炎による頭痛患者の約97％が副鼻腔直上の皮膚の圧痛を有するものの，片頭痛の国際診断基準に合致したという報告はやはり画像診断の必要性を示唆するものであると考えられる．

# 群発頭痛様頭痛で発症した慢性副鼻腔炎の急性増悪例

藤木 直人（国立療養所札幌南病院）

### 群発頭痛様頭痛に隠れている器質的病変もある

群発頭痛は非常に特徴的な頭痛であり，この頭痛の診療経験があるものにとっては，診断はさほど困難ではない．しかし問診上は典型的な群発頭痛と思われる症例において，頭蓋内に器質的病変が確認され，治療により頭痛が消失したとされる例がたびたび報告されている．器質的病変の種類として最も多いのは動静脈奇形であり，髄膜腫，下垂体腺腫，転移性腫瘍，動脈瘤などに加えて副鼻腔病変の報告もみられる．群発頭痛の患者の診療では器質的疾患の除外を確実に行うことが重要である．

### 頭重感と発作性頭痛を伴う症例

36歳，男性．初診の半月前に感冒症状があり，その頃から頭重感があった．1週間前から発作的に左眼の周囲がズキズキと激しく痛み，1〜2時間続いて自然に治るようになった．頭痛発作はほぼ1日に1回で夜間に多く，時に昼にも起こった．流涙はないが，妻から頭痛の最中に左眼が充血していると言われた．頭痛の最中に左のまぶたが重く開きにくくなる．左の鼻が詰まりやすい（これは頭痛時以外もあり）．市販の鎮痛薬は効果がなかった．初診時の神経学的検査では特に異常を認めなかった．

### 器質的疾患除外のための画像診断が有効だった

片側性で眼球中心の激しい痛みで，頭痛の持続時間，頻度とも群発頭痛を思わせる．発作中頭痛と同側に結膜充血と眼瞼下垂が疑われ，これにより国際頭痛学会の群発頭痛の診断基準に挙げられる随伴症状も満たしていることになる．しかし今回が初発であること（初発年齢としては問題ないが）から，器質的疾患の除外のため画像診断は必要と考えた．また，頭痛発作時以外にも鼻閉があること，感冒症状が先行していることから，副鼻腔を含めたMRIを実施した．

### 画像診断による所見と経過

MRIでは左前頭洞，上顎洞に副鼻腔炎の所見を認めた（❶）．耳鼻咽喉科を紹介し，慢性副鼻腔炎の急性増悪との診断で治療を受け，頭痛は消失した．

### 初発例や症状の大きな変化では器質的疾患を疑うべきである

群発頭痛の病態は不明な点が多く，本症例のような器質的疾患で群発頭痛様頭痛の起こる機序も明らかでない．典型的な群発頭痛と思われる症例でも「初発」の際や，初発でなくても頭痛の性質や頻度が以前と比べて大きく変化したときには，器質的疾患の存在を常に念頭におく必要がある．また鼻漏，鼻閉の訴えが頭痛時以外にも認められるときには，副鼻腔病変の存在を意識すべきである．

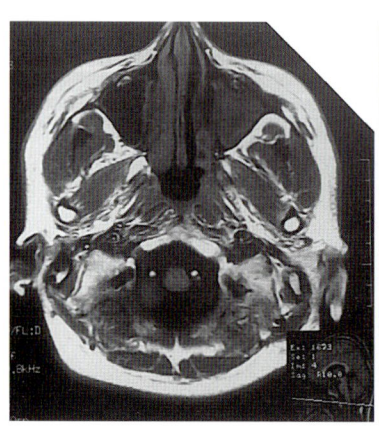

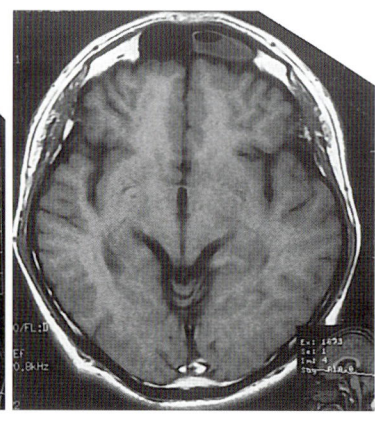

❶症例のMRI（T1強調画像）
36歳，男性．左眼周囲の激しい痛みが毎日1回，1〜2時間続くため受診．左の前頭洞，上顎洞に副鼻腔炎の所見を認めた．

# 入浴，あるいはお湯をかぶることで誘発される頭痛

根来 清（山口大）

寒冷環境に急激に暴露されたときや，冷水に飛び込んだ際などに頭痛が経験されることがある．これらは，国際頭痛学会分類（1988）で，分類コード4.3.1「外因性寒冷刺激による頭痛」の「器質的病変を伴わない各種の頭痛」に分類される．ちなみに，分類コード4.3.2はアイスクリーム頭痛に代表される「冷たいものの摂取による頭痛」である．これらは特定の個人に生じることが多く，個体の寒冷に対する過敏性が頭痛発現に関与している可能性が指摘されている．一方，文献報告はきわめて少ないが，お風呂に入る，あるいは温水シャワーなどで高度の頭痛が生じる患者に出くわすことがあり，くも膜下出血を疑わせるほど激烈な頭痛のことがある．これは良性入浴関連頭痛（benign hot bath-related headache）と呼ばれる．

### 入浴，シャワーで頭痛を生じた症例

54歳，女性．ある日，普段どおり入浴しようと，風呂桶に入った途端に頭全体に割れるような頭痛が生じた．ふらふら感を伴い5〜10分間持続した．翌日，やはり入浴時に風呂桶につかる前にシャワーでお湯をかぶった途端に同様の頭痛が生じた．非拍動性で光過敏，音過敏，悪心・嘔吐，回転性めまいは伴わず10分以内に消失した．その後の1週間毎日，浴室で掛け湯をかぶっただけで頭痛が生じるために，この間入浴することができなかった．2度，近医に処方されたエルゴタミン製剤を1錠内服した後に入浴してみたが，やはり同様の頭痛が生じた．入浴せずに服を着たままで洗髪する際には頭痛は生じなかった．血圧その他の一般理学所見，神経学的所見，血液検査に異常はなく，また，頭部CT，MRI，MRA，脳血流SPECT，脳波にも異常はなかった．1か月後掛け湯を試してみたところ頭痛は生じなかった．その後この頭痛は出現していない．

以後，同様に，入浴，温水シャワー時などに高度の頭痛を生じた症例を経験した（❶）．全例40歳代後半以上の女性であった．いずれの症例も頭痛が高度であったことからくも膜下出血や脳動脈瘤の可能性を考え，2例では脳脊髄液検査も施行したが異常はなかった．いかなる検査にも異常を認めず，入浴などの頭痛誘発因子を避けることで数週間で自然に消失した．この頭痛の発現機序として3例中2例は「外因性寒冷刺激による頭痛」を経験していたことから，頭頸部周辺の温度受容器過敏が原因ではないかと推測している．

### 良性入浴関連頭痛の鑑別診断と治療

頭蓋内器質疾患，特にくも膜下出血と脳動脈瘤を除外しなければならない．頭部CT，MRI，MRA，時には脳脊髄液検査が必要である．労作性頭痛，雷鳴頭痛（thunderclap headache）との関連が一部で推測されるが，不明である．

自験例では，予防薬としてエルゴタミン製剤や，NSAIDsを使用したが，いずれも無効であった．発作時の頭痛にはNSAIDsが一部有効であった．

**❶ 良性入浴関連頭痛の症例**

| 症例 | 年齢 | 性別 | 頭痛の誘因 | 頭痛の部位 | 持続時間 | 性状 | 発作回数 | 随伴症状 | 基礎疾患ほか |
|---|---|---|---|---|---|---|---|---|---|
| 1 | 54 | 女 | 入浴直後，掛け湯・シャワー時 | 頭全体 | 5〜10分 | 高度 | 10 | 動揺感 | 緊張型頭痛 |
| 2 | 47 | 女 | 入浴直後，シャワー時 | 両側前頭部 | 30分 | 高度，拍動性 | 3 | 吐き気 | 水泳時頭痛（飛び込み時） |
| 3 | 49 | 女 | 掛け湯直後 | 頭右半分 | 1〜4時間 | 高度 | 5 | なし | 寒冷時頭痛 |

# 筋由来の緊張型頭痛──はぎしり・くいしばりや筋筋膜痛に起因する緊張型頭痛

井川 雅子（清水市立病院）

### 顎関節症と緊張型頭痛とは関連があるのではないか

近年歯科では，「緊張型頭痛と顎関節症\*は，いずれも頭部筋群の疲労や過緊張に起因する同根の疾患ではないか」と考える研究者が増えている．この背景には，過去20年間に顎関節症の臨床研究が進み，現在では顎関節症の病因は「咬み合わせの異常」ではなく，「ブラキシズム（はぎしりやくいしばり，後述）による慢性的あるいは持続的な力である」とする考え方が主流になったことがある．ブラキシズムにより咀嚼筋や頭部筋群が酷使されることで，筋の疲労や筋筋膜痛症候群が引き起こされ，結果的に顎関節症や緊張型頭痛が生じることを示唆する報告は枚挙に暇がない．

本稿では，顎関節症の研究により得られたブラキシズムと筋筋膜痛に関する知見を緊張型頭痛に当てはめて考察する．

### 頭部筋群の異常を伴う緊張型頭痛：ブラキシズムの直接的結果としての筋痛

bruxism（ブラキシズム）は「咀嚼系の非機能時のclenching（くいしばり）またはgrinding（はぎしり）」と定義されており，睡眠中に生じるものと日中に生じるものに大別される．睡眠中のブラキシズムは，中枢に起因する睡眠障害の一種であり，浅い睡眠ステージで生じる．日中のブラキシズム（主としてくいしばり）は獲得行動（癖）で，ストレスと関連すると考えられている．これらの患者は，くいしばらせて触診すると咬筋や側頭筋の著明な肥大を認めることが多い．なお，臨床上問題となるようなブラキシズムを行う患者は「bruxer（ブラキサー）」と呼ばれている．

**睡眠中のブラキシズム**　ほとんどの人が睡眠中にはぎしりやくいしばりを行っており，一晩の平均時間は90分（睡眠の1サイクル）ごとに5回，各8〜20秒と報告されている．一晩のトータルが2〜3分以下の場合は，臨床的な問題は生じない．しかし成人の10〜20%と報告されている睡眠時のブラキサーの場合は，1回につき3分間もくいしばることがあり，一晩のトータルが40分を超える場合もある．ブラキシズムの強度はさまざまであるが，睡眠中には大脳皮質が抑制されるために，筋緊張がコントロールされず，覚醒時の約6倍の咬合力（クルミを咬み割れるくらいの力）が発揮されるという報告もある．また，睡眠中の歯ぎしりの場合は，顎は通常の咀嚼運動の軌道をはるかに超えてダイナミックに動くことが知られている．下顎の犬歯が同側の上顎の犬歯咬頭をはるかに越えるような激しい側方運動を行うため，正常なら尖っているはずの犬歯咬頭が平らに磨耗しているのが観察される（❶）．また歯が揺すぶられるために，歯頸部（歯と歯肉の境目）に応力がかかり，この部のエナメル質が剥げ落ちて，あたかも「虫歯」のように見えることが多い．これは「楔状欠損」と呼ばれ，はぎしりの典型的な特徴とされている（❶）．通常の齲歯と異なるのは，欠損部の表面が滑沢で，対合歯にも同様の所見が認められるところである．睡眠中のブラキシズムを有する患者は，起床時に顎の痛みや緊張型頭痛様の症状が強いのが特徴である．

睡眠中のブラキシズムを抑制するためには，スプリント（マウスピース）を装着するか，睡眠ステージを深くするために三環系抗うつ薬を服用するのが有効とされている．ベンゾジアゼピンは依存性や耐性の問題があるため，欧米では長期の投与（2〜4週間以上）は避けるべきとされている．

**日中のブラキシズム**　日中のブラキシズムは主にくいしばり（咬みしめ）であり，成人の約10〜20%にみられる．Olesenらは，最大咬合力の10%の力で30分間咬みしめさせると，対照の16%，緊張型頭痛患者の78%に頭痛が生じると報告している．中枢の関与のほかに，咬みしめによる筋の酷使が，頭部筋群に直接的なダメージを与え，筋に由来する頭痛を生じさせると考えられる．

本来，人間の上下の歯は，咀嚼時と嚥下時以外は常に3〜10mmほど離れている（これを「安静位空隙」という）．しかし日中のブラキシズムでは，常に上下の歯が接触した状態で，間断なく筋を活動させているため，夕方になるほど頭痛や顎の痛みが増悪するのが特徴である．また，日中のブラキシ

---

\*顎関節症はその名称より「顎の関節の疾患」ととらえられやすいが，定義は「顎関節と咀嚼筋の慢性疾患群」であり，頻度としてはむしろ，関節よりも咀嚼筋に起因する「筋性の顎関節症」のほうが多い．

## 問診・検査・診断

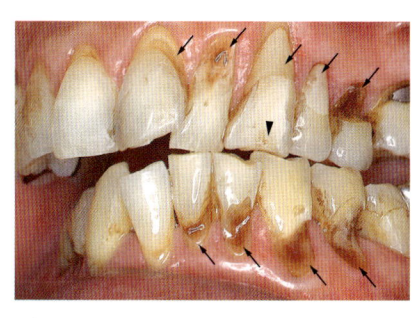

**❶ 睡眠中のはぎしりによる犬歯咬頭の摩耗（矢頭）と多数歯にわたる歯頸部の楔状欠損（矢印）**
通常の咀嚼では，上下顎の犬歯咬頭が摩耗するほど下顎を側方へ動かすことはありえない．

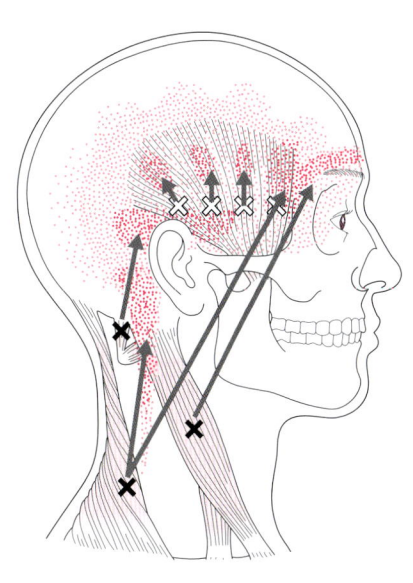

**❷ トリガーポイントからの関連痛による頭痛**
僧帽筋上部，胸鎖乳突筋，側頭筋，深項筋からの関連痛により「頭痛」が生じる．

ズムは，夜間のような強力な力ではない代わりに，持続時間が長いため，最近ではむしろ夜間のブラキシズムより顎関節症や緊張型頭痛への影響が大きいと考えている研究者もいる．

日中のブラキシズムは獲得行動であるため，治療は「くいしばりをしていることを意識させ，やめさせる」認知行動療法が中心となる．

### 頭部筋群の異常を伴わない緊張型頭痛：筋筋膜痛からの関連痛

国際頭痛学会分類（1988）の緊張型頭痛の下位分類，「頭部筋群の異常を伴わないもの」のなかには，筋筋膜痛症候群（myofascial pain syndrome；MPS）の関連痛に起因するものがあると考えられている．MPSとは筋の疲労により生じる病態で，筋中に索状硬結と直径1～2 mmの圧痛点（トリガーポイント；TP）が形成される．TPを圧迫すると筋の単収縮反応が認められることと，各TPごとに特定の部位に関連痛が発現するのが特徴である．多くの場合，関連痛はうずくような持続性の鈍痛である．TPが形成される部位は，筋によりほぼ一定であるため，TPをマッピングした成書が存在する．ブラキシズムにより咬筋中にTPが形成された場合は，臼歯に関連痛が発現するため，患者が歯痛と誤認して歯科を受診することも多い．一方，僧帽筋上部の筋中のTPは後頭部に，胸鎖乳突筋（SCM）では胸骨枝が後頭部に，鎖骨枝が前頭部に関連痛を発現させるため，「頭痛」が生じる（❷）．この場合は筋電図では異常は検出されず，「頭部筋群の異常を伴わない緊張型頭痛」の診断基準を満たす病態となる．

関連痛は，TPを指圧することで痛みが離れた部位に再現できることと，同部に局所麻酔を行うことで関連痛が消失することで診断する．治療は筋弛緩薬やTPに局所麻酔薬を注射する方法がある．

### 関連痛により生じた前頭部痛の症例

患者：15歳，男性
主訴：前頭部の持続性疼痛
現病歴：1か月前から頭痛が出現．頭痛は特に前頭部に強く，持続性であった．頭痛は特に週明けの数日間がひどく，月曜日には登校できない状態であった．なお，患者はテニス部に所属し，毎週日曜日には試合を行うため，週明けには激しい疲労を自覚していた．頭痛出現当初，内科を受診しカフェルゴット®とジヒデルゴット®を処方されたが効果がなかった．2週間前に脳外科でMRIを撮影したが，異常所見は指摘されなかった．近歯科医師の紹介で当科を受診．

**診断と治療**　両側SCMに強い圧痛と局所の筋の単収縮反応が認められた．同部を圧迫することにより，前頭部の頭痛が再現された．

診断：SCMからの関連痛による頭痛．

治療：両側SCMのTPに0.5%リドカイン（各1.5 mL）を注射したところ，直後からTPの圧痛と頭痛が消失し，現在に至るまで5年間頭痛は再発していない．

### 筋由来，あるいは筋筋膜痛からの関連痛にも注意する

緊張型頭痛患者で顎の痛みを合併している場合，または患者がブラキシズムを自覚している場合は，筋由来の頭痛である可能性がある．この場合は治療の選択肢の一つとして，ブラキシズムコントロールのために顎関節症専門医との連携を考慮することが推奨される．また，「頭部筋群の異常を伴わない緊張型頭痛」には，筋筋膜痛からの関連痛に起因するものがあると考えられる．この場合は，疼痛発生源の筋のTPに対する治療が必要である．

# 口腔顔面領域に疼痛を生じさせうる神経血管性頭痛——片頭痛と群発頭痛

井川 雅子（清水市立病院）

三叉神経の神経原性炎症により生じる神経血管性頭痛は，発作時に歯や顎の痛みを伴うことがまれではない．しかも，しばしば頭痛よりも歯や顎の痛みのほうが強く自覚されることがあるため，患者が歯科を受診することがある．このような場合，頭痛に関する知識がほとんどない歯科医師は，痛みをコントロールしようとするあまり，患者の訴えのまま抜髄（神経を抜くこと）や抜歯，顎関節症の治療を行うことが多かった．

### 歯科での取組み：口腔顔面痛専門医

前述のような経緯から，1990年代に入り，口腔顔面痛を生じさせうる疾患を歯科疾患と鑑別するための知識を体系化した「orofacial pain（oralとfacialを組み合わせた造語）＝口腔顔面痛（学）」が発展し，現在，American Academy of Orofacial Pain（米国口腔顔面痛学会）を中心に，急速に世界中の歯科大学に普及しつつある．

口腔顔面痛学で鑑別する疾患は，体性痛，神経因性疼痛，心因性疼痛と疼痛のすべての分野にわたるが，その多くは国際頭痛学会分類に含まれる疾患である．具体的には，機能性頭痛，鎮痛薬乱用による頭痛，側頭動脈炎，発作性神経痛（三叉神経痛，舌咽神経痛），持続性神経痛（求心路遮断性疼痛，交感神経維持性疼痛），急性副鼻腔炎（いわゆるsinus headache）などであり，これらの患者は実際に歯科を受診することがある．したがって口腔顔面痛専門医は国際頭痛学会分類とその診断基準に精通することが必要とされている．

このなかで特に受診頻度が高く歯科で非可逆的な治療が行われやすい疾患として，片頭痛と群発頭痛があげられる．このため最近は，歯科医師に必要な知識として，卒前教育に機能性頭痛の授業を組み込む歯科大学も増えてきている．

### 口腔顔面痛を伴う片頭痛（顔面片頭痛）

片頭痛患者が発作時に顎関節や患側の歯に痛みを訴えることはまれではないが，なかには，顎や歯の痛みのほうが主訴となるバリアントがあり，これらは特に「顔面片頭痛（facial migraine）」，「下顔面片頭痛（lower half migraine）」と呼称されている．この場合，歯痛や顎関節部の痛みはかなり強烈であるため，患者は第一に歯科を受診する．しかし通常は頭痛や悪心・嘔吐を伴うため，片頭痛の診断基準を知っていれば顎関節症との鑑別は困難ではない．ただしまれではあるが，片頭痛の診断基準を満たしながら，頭痛がなく，歯痛や顎関節痛だけが存在するバリアントも報告されている．

以下に筆者が経験した顔面片頭痛の症例を供覧する．

**顎関節に疼痛を訴える「片頭痛」の症例**：14歳，女性．

主訴：両側顎関節部の拍動性疼痛．

現病歴・現症：初診時までの3か月間，2週間に1度，計5回の発作があった．強い拍動性の疼痛が後頭部より始まり，頭痛と悪心を伴いながら経時的に右顎関節部から下顎沿いに左顎関節部まで拡大し，その後嘔吐することもあった．発作は通常夕方から始まり，3時間以上持続するが，そのまま寝込んでしまうと翌朝には消失している．疼痛は光や騒音で増悪する．

初診時に患者が訴えていたのは，第一に顎の痛み，第二に悪心であり，頭痛は主訴ではなかった（❶）．

処置，確定診断：スマトリプタンの皮下注射により，顎関節痛と頭痛が消失した．このため，本症例の顎関節痛は片頭痛の随伴症状であると診断した．

### 口腔顔面痛を伴う群発頭痛

群発頭痛では，眼窩を中心に側頭部から上顎大臼歯部にかけて激烈な疼痛が生じるため，患者は眼科・耳鼻科・歯科を受診することが多い（❷）．患者の1/3が歯痛と誤認して歯科を受診し，不必要な歯科治療を受けているという米国のペインセンターからの報告もある．

歯科を受診する群発頭痛患者は2つに大別される．ひとつは「歯痛以外の何ものでもない」と自覚して直接歯科医院に飛び込む患者と，他科で診断がつかないため，患者自身が，発作中には歯も痛むので歯が原因ではないかと考えて二次的に歯科を受診するものである．群発頭痛の有病率は約1～5万人に1人と推定され，一般的な疾患ながら，本疾患の医科での正診率が非常に低いことが，後者の一因となっていると思われる．

## ❶問診票に患者が記入した自覚症状

```
どこの具合がわるいのですか？
  歯・歯肉・舌・唇・上顎（あご）・下顎（あご）・㊀(あご）関節
  顔・頰・鼻・首・その他（            ）

いま，どのような症状がありますか？
  平成___年___月___日から，___週前から，_2_ヶ月前から，___年前から

・顎（あご）関節の症状
  あごのつけねの辺りがいたむ。

・顎、顔、頰、首の症状
  首のあたりがいたくなり，次に，右あご，左あごといたくなり
  頭痛がし気持ちが悪くなる。
```

## ❷群発頭痛患者の受診歴の検討

| 過去に受診した医療機関 (n=108) | | 過去に受けた診断名 (n=90) | |
|---|---|---|---|
| 総合病院 | 49例 | 三叉神経痛 | 13例 |
| 内科診療所 | 25例 | 片頭痛 | 13例 |
| 脳神経外科 | 19例 | 精神的なもの | 4例 |
| 眼科 | 19例 | 齲歯・智歯 | 4例 |
| 耳鼻咽喉科 | 12例 | 血管性頭痛 | 3例 |
| 歯科・口腔外科 | 12例 | 緊張型頭痛 | 3例 |
| 精神神経科 | 2例 | 目の疲れ・調節障害 | 3例 |
| 小児科 | 2例 | 副鼻腔炎疑い | 2例 |
| 整形外科 | 1例 | 脳動脈瘤疑い | 1例 |
| なし | 18例 | 自律神経失調症 | 1例 |
| | | かぜ | 1例 |
| | | 頰部の炎症 | 1例 |
| | | アレルギー性鼻炎 | 1例 |
| | | 群発頭痛 | 8例 |
| | | 診断名告げられず | 36例 |

（宮内庁病院・五十嵐久佳，北里大・坂井文彦）

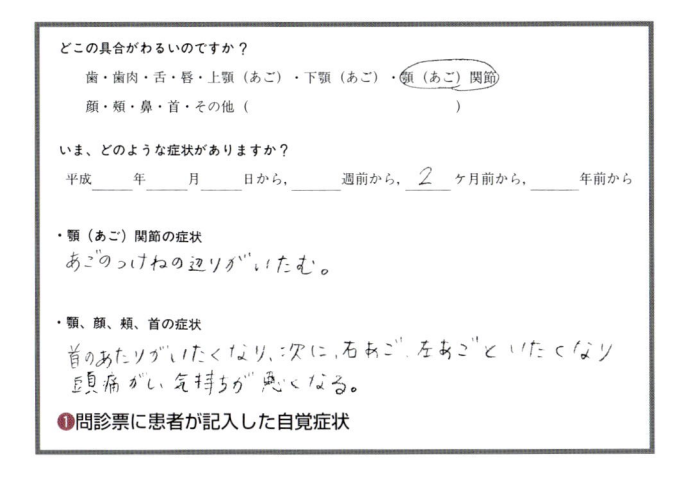

歯科を受診する場合の主訴は，ほとんどが患側の上顎最後臼歯の激痛であるが，下顎臼歯部に疼痛が生じる場合もある．歯痛が群発頭痛の神経血管性機序に基づいて生じている場合には，通常の歯痛と異なり，該当歯に打診痛や冷温水痛が認められないのが特徴である．

歯科を受診した群発頭痛患者は「奥歯が痛くて眠れない（実際は，夜間の疼痛発作による覚醒）」「激痛で涙が出る（自律神経症状）」などと訴えたり，診断がつかず治療をためらっている歯科医師に「この歯を抜いてくれ」と詰め寄ることもある．このため，歯科医師は診断に疑問を残しながらも，苦し紛れに非可逆的な治療を行わざるをえなくなることが多い．さらに，群発期が過ぎると疼痛はまったく消失するため，歯科医師・患者双方ともが歯科治療が奏功したと誤認することも，同じ患者に同じ治療が繰り返されることの一因となっている．

最近ではインターネットなどで情報を得た患者から，直接「痛発作中に歯や顎が痛くなるが，歯科疾患との鑑別のため，片頭痛・群発頭痛に詳しい口腔顔面痛専門医を紹介してほしい」という依頼もある．

**口腔顔面痛専門医へのコンサルテーションも心得よ**　片頭痛，群発頭痛などの神経血管性頭痛は，三叉神経1～3枝の各領域に疼痛を生じさせる可能性がある．したがって，これらの患者が発作中に歯痛・顎関節痛を訴えたとしても，頓挫療法で疼痛が消失する場合には歯科的問題ではないと判断してよい．しかし特に歯原性疼痛との鑑別が必要な場合には，歯科大学や市中病院の口腔顔面痛を専門とする歯科医師に依頼するのが適切である．

# 運動に関連した頭痛の分類と対処法

鈴木 ゆめ（横浜市大）

### スポーツに伴う頭痛がある

「めまい，頭痛」といえば神経内科の診療において，出合う頻度がきわめて高い症状である．しかも頭痛は誰もが一度ならず経験したことのある症状で，そのうち耐え難い頻度，程度で頭痛を起こす人は，神経内科外来を訪れる．もちろんスポーツ選手といえども例外ではなく，頭痛をその発生源から13に分けた国際頭痛学会の分類（International Headache Society, 1988）のうちいずれの型の頭痛をも呈しうる．しかし，スポーツを行う人々には，特異的な頭痛があることも念頭におかなければならない．それらの頭痛は機序から分類もされうるが，場面の状況からそれぞれ命名されており，特徴的頭痛として知られている．

### 運動に関連した頭痛の分類

運動に関連して起こる頭痛（exercise induced headache）は多く報告され，陸上選手の頭痛，長距離走者の頭痛，水泳選手の頭痛，重量挙げ選手の頭痛などとして知られており，分類は血管性，筋緊張型，および感染症や外傷，脳腫瘍のような構造的変化をもつものに分けるむきもあるが，まずはDimeffの分類（❶）（Clinics in Sports Medicine 1992；11：339-349）に詳しく，理解しやすい．これに準じて，また他の知見も加えながら以下に概説する．

**頭蓋内圧亢進によって起こる頭痛**　咳，くしゃみ，反り返り，息こらえ，笑ったり，泣いたり，鼻をかんだり，性的興奮，Valsalva法など，胸腔内圧を上昇させるような行為は頭蓋内の静脈洞圧を上昇させ，頭蓋内圧を上げて，脳の血液環流を下げる．結果として，頭痛を起こす．動作性頭痛（benign exertional headache）で，男性に多く，動作をしたとたんに起こる急激な発症と最盛期を迎え，間もなく鈍痛となって消失，あるいは数時間残ることもある．インドメタシンの内服が有効であるが，予防的内服は頭痛が頻回でないかぎり実用的ではない．

**運動後の過呼吸によって生ずる片頭痛**　短時間のきわめて活動的な運動を行ったときに起こる片頭痛（acute effort migraine）で，過呼吸によって脳内の二酸化炭素分圧が下がり脳内血管の収縮が起こって前兆を起こし，そのあと血管拡張が生じて頭痛を引き起こす．重量挙げ選手，長距離走者，水泳選手での報告がある．

**低運動量を長く続けたときに徐々に生ずる頭痛**　強い拍動性の頭痛で，一側であったり両側であったりし，数時間続く．吐き気や，視力障害，何らかの神経所見を認めたりする．コンディション不良の陸上選手や，高温下，脱水，低血糖，順応不良，アルコールやカフェイン摂取といったことで生ずる．非ステロイド性消炎鎮痛薬が有効であるが，上記で述べた悪条件の除去が望ましい．有酸素運動の継続により，血管性の頭痛を引き起こすと考えられる．

**頸部靭帯，腱の伸長による筋収縮性頭痛**　重量挙げ選手に

❶運動に関連した頭痛

| 頭痛のタイプ | 発端，原因 | 性状 |
|---|---|---|
| 頭蓋内圧亢進 | 咳，くしゃみ，反り返り，息こらえ，笑う，泣く，鼻をかむ，性的興奮，Valsalva法（機序：胸腔内圧↑→静脈洞圧↑→頭蓋内圧↑→脳環流↓） | 急激な発症　間もなく鈍痛，消失 |
| 運動後の過呼吸 | 重量挙げ選手，長距離走者，水泳選手（機序：過呼吸→二酸化炭素分圧↓脳内血管収縮→血管拡張） | 前兆，拍動性 |
| 低運動量持続 | コンディション不良の陸上選手，高温，脱水，低血糖，順応不良，アルコールやカフェイン摂取 | 強い拍動性頭痛　数時間，視力障害，神経所見 |
| 最大限の力 | 重量挙げ選手，リュージュ選手（機序：頸部靭帯，腱の伸長による筋収縮性頭痛） | 突然後頭部，頸部から上頭頂に広がる激痛 |
| 高山病 | 3,500～5,000mの高度　脳圧を上げるような操作で増悪 | 疲労感，吐き気，嘔吐，易怒性，幻覚，妄想，失調，昏睡 |
| 歩行に伴う | 虚血性心疾患でST低下に伴う | |
| その他 | スポーツダイバー：息を抜かす→二酸化炭素分圧↑→血管拡張→頭痛　マウスピースをがっちり咬む：筋緊張型頭痛　齲歯：圧の変化が副鼻腔の洞性の痛みを生ずる　ゴーグル：眼窩周辺の神経を圧迫→顔面，側頭部の痛み　ゴーグル片頭痛：可逆性の半盲　くも膜の破綻による脳脊髄液の漏れ：低髄液圧性頭痛，腰椎穿刺後様の頭痛 | |

（Dimeffの分類から）

特異的な頭痛（weightlifter's headache）で，重量挙げなどのように最大限の力を出すときに突然後頭部と上頸部に起こり，頭頂に広がるような激痛で，持続する焼け付くような穿孔痛のような痛みと表現される．リュージュの選手でもシーズンはじめには経験することがある．冷却療法，非ステロイド性消炎鎮痛薬，頸部のリハビリテーションが有効である．

**高度の変化による頭痛**　高山病（acute mountain sickness）はこのタイプの軽いものである．3,500〜5,000 m の高度になると頭痛，疲労感，吐き気，嘔吐が生ずるもので，脳圧を上げるような操作で増悪する拍動性の頭痛が6〜96時間後に起こり，順応によって消失する．4,500 m 以上の高度で起こる高山病は重度で，脳の浮腫を伴い，増悪する頭痛とともに，易怒性，幻覚，妄想，失調，昏睡し，死に至ることもある．少なくとも 5,000 m まで急速に高度を下げ，酸素と副腎皮質ステロイドを使用する．アセタゾラミド 750 mg/分3と1週間をかける順応は予防に役立つ．

**歩行に伴う頭痛（walker's headache）**　虚血性心疾患でST低下に伴って頭痛を生ずることがある．虚血が解除されると消失する．

**その他**　スポーツダイバーが，何回か息を止めるために二酸化炭素分圧が上がり，血管拡張を起こして頭痛を生ずる．マウスピースをがっちり咬むような場合に筋緊張型頭痛が起こる．齲歯のために気圧の変化が副鼻腔の洞性の痛みを生ずる．ゴーグルがきつすぎて眼窩周辺の神経を圧迫して顔面，側頭部の痛みを生ずる．またきついゴーグルをした場合には，ゴーグル片頭痛といって，水泳選手の場合と同様可逆性の半盲を呈することもある．くも膜の破綻による脳脊髄液の漏れが低脊髄圧を招き頭痛を生ずることがあり，立位で増悪し，数週から数か月続く．自然修復によって改善する．この場合，筋収縮や咳，性行為に伴い，腰椎穿刺後の頭痛のような痛みを生ずることがある．高血圧でも拡張期血圧が 120 mmHg を超えると運動時頭痛をきたす．

また，特にスポーツ選手の場合，外傷歴が重要であることもある．ボールが当たったり（foot-ballers headache），転倒したり，またボクサーのようにパンチを受けて頭部打撲があったりした場合には，脳震盪で血管性頭痛が惹起されること（post-concussion syndrome）もあるが，脳挫傷をきたしていることもあり，十分に注意を要する．また，続けて頭部殴打が予想されるようなスポーツでは，一度受けた打撲による頭痛などの症状が解消して間もなく再び同様の衝撃を受けた場合に，急激に脳浮腫をきたして不幸な転帰をとる second impact syndrome が知られている．

大きくは以上のように分類できるが，たとえば，重量挙げ選手の頭痛の場合，いわゆる重量挙げ選手の頭痛は後頸部から頭頂部に広がる焼け付くような痛みだが，瞬間的に踏ん張った場合に頭蓋内圧上昇をきたして頭痛を引き起こし，また激しい練習後には運動後の過呼吸が血管性の頭痛を引き起こすこともある．高地で練習すれば，低酸素のため高山病を呈して頭痛をきたす．また水泳選手の頭痛は初心者の報告例では，明らかに不適切な呼吸法によって過呼吸を呈したり，息こらえをしていたり，あるいは座り込んで頭を下げると再発したりといった頭蓋内圧の変化を思わせる所見もある．スポーツ選手や運動に伴って生ずる頭痛であっても，その発症様式，持続，痛みの性状を分析して検討することは適切な治療につながる．

### 発生源はどのように探索するか

発生源を知ることは，痛みの機序を異にする頭痛の治療法にかかわってくる．これを診断するには，いつ起こり，どのような進展を示したか，持続，頻度，性状，誘発因子，増悪因子，随伴症状を明らかにする必要がある．これらのことから総合して，原因検索を進める．血圧測定は必須であるが，尿，末梢血液検査所見ではこれといった異常を示すことは少ない．眼底所見はうっ血乳頭に注意し，また高血圧性変化も見てとれる．項部硬直，巣症状や脳圧亢進症のあるときにはCTやMRIを撮って出血性病変や腫瘍の有無をみる．またスポーツ選手は外傷を伴うこともままあるので，頭蓋骨の単純X線写真を撮ることも重要である．脳炎，髄膜炎が疑われるときにはうっ血乳頭や，脳内占拠性病変がないことを確認して髄液検査を行う．

### 治療はまず適切な診断から

頭痛のタイプにより治療法が異なるため，治療にはまず適切に診断することが必要である．片頭痛（持続する血管性頭痛），緊張型頭痛に関しては各項を参照されたい．脳浮腫を伴う場合には副腎皮質ステロイドを使用し，その原因を取り除いて，速やかに対処することが必要となるが，その他の場合は，非ステロイド性消炎鎮痛薬が使用され，奏効する．

## 性交の際に起こる頭痛 —— benign coital cephalalgia

小松本 悟（足利赤十字病院）

頭痛の一種に，性交の際に起こるとされている benign coital cephalalgia の存在が知られている．頭痛の性状としては後頭部の拍動性頭痛であり，現在，benign coital cephalalgia の病態に，血管説の関与している可能性があるといわれている．

そこで今回は，benign coital cephalalgia の2例を提示し，そのうち1例にくも膜下出血を併発した症例を示す．

### 性交後の拍動性頭痛をみた症例

**症例1**：39歳，男性．
主訴：性交後の拍動性頭痛．
現病歴：1992年2月ごろより2回の性交につき1回の頻度で後頭部に拍動性頭痛が起こり，数時間持続．なお，性交後以外には拍動性頭痛の既往は認めなかった．
経過：benign coital cephalalgia の診断のもと，塩酸フルナリジンを投与し著効した．

**症例2**：48歳，女性．
主訴：性交後の拍動性頭痛．
現病歴：1992年ごろより1か月に1度の頻度で，性交渉があった．毎回，性交直後より後頭部から頭頂部にかけて嘔吐を伴う拍動性頭痛を認めた．頭痛は，オルガスム後直ちに発生し，約1分でピークに達した．なお，性交後以外には拍動性頭痛の既往は認めなかった．神経学的にも異常を認めなかった．
経過：1992年9月16日，同主訴にて来院した．神経学的には異常を認めなかった．同日のCTにて，全大脳半球裂にくも膜下腔の軽度の high density を認めた（❶）が，患者はこの後来院しなかった．

同年10月3日夜，性交後頭痛があり，拍動性頭痛は明け方まで持続したが，翌朝には軽度鈍痛を自覚するのみであった．翌朝就寝中，拍動性頭痛が出現し，その後意識混濁をきたしたため，当院へ搬送された．

入院時，意識レベル200～300（JCS），両眼底に出血所見を認めた．眼位は正中固定し，対光反射も遅延していた．また，除脳硬直および四肢麻痺を認めた．

頭部CT（❷）において，左前頭葉を中心とする脳内血腫，および脳室内穿破を認めた．直ちに行われた脳血管造影にて，左前大脳動脈膝部に囊状の動脈瘤を認め（❸），クリッ

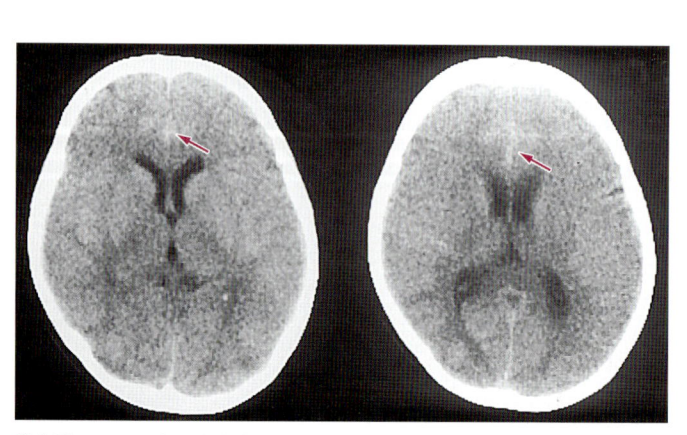

❶症例2における初回来院時の頭部CT
全大脳半球裂にくも膜下腔の軽度の high density area（矢印）を認めた．

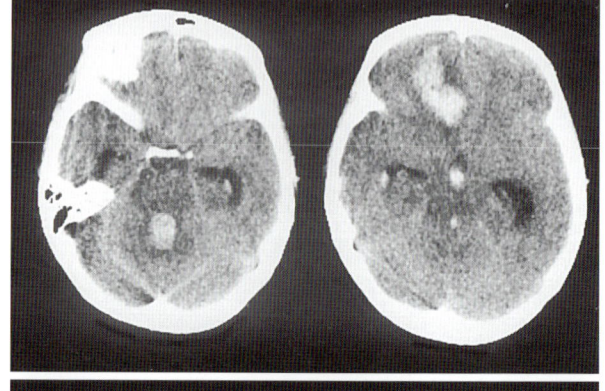

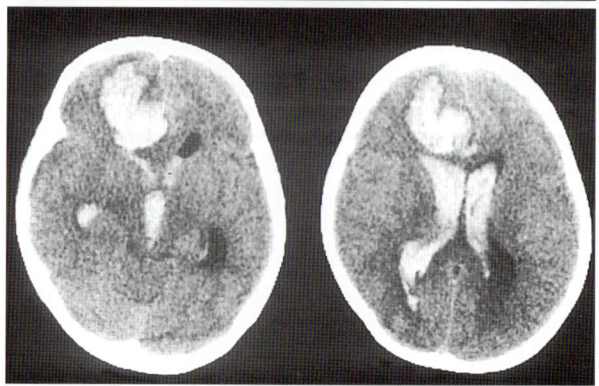

❷症例2における頭部CT
左前頭葉を中心とする脳内血腫および脳室内穿破を認めた．

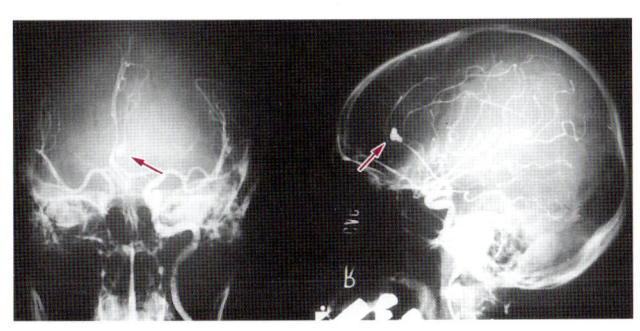

❸ 症例2における意識混濁出現時の脳血管造影
左前大脳動脈膝部に囊状の動脈瘤（矢印）を認めた．

ピング術が施行されたが，術後意識回復はみられず，10月8日死亡した．

### この症例から得られたその他の情報について

**頭痛の性状**　症例1については，部位は後頭部の拍動性頭痛で，2〜3分でピークに達し，数時間持続するというもので，性交2回に1回の頻度で（約1か月に1度）認められた．

症例2については，部位は後頭部より頭頂部にかけての拍動性頭痛であり，約1分でピークに達し，2〜3時間持続するというもので，1か月に1度の頻度で認められた．

**患者の背景**　症例1については，配偶者との性交であり，几帳面な性格（migraine personality）を有していた．

症例2については，離婚歴が1回あり，現在2人の子供と同居し，性交の相手は毎回同一であった．几帳面な性格であった．

また，両症例とも頭痛を引き起こすほかの誘引はなく，頭痛の家族歴も存在しない．

### 後頭部に限局した拍動性の頭痛と几帳面な性格が特徴

発症年齢は18歳から60歳と，若年より高年に及んでいる．頭痛の部位は，後頭部に限局する例が大半を占めており，拍動性の要素が強いことが多い．頭痛の持続時間については2分程度の短時間のものから長い例で2日間と広がりをもっている．片頭痛の既往，片頭痛の家族歴は10％前後に観察される．

患者の背景については，今回の2症例に見られたように，migraine personalityを有している．またextramarital sexual intercourseに関連している可能性も示唆された．

### 病因には3つの型がある

benign coital cephalalgiaの病因について，緊張型頭痛，低頭蓋内圧，血管性頭痛によるものの3つの型があるといわれている．咳嗽性頭痛やextramarital headacheと類似したものと考えられる．

緊張性頭痛は，性交の最中に歯を食いしばる，顔をしかめる，といったことが原因となって起こるといわれている．低頭蓋内圧による頭痛は，upright positionで低頭蓋内圧が起こり，性交の最中に起こるといわれている．

### 脳動脈瘤の合併症例は今後追究される課題である

いずれの症例も予後良好な経過をとり，症例2のようにくも膜下出血を発症した例はこれ以降報告されていない．これはbenign coital cephalalgiaがextramarital sexual intercourseに関連していたり，離婚歴のあるなどといった特殊性から発見しづらいこと，あるいは脳神経外科的に発症して初めてわかるといったことが原因の一つにあげられる．

症例1については，benign coital cephalalgiaに動脈瘤が併発していた．病歴から典型的なbenign coital cephalalgiaと考えられ，また頻回の頭痛のエピソードは7か月前からあったことより，coital cephalalgiaと動脈瘤の病因的関連性は不明である．しかし，性交に関連して起こる動脈瘤や動静脈奇形が原因となるくも膜下出血が約4％あると報告されている．MRAの普及がめざましい現在，coital cephalalgiaの症例をまとめると，benign coital cephalalgiaのなかに動脈瘤のある症例が見いだせる可能性は高いと思われる．

問診・検査・診断

126

# 統合失調症（精神分裂病）に関連する頭痛

五十棲 一男（足利赤十字病院）

### 精神分裂病は統合失調症と改訳されている

「統合失調症」は"schizophrenia"（スキゾフレニア）の新しい日本語訳である．この精神疾患は2002年の夏まで伝統的に「精神分裂病」と訳されてきた．われわれは普段からさまざまな外界の刺激を受けたり雑念が浮かんだりしていて，かなり混沌とした心の状態にある．そのなかから，そのつど素早く判断して，目の前の現実を生きるために必要な1つの方向に，自分の思考や行動を「統合」している．このような「統合」の機能が何かの拍子に不調をきたしたときに，過剰な刺激を整理できずに幻覚や妄想が起こると考えられる．もちろん，和訳が変わったからといって疾患概念や診断基準が変わるわけではない．今回の病名変更は，精神障害に対する差別や偏見を減らすのがおもな目的である．

### 頭痛で発症する統合失調症がある

神経内科医や一般内科医は，統合失調症を精神科の専門疾患として極端に避ける傾向があり，普段の鑑別疾患として念頭にないことが多い．精神疾患の既往がなく，激しく持続する頭痛を訴え，頭部MRI，腰椎穿刺などの諸検査にても異常が検出されず，非ステロイド性抗炎症薬，エルゴタミン製剤，トリプタン系薬剤，脳圧下降薬，ステロイド，筋弛緩薬，マイナートランキライザー，後頭神経ブロック，星状神経節ブロックなど，あらゆる除痛手段をとっても頭痛が治まらないとき，初めて精神疾患を疑うことになる．

統合失調症の患者は，しばしば痛みに対する抵抗力が低下しているといわれる．痛みを言い表す能力にも障害がある．痛みを報告する場合でも，それを評価することが困難である．典型的な筋収縮性頭痛であっても，患者の妄想的言葉，不適当な感情，連合障害などによって歪められる．頭痛の幻覚や頭痛があるという妄想に陥る．妄想では，頭痛の性状は奇妙で，まったく変化しないことが特徴である．精神科医が問診すると，頭痛のほかに，幻聴や希死念慮などを伴うことが判明する．コントミン®（クロルプロマジン）などのメジャートランキライザーの投与によって，ようやく頭痛と精神症状が緩和される．

### 統合失調症はどのような疾患か

知覚，思考内容，思考過程の障害（幻覚と妄想）が特徴となるほか，他人や外界に対する関心がまったく失われて引きこもり，過度に自分の精神世界にとらわれてしまう．単一疾患としてよりも障害の一群，もしくはスペクトラムとして考えられている．"分裂"した人格とは，個人の精神の構成要素や機能が分離し自律的になることをいうが，こうした状態は多重人格と間違ってとられてしまうことがある．

生涯罹患率は約1%．典型的には発症は緩徐で，急激な進行はしない．初発の症候として，注意の及ぶ範囲が狭まったり，記憶の障害がみられたり，物事を決定する能力が減退したりすることがある．ほとんどは40歳までに発症する．精神症状は数か月から数年の単位で続き，再発のリスクが生涯つきまとう．高次機能の障害に，気力の減退と，感情の平板化もしくは抑うつ化，無快感症，自発性の欠如を伴う．ほぼすべての患者は思考内容が貧困で，社会的に引きこもり，就労するのに必要な能力に障害をもち，徹底的に精神療法と薬物療法を行ったとしても，約25%の患者は保護的なもしくは施設でのケアが必要である．ごく少数の統合失調症患者が殺人を犯すことがあるが，大半の患者は社会に脅威を及ぼすことはない．また，約10%の患者が自殺してしまう．統合失調症に対する感受性は数種の遺伝子に関係した変異の複合体として遺伝する．

精神療法や行動療法は統合失調症の治療に有効である．神経遮断薬（抗精神病薬）は急性期の精神病エピソードの期間を短縮し，施設でのケアの必要性を限定し，再発の危険性を減少させるが，長期の使用は深刻な副作用，特に遅発性ジスキネジーをきたす．セロクエル®（ケチアピン）やリスパダール®（リスペリドン）などの新しい薬物は，従来の薬物より高次機能の改善により効果的であり，錐体外路系の副作用を起こしにくい．統合失調症の患者はよく薬の服用を自己中断してしまい，結局のところ患者の半分しか医学的治療や監督を受けないと推定されている．

# 境界性人格障害に伴う頭痛にはまらないために

端詰 勝敬（東邦大）

### 人格障害とはどのようなことか

人が生きていくなかで物事をどのように考え，どのように行動するかは十人十色であり，頭痛患者もそれぞれ個性がある．人格障害とは，認知・感情・行動などのパターンが，一般の人よりも極端に偏っている人のことである．このような人は周囲の人々との調和がとれないために不適応をきたすことが多くなり，最終的には抑うつ状態に陥ったり，心因性の身体症状を呈することとなる．人格障害に認められる身体症状のなかでも頻度の高い症状が頭痛である．このような頭痛患者はほとんどの場合に一般内科を受診するが，一般的な頭痛治療の効果は乏しく，鎮痛薬の依存にも陥りやすい．また，境界性人格障害など病態の悪い人格障害患者では医療スタッフとトラブルを生じることも少なくない．

### 頭痛を訴える境界性人格障害の症例

Tさんは22歳の会社員であるが，もともと感情の起伏が激しく，イライラしたときには無茶食いやアルコールで紛らわしていた．無断欠勤を職場の上司からたびたび注意されるようになった1年前ころから，不眠や頭痛に悩むようになったため，内科を受診した．主治医となったA医師は，感情表現豊かに涙を浮かべながら，頭痛の辛さや会社に対する不満を語る患者に共感し，熱心に話を聞いた．患者は「A先生しかわかってくれる人はいない」と語り，A医師も何とかしてあげたいという気持ちから時間外に面接もした．A医師は頭痛の治療に工夫をこらしたが徐々に痛みは増悪し，Tさんから何度も電話がかかってくるようになった．対応に困ったA医師は精神科や心療内科の受診をTさんに勧めたが，先生は患者を見放すのかと聞き入れない．後日，鎮痛薬を大量に服用して救急外来に受診するに至った．

### 人格障害を診断する際に注意するポイント

これは，最近相談を受けたケースで，境界性人格障害にはまってしまった典型例である．A医師はとても熱心で，一般的には話を聞いてくれる「良い医師」であるが，こういう「良い医師」ほどはまりやすい．❶に米国精神医学会における境界性人格障害の診断基準を示した．精神医学を専門としない臨床医にとって人格障害を診断することは難しいと思われるが，注意をするべきポイントとしては，①感情の起伏が激しいこと（急に泣きだす，激しい怒りを表現するなど），②医療スタッフを振り回すこと（振り回されていることに気づかないことも多い），③自殺のそぶりを繰り返し示すこと（それほど傷の深くないリストカットや大量服薬が多い），④見捨てられることに強い不安をいだいていること，⑤治療者の患者に対する感情が揺れ動くこと（何とかしてあげたいという強い感情やこんな患者は診たくないという気持ち），などである．

### 境界性人格障害に伴う頭痛への対応

人格障害を根底にもつ頭痛は，一般的に治療抵抗性が高く，簡単には良くならない．むしろ，鎮痛薬の過量投与に陥らないように注意するべきである．患者への対応に際しては，中立的立場を維持しながら，無理な要求には毅然とした態度で接するほうがよい．また，境界性人格障害ではないかと疑った際に相談できるような精神科医や心療内科医とのコネクションをもつことも重要であろう．

❶ 境界性人格障害の診断基準

対人関係，自己像，感情の不安定および著しい衝動性の広範な様式で，成人早期に始まり，種々の状況で明らかになる．以下のうち5つ（またはそれ以上）で示される．
1. 現実に，または想像の中で見捨てられることを避けようとする気違いじみた努力
注：基準5で取り上げられる自殺行為または自傷行為は含めないこと
2. 理想化とこきおろしの両極端を揺れ動くことによって特徴づけられる不安定で激しい対人関係様式
3. 同一性障害：著明で持続的な不安定な自己像または自己感
4. 自己を傷つける可能性のある衝動性で，少なくとも2つの領域にわたるもの（例：浪費，性行為，物質乱用，無謀な運転，むちゃ食い）
注：基準5で取り上げられる自殺行為または自傷行為は含めないこと
5. 自殺の行動，そぶり，脅し，または自傷行為の繰返し
6. 顕著な気分反応性による感情不安定性（例：通常は2, 3時間持続し，2, 3日以上持続することはまれな，エピソード的に起こる強い不快気分，イライラ，または不安）
7. 慢性的な空虚感
8. 不適切で激しい怒り，または怒りの制御の困難（例：しばしばかんしゃくを起こす，いつも怒っている，取っ組み合いのけんかを繰り返す）
9. 一過性のストレス関連性の妄想様観念または重篤な解離性症状

# 頭痛に影響を与える職場環境・生活様式

魚住 武則（産業医大）

### 頭痛に対する職場の認識の低さ

日本では，頭痛ぐらいで休めないという風潮が強い．首都圏と近畿圏在住の頭痛に悩む会社員・公務員208名と，部下をもつ会社員・公務員261名を対象として，頭痛に対する認識調査が行われた（アストラゼネカ社社内資料）．頭痛に悩む者は頭痛を腹痛やかぜ，発熱と同様に生活や仕事に支障が大きい症状と感じているが，一方で半数以上の人は欠勤，早退や遅刻の理由にしづらいと思っていた．上司のほうは頭痛で部下が休むことに対して約半数の人が仕方ないと答えている．頭痛で悩む人の治療内容は，医師を受診している11%，市販薬ですます60%，何もしない20%以上であった．特に片頭痛は20～50歳代という働き盛りに多く，その社会的経済的損失は膨大なものである．社会あるいは職場の頭痛に対する認識の改善が必要であり，一部の企業で導入されている頭痛休暇制度などの体制づくりが望まれる．

### 環境因子の関与をみつけるための問診

職場環境あるいは生活環境が頭痛の発症に関連している可能性がある場合，問診が重要となる．通常の頭痛の問診に加えて，カナダで用いられている$CH^2OPD^2$による問診が有用である．$CH^2OPD^2$とはcommunity（近隣に産業廃棄物処理工場，化学工場などあるか），home（築何年の家か，ペットを飼っているか），hobbies（ガラス工芸，油性塗料などの使用），occupation（職場の換気など），personal habits（家族の喫煙など），diet（ダイエット食品の使用など），drugs（常用薬）の頭文字をとったものである．

### sick-building症候群による頭痛

室内労働者に認められるsick-building症候群では皮膚粘膜刺激症状に加えて頭痛を訴えることが多い．多くの因子が関与していると考えられ，特に空気汚染，換気不良，宿主の因子，仕事に関係した因子が重要である．危険因子としてはアトピー素因，女性，低賃金，紙を扱う作業，VDT作業などがあげられる．治療者は有害曝露を取り除くことの重要性を認識する必要がある．

### 見逃されているCO中毒による頭痛

CO中毒における最も多い自覚症状は頭痛，嘔気である．典型例では両側性に前頭・後頭部の圧迫性の頭痛であり，しばしば拍動性頭痛に発展する．頭痛はCOHb濃度が15～20%になると出現する．頭痛を生じる機序としてcGMPの増加による血管拡張が推測されている．一過性に繰り返しCOに曝露している例では，片頭痛と誤りやすい．トリプタン系薬物が有効であることも片頭痛との鑑別診断を難しくしている．冬場に頭痛で救急病院を受診する患者のうち7%がCO中毒であったという報告もある．職場環境や自宅の暖房手段からCO中毒が疑われた場合は，COHb濃度を測定することも考慮すべきである．

### weekend headache

片頭痛，緊張型頭痛とも週末に頻発する傾向がある．週末における一過性のライフスタイルの変化が誘因と考えられている．仕事に関連したストレスが突然消失する，あるいはストレスの内容が変化すること，家族との人間関係，食事や社会活動などの生活習慣の変化，カフェイン多量摂取者におけるカフェイン禁断症状，週末の睡眠過多など，多くの因子が関与していることが推測される．

### VDT作業による頭痛の増加

VDT作業者の9割以上で目の疲れや痛みを，7割で首や肩のこりや痛みを自覚しているという調査報告がある．仕事でコンピュータ機器を使用することにより，労働者は精神的・肉体的疲労やストレスを感じており，頭痛の誘因になっていることが推測される．しかし，事業者側の認識は低く，時間管理や労働衛生教育を実施している事業所は非常に少ない．近年ノートパソコンの普及に伴い，さらに人体に対する負担が増大している．画面が小さくなるほど視距離は短くなり，前かがみの姿勢が強くなるため，目の疲れ，首や肩の痛み，頭痛が生じやすくなる．VDT作業による頭痛を予防するためには，画面への映込みを防止する，画面のチラツキを防止する（できるだけノングレア処理されたディスプレイを使用），1日最大6時間の作業とし，1～2時間ごとに小休止をとるなどの対策が必要である．

# 治療

# 片頭痛治療薬の使い方

岩田 誠（東京女子医大）

### 片頭痛の治療には詳しい記録が必須である

片頭痛の治療薬には，発来した頭痛発作を抑えるための頓挫薬と，発作の発来を予防する予防薬がある．片頭痛を治療していくにあたっては，それらを上手に使い分けたり，併用したりしなくてはならない．しかも，片頭痛治療薬の治療効果を判定するにあたっては，患者の自覚症状の変化だけが唯一の手掛かりとなるため，薬剤の種類や量の決定においては，患者から提供される情報に頼らざるをえない．1人ひとりの患者において，治療効果のモニタリングに必要なデータをどのようにして得るかということが，治療の成否を左右するキーポイントである．そのためには，毎回の片頭痛発作に関しての正確な記録が必要である．発作の発来した年月日と時刻，予兆や前兆，随伴症状を含めた自覚症状の時間経過，薬剤服用の時刻とその後の自覚症状の時間経過についての詳しい記録を残すように指導し，受診時には，毎回この記録を持参するように患者に指示しなくてはならない．特に頓挫薬の効果は，このような記録がなければ判定できない．治療薬の選択や服用のタイミングなどの適否を判定し，治療方針を決定していくためには，記録が必須である．

### 頓挫薬の使用のタイミング，体内吸収にも配慮を

片頭痛発作の頓挫薬としては，消炎鎮痛薬，エルゴタミン製剤，そしてトリプタンがある．いずれのタイプの薬剤についても，すでに患者に十分な使用経験があり，しかも適切な用量と適切な服用回数で有効であるならば，その薬剤の使用を続けることに問題はない．しかし，それまで使用してきた頓挫薬の効果が不十分であったり，効果がなかったりする場合には，服用の記録を参照しながら，まずその理由を考えてみる必要がある．効果が不十分であったり，無効であったりする理由としては，次の3点が挙げられよう．すなわち，①服用したときの頭痛が片頭痛発作ではなかった，②服用のタイミングが早すぎた，または遅すぎた，③服用した薬剤が体内に吸収されなかった，である．このほかに，明らかに片頭痛発作であると考えられ，薬剤の吸収にも問題がないと考えられるにもかかわらず，トリプタンが無効である症例も存在する．

片頭痛患者が片頭痛発作以外の頭痛を生じることは決してまれではない．他のタイプの頭痛発作，特に発作性の緊張型頭痛を生じたり，薬剤誘発性頭痛を生じていたりすることがないかどうかを，服用記録に基づいて判断する必要がある．もし，患者が片頭痛発作ではないと考えられる発作性頭痛で，エルゴタミン製剤やトリプタンを服用していることが明らかになれば，その頓挫薬の使い方の誤りを指摘して，適切な使用法を検討し直す必要がある．

頓挫薬のうち消炎鎮痛薬やエルゴタミン製剤は，服用のタイミングが遅れると無効であったり，効果が不十分であったりしやすい．これに対しトリプタンは，頭痛が始まってからでも効果がある．逆に，はっきりした頭痛発作の数時間前から，光過敏や音過敏，だるけ，悪心，空腹感といった，頭痛の発来を予想できるような自覚症状（予兆）を有する患者では，消炎鎮痛薬やエルゴタミン製剤を服用すると，しばしば頭痛発作を回避することができるが，トリプタンでは服用のタイミングが早すぎると，頭痛発作を予防できない．このような場合，筆者は，ドパミン拮抗薬であるメトクロプラミドやドンペリドンの服用を勧めている．これにより，しばしば頭痛発作を回避できることがあるし，またこれらの薬剤は制吐薬であるので，後述のように嘔吐によって頓挫薬の吸収が妨げられるのを防ぐこともできる．

片頭痛発作の間は，胃腸の動きはしばしば停止し，胃内容の十二指腸への排出が遅れるため，内服した薬剤の吸収が悪くなる．また，せっかく服用した薬剤が嘔吐によって体外に排出されてしまうことも少なくない．したがって，頭痛発作時に悪心・嘔吐が強い患者では，通常の内服錠剤では十分な治療効果を上げられないことが少なくない．このような場合には，先述のようなドパミン拮抗性の制吐薬を併用するのがよい．これは，あらゆる頓挫薬に共通である．欧米では，エルゴタミンの点鼻スプレーが古くから使用されてきたし，トリプタンの自己注射や，点鼻スプレーの使用も認可されているため，このような患者ではこれらの非経口製剤を使うこと

ができる．わが国でも，スマトリプタンの点鼻スプレーが近々認可されることになっているので，そうなれば，悪心・嘔吐の強い患者では第一選択の剤型となろう．わが国で現在使用可能な非経口薬としては，スマトリプタンの皮下注射があり，きわめて有用性が高いことが知られているが，自己注射は認められていないため，一般的な外来治療における頓挫薬としては限界がある．

### 初期治療においては服用のタイミングの指導が重要である

未治療の片頭痛患者に対してどの頓挫薬を使用すべきかについては，大きく分けて2つの意見がある．すなわち，どのような患者に対しても，まず消炎鎮痛薬を試み，これが有効でない場合にはトリプタンを試みるという，"段階的治療法"と，頭痛発作による生活支障度の低い患者では消炎鎮痛薬から試みるが，支障度の高いものはトリプタンから開始するという"層別化治療法"である．今日では後者を推奨する意見が強い．ただ，頓挫薬の選択には患者の希望や，医療経済学的観点も考慮すべきであり，機械的に治療法を決定することは好ましくないであろう．ただ，現時点では，新たに開始する頓挫薬として，エルゴタミン製剤を選択する必要はないと思う．

現在使用されている各種トリプタン薬の間の，頓挫薬としての一般的な優劣に関しては，これまでのところ明らかな差は見いだされていない．したがって，どのトリプタン薬を使って治療を始めても，効果は大同小異であると考えてよい．しかし，個々の患者については，あるトリプタンの治療効果が不十分であった場合，他のトリプタンに変更すると有効であるということもあるので，複数のトリプタンを試みてみることは無意味ではない．

一方，剤型の差はきわめて重要である．注射薬や点鼻スプレーのような非経口剤と経口剤，あるいは通常の錠剤と水なしで服用可能な口腔内速溶錠，といった剤型の差を，個々の患者のニーズに応じて臨機応変に使い分けるコツをつかんでいくように経験を積む必要があろう．

先述のように，いずれの頓挫薬を選択するにしても，患者が服用のタイミングを十分に会得することは，薬剤の種類や剤型を選択するより重要なことである．特に初めて頓挫薬を使用する患者に対しては，このことを十分に指導し，毎回の外来受診時に服用記録を持参させて，患者とともにその適否を検討する必要がある．このフィードバックなしに，いたずらに薬剤を変更してみても，適切な頓挫薬治療を実現することはできない．

### 予防薬による治療には制度上の制約が多い

片頭痛の発作予防薬に関して最も重要なことは，現在使用可能な予防薬では，通常，発作を完全に消失させることはできないということである．多くの予防薬では，発作頻度をほぼ半分ほどに減らし，また毎回の発作時の頭痛の強さを軽減することができる．ただ，予防薬として何を選択すべきかということは，わが国の健康保険制度のなかでは，科学的に論ずることができないのが残念である．すなわち，教科書的な予防薬であり，有効性がはっきりと確認されているβ遮断薬，三環系抗うつ薬，バルプロ酸，ベラパミルなどによる片頭痛の発作予防は，わが国ではすべて保険適応外使用ということになってしまい，エビデンスレベルが低いロメリジンや，有効性がそれほど高くない一部の消炎鎮痛薬のみが保険適用とされている，といういささか不本意な状況におかれているのである．そればかりか，高い有効性が確認されていたフルナリジンが，わが国では使用できなくなってしまったのも，たいへん残念なことである．

予防薬を使う基準としては，まず発作頻度があげられる．筆者はだいたい平均して10日に1回以上の支障度の強い頭痛発作がある場合には，原則として予防薬を使用するのがよいと思っている．また，脳底型片頭痛や，まれにみられる片麻痺型片頭痛などのようにトリプタンを使用すべきではないとされているようなタイプの片頭痛では，予防薬を使用せざるをえない．しかし，たとえこのような場合であっても，妊婦や妊娠の可能性のある女性の場合は，通常の予防薬の使用は控えるべきであり，有害性のないことが確認されているアセトアミノフェンなどで我慢せざるをえないこともある．

### 診断的治療の危険性も心得よ

最後に一言加えておきたいのは，トリプタンが有効なのは片頭痛発作だけではないということである．脳動脈瘤のminor leakや，脳動脈解離でもトリプタンはしばしば有効である．トリプタンが有効だから片頭痛であるはずだという思込みは，致命的な誤診につながりかねないことを，心に刻んでおきたい．

# 片頭痛の発作時の治療と予防的な治療

濱田 潤一（慶應大）

### 片頭痛の治療方針と治療開始にあたっての注意点

　片頭痛の治療の目標は，頭痛発作を軽減し，発作の出現を予防し，随伴する身体症状を取り除いて，社会生活や行動に支障のない状態を実現することにある．患者に対しては，片頭痛の基本的な概念と，命を脅かす疾患ではないこと，根気強く治療を継続しなければならない慢性疾患であることも十分に説明する．また難治性の患者では，薬物依存や精神的な問題をも併せ持つ場合があるので，精神科医の協力も得る．また，規則正しい睡眠や食習慣を維持し，誘因を除くような生活指導を行う．

　治療は，薬物療法が主であり，発症した片頭痛の発作を頓挫させる急性期（発作時）の治療と，発作の頻度を減らし，その重症度を軽くする予防的な治療法とに大別される．日本神経学会のガイドラインの使用する薬物の有効性について表にまとめた（❶，❷）．これらの薬物には保険適用でないものもあることに注意していただきたい．

### 片頭痛発作時の薬物の選択と用法

　薬物の選択にあたり，発作の程度や，副作用などの諸条件を考慮する．近年，受容体選択的なセロトニン作動薬であるスマトリプタンを中心とするトリプタン系薬剤が第一選択とされている．わが国では現在，経口または皮下注製剤が承認されている．原則としては，軽度の発作に対してはアスピリンなどの鎮痛薬や非ステロイド系消炎鎮痛薬の頓用で対処する．また，中程度以上の発作に対しては経口のトリプタン系薬剤単独かドンペリドンなどのドパミン拮抗薬の併用かスマトリプタンの皮下注，経口投与が困難な重症の発作には，合わせてクロルプロマジンなどのドパミン拮抗薬を静注または筋注する．従来より薬剤の効果にあわせて，徐々に薬剤を変更していく stepped care で治療が行われてきたが，最近では重症度に応じて薬剤を選択する stratified care で治療することが多い．なお，治療薬の効果に関するエビデンスは，日本神経学会の治療ガイドライン（❶）としてまとめられているので参考にされたい．

**選択的セロトニン受容体作動薬（トリプタン系薬剤）**　トリプタン系薬剤は，セロトニン受容体の作動薬で，$5HT_{1B}$受容体を介して脳血管の収縮作用を有し，$5HT_{1D}$受容体を介して三叉神経系の刺激伝導の抑制と末端における神経ペプチド放出抑制と神経原性炎症の抑制作用を有し，さらに$5HT_{1D}$受容体と$5HT_{1F}$受容体を介して三叉神経核にも作用する．

　スマトリプタンは，わが国では皮下注製剤（3 mg）と経口製剤（50 mg）が使用可能である．発作の頭痛期に使用または服用させる（前兆期ではない）．また，悪心・嘔吐などの随伴症状に対しても有効である．副作用は，一般的には軽度であり，その持続の短いものがほとんどで，熱感，紅潮（以上皮下注時），胸部圧迫感，頸部痛，浮遊感などがある．使用禁忌は，虚血性心疾患や脳血管障害に代表される血管障害の既往がある場合などである．エルゴタミンや他のトリプタン系薬剤との併用は禁忌である．

　さらに，スマトリプタンと同様のセロトニン受容体の作動薬で，より中枢神経への移行性が高いゾルミトリプタン（2.5 mg 錠，2.5 mg 速溶錠）やエレトリプタン（20 mg 錠）もわが国で使用可能である．いずれもスマトリプタンと同様の有効性を示す．副作用や併用禁忌も同様であるが，薬剤により代謝経路が異なり，薬物相互作用が異なるので確認されたい．最近，再発率が高いことや，いずれのトリプタン系薬剤に対しても無効な患者が存在することも明らかになった．また本剤が効けば片頭痛である，または無効なときは片頭痛ではないなどの錯覚に陥らないように注意する．

**エルゴタミン製剤**　酒石酸エルゴタミンは，長年にわたり片頭痛発作時の治療の第一選択とされ，特に中等度から重症の発作に対しては，効果的であった．また，カフェインを加えると，作用が増強されるために合剤で使用される．エルゴタミンは，交感神経作動性血管収縮作用により効果を有すると考えられていたが，セロトニン受容体$5HT_1$および$5HT_2$への作動薬としての直接作用による血管収縮や，神経原性炎症抑制作用による効果もある．1回1〜2 mgを使用し，可能な限り早期に服用する．前兆を有する発作のときには，トリプタン系薬剤と異なり，前兆の症状が出現したときに服

## ❶片頭痛の急性期治療

| Group1<br>確実な有効性 | Group2<br>ほぼ確実 | Group3<br>不確実 | Group4<br>無効 | Group5<br>不明 |
|---|---|---|---|---|
| 特異的治療：<br>　スマトリプタン（皮下注，点鼻，経口）<br>　ゾルミトリプタン（経口／口腔内速溶錠）<br>　エレトリプタン（経口）<br>非特異的治療：<br>　アセトアミノフェン＋アスピリン＋カフェイン（経口）<br>　アスピリン（経口）<br>　イブプロフェン（経口）<br>　ナプロキサンナトリウム（経口）<br>　プロクロルペラジン（静注） | クロルプロマジン（静注）<br>ジクロフェナクK（経口）<br>メトクロプロミド（静注）<br>ナプロキサン（経口）<br>プロクロルペラジン（筋注，坐薬） | エルゴタミン（経口）<br>エルゴタミン＋カフェイン（経口）<br>メトクロプロミド（筋注，坐薬）<br>クロルプロマジン（筋注）<br>アセトアミノフェン（経口） | デキサメサゾン（静注）<br>ヒドロコルチゾン（経口） | |

## ❷片頭痛の予防薬

| Group1<br>有効 | Group2<br>ある程度有効 | Group3<br>経験的に有効 | Group4<br>有効，副作用に注意 | Group5<br>無効 |
|---|---|---|---|---|
| アミトリプチン<br>バルプロ酸<br>プロプラノール | β遮断薬：<br>　アテノロール<br>　メトプロロール<br>　ナドロール<br>Ca拮抗薬：<br>　ロメリジン<br>　ベラパミル<br>NSAIDs：<br>　アスピリン<br>　フェノプロフェン<br>　ケトプロフェン<br>　メフェナム酸<br>　ナプロキサン<br>その他：<br>　フィーバーフュー<br>　マグネシウム<br>　ビタミン$B_2$（リボフラビン） | 軽～中程度の副作用：<br>　フルボキサミン<br>　イミプラミン<br>　ノルトリプチリン<br>　パロキセチン<br>　ジルチアゼム<br>　イブプロフェン<br>　トラゾドン<br>副作用に注意：<br>　メチルエルゴメトリン | メチセルジド<br>フルナリジン<br>ジヒドロエルゴタミン | アセブトロール<br>カルバマゼピン<br>クロミプラミン<br>クロナゼパム<br>クロニジン<br>インドメタシン<br>ニカルジピン<br>ニフェジピン<br>ピンドロール |

用すると有効である．前兆がない場合には服薬のタイミングが難しい．禁忌として，虚血性心疾患，末梢の閉塞性動静脈疾患，肝機能障害や腎障害を有する患者，妊娠中および授乳中などがある．今では，トリプタン系製剤が使用不能か無効時の限定した使用が妥当と思われる．

**鎮痛薬・非ステロイド系消炎鎮痛薬**　軽度の発作に対しては第一選択である．ナプロキセンなどは，片頭痛発作の重症度・持続時間を含めた諸症状を明らかに改善する．しかし，発作時の悪心・嘔吐に対しては効果が乏しいので，薬剤吸収の速度を上げるメトクロプラミドなどの制吐薬を併用する．副作用として，消化管出血などの消化器症状があるので，胃潰瘍などの患者への投与には注意が必要である．なお，アセトアミノフェンは，妊娠時にも比較的安全といわれており，メトクロプラミドと併せて使用される．

**ドパミン拮抗薬**　従来，ドパミン拮抗薬は，片頭痛発作に随伴する悪心・嘔吐などの随伴症状に対して使用されてきた．しかし，中枢性のドパミン受容体を介する本来の作用機序以外にも作用があるといわれる．重篤な発作では，静注あるいは筋注で投与する．

**片頭痛の予防的治療における薬物使用のポイント**　薬物療法に頼るだけではなく，発作の誘因を減らす．たとえば，睡眠不足または過剰，ストレス，アルコール摂取，誘因となる食品摂取（グルタミン酸ナトリウム，香辛料，赤ワイン，チョコレート，チーズ，ソーセージなど）を

避けることにより片頭痛発作を回避できる．薬物療法（予防的な薬物に関しては❷を参照）は，その継続性や副作用などの点を考慮し，以下に述べるような患者に対して限定して行うべきと考える．治療が有効な場合も薬物投与量の漸減を念頭におく．

発作予防の薬物療法は以下のいずれかの場合に考慮する．

①発作が頻繁な場合または頻度が増加してきているとき：1か月に2〜3回以上が目安となる．

②また発作の回数は少なくとも，発作自体が重症で，症状が遷延化して，日常生活あるいは通常の社会生活を営むのが困難と考えられるとき．

③通常の発作時の治療が奏功しないか，効果がきわめて少ない場合．

④発作時の治療薬の効果はあるが，副作用のために使用が限定される場合．

⑤患者のもつ基礎疾患（または身体的状態）のために発作時の治療薬の使用が禁忌である場合．

⑥精神的に脆弱で，発作の出現に耐えられないか，うまく発作に対応できない場合．

発作予防のための薬物療法を開始する前に，他疾患で発作の誘因となる薬剤を服用している患者では，中止もしくは変更を検討する．また頻回に発作を繰り返している患者では，薬物依存が形成されていることがあり，この場合は効果が出にくいこともある．

予防薬は，単剤の使用が原則であるが，難治性・不応性の場合には2剤の併用も試みられる．各薬物の特徴，副作用，禁忌などについて十分に検討して決定する．予防効果は，頭痛の頻度減少から現れる．投与量は，いずれの場合も比較的低用量から開始して，効果に応じて3〜4週間ごとに少量ずつ増量していく．少量で十分な効果が認められる場合には，常用量まで増量しない．予防の治療効果を評価するには，ある程度の時間が必要で，最低でも2か月以上観察後に，薬物の種類や量の変更などを考慮する．予防効果が確認できたら，半年単位で投与量の漸減を試みる．また，薬物の相互作用についても十分注意する．作用機序については明らかでないものが多い．

# 片頭痛薬トリプタン製剤とエルゴタミン製剤の副作用

喜多村 一幸（喜多村脳神経クリニック）

トリプタン製剤の発売（2001年8月31日発売）が，片頭痛の治療に大きな変革をもたらしたといわれてから1年が過ぎたが，最近少しずつだが各施設から成績が発表されるようになった．それと同時にトリプタン製剤の副作用についての報告もでてきている．ここでは，トリプタン製剤の副作用を主に，当院での経験をおもに述べる．加えて，依然として使用頻度の高いエルゴタミン製剤の副作用についても触れてみたいと思う．

## トリプタン系薬剤の副作用は緊縛感が特徴である

現在日本で発売されているトリプタン製剤には，スマトリプタン，ゾルミトリプタン，エレトリプタンの3種類がある．現在のところ，これらの3種に副作用発現の面では大きな違いは認められていない．

トリプタン系薬剤の副作用は，重篤なものとしてはアナフィラキシーショック，不整脈，狭心症，心筋梗塞などの虚血性心疾患様症状が報告されているが，正確な頻度はまだ不明であり，きわめてまれなものといえる．より頻度が高く臨床の場でたびたび見受けられる副作用に，悪心・嘔吐，動悸，胸部不快感，一過性の血圧上昇，めまい，眠気などがある．トリプタン製剤に最も特徴的な副作用は，その強力な血管収縮作用からくる頭部，胸背部の締めつけ感である．筆者の印象としては，約5人に1人にこの症状が出現しているように思われる．しかしこの締めつけ感にも強弱があり，また一過性であることがほとんどの事例で認められている．また，2回目以後の服用時には出現しない例もかなりあるため，締めつけ感がさほど強力に出現しない症例に関しては，次の発作時にもう一度同じトリプタン製剤を使用し，なおかつ同様の緊縛感が出現する場合は，トリプタン製剤の変更が必要と考えられる．エルゴタミン製剤ではよく知られているが，長期連用や過量投与で薬剤誘発性頭痛を発生するケースが，トリプタン製剤でも報告されている．この薬剤誘発性頭痛の治療は非常に困難をきたすので，週3回以上投与をしないことを目安にして，使用頻度の高い患者には予防薬の投与やカウンセリングを積極的に行う必要があると思われる．

## エルゴタミン製剤の副作用は血管収縮と悪心・嘔吐，脱力感が多い

トリプタン製剤の発売で，エルゴタミンの使用頻度は低くなったかのように思われるが，実際にはまだ多くの片頭痛に使われているのが現状である．エルゴタミン製剤の副作用としては，昔から血管収縮による症状（すなわち四肢末梢の冷感やチアノーゼ，筋血流量の低下による肩こり）などが有名だが，実際に臨床の場では，悪心・嘔吐，脱力感が多いように思われる．また，トリプタン製剤のところでも述べたが，長期投与による薬剤誘発性頭痛がエルゴタミンでも問題となる．できれば，週1回の使用に抑えられるよう，努力することが必要である．

## 片頭痛予防薬の副作用と適応条件

片頭痛予防薬は，片頭痛の発作が週に1～2回以上の患者，発作時に治療薬が合併症などのために使用できない患者，発作時治療薬が過剰使用になっている患者などに使われる．

予防薬は，抗てんかん薬，抗うつ薬，β遮断薬，カルシウム拮抗薬など多種にわたるが，現在保険適用が可能で使用されているものは，カルシウム拮抗薬のロメリジンである．この薬は副作用も少なく使いやすい薬であるが，効果の面では今一つといわれている．それに対し抗うつ薬のアミトリプチリンは効果がよく，副作用の出現頻度は高いが，めまい，眠気，口渇など，軽いものなので，第一に使用されるケースが多いと思われる．抗てんかん薬では，バルプロ酸の使用が多くみられるが，重篤な副作用が出現する場合があるため（特に肝機能障害），注意して使用することが望まれる．

しかしながら，どの予防薬にしても有効率は50%を切ることからみて，先に述べた要件にあった患者以外の使用は避けるべきであろう．

# 片頭痛発作頓挫薬の種類と重症度別，ステージ別の使用法

五十嵐 久佳（北里大）

片頭痛発作の状況を詳細に聴取すると，片頭痛発作には一連のパターンがあることがわかる．まず何らかの予兆があり，患者は「いつもの頭痛」が始まりつつあることを自覚することが多い．予兆としては生あくび，空腹感，いらいら感といったものや，肩こり，頭重感などがある．その後1～2割の患者では局所神経徴候である前兆がみられ，さらに頭痛期へと進む．強い頭痛は嘔吐と睡眠により改善するが，強い頭痛がおさまった翌日にもまだ発作の余韻が残っており，頭を振ったり咳をすると頭がずきんと痛むことがある．

片頭痛発作頓挫薬として何を選ぶかは，発作の重症度（軽い発作か，重い発作か）と，発作の進行状況（どの時期に薬を飲むか）により異なるが，いずれの場合も治療効果を高めるコツは，服用後少なくとも1時間は静かに休むことである．

## 発作頓挫薬にはどのような種類があるか

**鎮痛薬** アスピリン，イブプロフェンに代表される非ステロイド性消炎鎮痛薬（NSAIDs），アセトアミノフェンなどが市販薬としても広く使われている．一般に鎮痛薬は軽い片頭痛発作や，発作早期に服用すれば有効率が高い．またトリプタン系薬剤が無効だった場合のレスキュー薬としてジクロフェナクの坐薬（保険適用外）を使用することもある．一方NSAIDsで治療効果が得られなかった場合にはトリプタンがレスキュー薬となる．NSAIDs共通の副作用としては消化器症状があり，消化性潰瘍の既往がある患者には注意が必要である．また気管支喘息の患者では十分に問診し，アスピリン喘息の可能性が否定できない場合には使用を控える．

**エルゴタミン配合薬** エルゴタミンは服用のタイミングを誤ると効果がないことと，効果が得られなかった場合にレスキュー薬として24時間以内はトリプタンを使用できないことから，筆者は処方することが少なくなったが，エルゴタミンを好む患者もいる．処方する場合は発作早期にドンペリドンなどの制吐薬と一緒に服用するよう指導する．レスキュー薬としてはNSAIDsを用いる．末梢血管障害，閉塞性血管障害，冠動脈疾患などの患者では禁忌である．

**トリプタン系薬剤** 欧米において約10年前に $5HT_{1B/1D}$ 受容体作動薬であるスマトリプタンが登場して以来，片頭痛発作時の治療は大きな変化をとげた．

わが国では2002年11月現在，経口薬としてはスマトリプタン50 mg錠，ゾルミトリプタン2.5 mg錠，エレトリプタン20 mg錠が使用可能である．全体としては3種類とも服用2時間後の改善率は60～70％で大きな差はないが，患者により効果発現時間，副作用などに違いがみられる．したがって1種類の薬剤を3回の発作に試してみて患者の満足が得られなかった場合には他剤に変更してみる．どの薬剤がどの患者に適するかは予想不可能のため，理想的には3種類のすべてを試してみて患者が最も満足する薬剤を選ぶ．ゾルミトリプタンには口腔内速溶錠（1錠2.5 mg）があり，会議中や電車の中などで片頭痛が始まった場合に水なしで服用できるため，患者の好みに合わせて処方するとよい．トリプタン系薬剤は片頭痛が進行した状態で使用しても効果があることが特徴であるが，頭痛早期の服用が有効性をさらに高め，頭痛の再燃も減少することが報告されており，片頭痛とわかれば，早めに服用するよう指導する．またトリプタンを服用して拍動痛は改善したが後頭部の重い痛みが続くと訴える患者もあり，このような場合にはNSAIDsを併用する．

スマトリプタンには3 mg皮下注射薬があるが，有効性，速効性の面ではどの経口薬よりも効果が優る．強い頭痛で悪心・嘔吐がある場合には最もよい適応となる．自験例では注射後平均33分で頭痛が改善した．ただし患者は医療機関を受診しなければ注射を受けられず，片頭痛発作中には痛みと吐き気のために受診が困難であることが問題点である．

トリプタン系薬剤の副作用としてはのどや胸部，後頭部の締めつけ感，だるさ，眠気などの訴えが比較的多いが，いずれも一過性で重篤なものではない．禁忌は血管性疾患（脳血管障害，冠動脈疾患）の既往のある患者，コントロール不良の高血圧患者などである．冠動脈疾患の危険因子がある場合には注意が必要であるため，40歳以上の患者では使用にあたり心電図の検査を行っておくことが望ましい．また家族性片麻痺性片頭痛，脳底型片頭痛，眼筋麻痺型片頭痛（この型の片頭痛を筆者はみたことがない）には使用しない．エルゴタミンや別のトリプタンとの24時間以内の併用も禁忌

である．

トリプタン系薬剤共通の問題として頭痛の再燃がある．トリプタン使用後24時間以内の再燃率は20〜40%である．頭痛が再燃した場合には再度トリプタンを使用することで頭痛は改善するが，患者によっては3〜4回再燃を繰り返すこともある．トリプタンを好まない理由として，いったん頭痛がおさまっても，その後さらに激しい頭痛が起こることを挙げた患者もいる．

**薬剤使用回数**　1か月のうち3日間連続（たとえば月経前の頭痛など）で薬を服用しても，普段は1〜2週間に1日飲む程度であればまず問題はないが，毎週2日以上繰り返し服用する状態が続けば薬剤乱用による頭痛を引き起こす可能性があることを，患者に十分注意する．

**発作の重症度によって治療薬を選ぶ**

**軽度の発作**　発作が軽い場合にはアスピリン，イブプロフェンなどのNSAIDsを発作早期に服用することで改善が得られる．実際にはこのような患者は医療機関を受診することは少なく，多くは市販薬で対処している．また頭痛が起こった場合，「片頭痛」という認識すらなく，「かぜ」と考え総合感冒薬を服用していることも多い．

エルゴタミン配合薬は予兆や前兆があり，片頭痛が予知できる場合に効果的である．すなわち，予兆・前兆の時期，または頭痛超早期に服用することで頭痛を回避・軽減できる．

NSAIDsやエルゴタミン配合薬の服用により数時間以内に症状が改善する場合は単独投与でもよいが，悪心を伴う場合にはドンペリドン，メトクロプラミドなどの制吐薬を併用する．これらの制吐薬は悪心を改善する作用のほかに，胃の蠕動運動を高め，薬剤の小腸からの吸収を促進する作用，さらにはドパミン系に作用し，片頭痛の進行そのものを抑制する効果も期待される．

**中等度〜重度の発作**　痛みが強い，動くと痛みが増強するため寝込んでしまう，悪心が強い，吐く，などの症状があり，家事や勤務，休日の予定などに支障をきたす場合にはトリプタン系薬剤の適応となる（**❶**）．問診により適応があると判断すれば発作に備えてトリプタン経口薬を処方する．効果がみられなかった場合のレスキュー薬としてはNSAIDsを処方しておく．頭痛が激しく，悪心・嘔吐がみられる場合に最も効果があるものはスマトリプタン3 mgの皮下注で

**❶トリプタン系経口薬が適する場合**

・片頭痛であること（片頭痛の診断基準を1つ満たさなくても強い頭痛なら試す価値あり）．
・日常生活，社会生活に支障をきたすような重度の発作がある．
・発作開始から短時間で頭痛が増強する．
・頭痛で眼がさめる．
・以前から鎮痛薬やエルゴタミン配合薬の効果が少ない．
・鎮痛薬やエルゴタミン配合薬の副作用がある．
・頭痛早期に片頭痛か緊張型頭痛か判別できず，早めの服用ができない．
・鎮痛薬を服用しても頭痛が治らない．（レスキュー薬として使用）．

ある．自験例ではスマトリプタン皮下注により80%で1時間以内に頭痛の改善が得られた．

**前兆を伴う片頭痛**　前兆そのものを改善させる頓挫薬はない．トリプタン系薬剤も頭痛を改善させる薬剤である．またトリプタン系薬剤は前兆の時期に服用しても頭痛には効果が乏しいとされており，頭痛が開始してから服用することになる．患者によっては頭痛の開始を待つトリプタン系薬剤より前兆期に服用するエルゴタミン配合薬を好むこともある．エルゴタミン配合薬やNSAIDsが無効の患者には，筆者は前兆開始後直ちにドンペリドンを1錠服用し，頭痛が開始したらトリプタン系薬剤を服用するよう指導している．視覚性前兆が20〜30分間続く患者が，前兆期にドンペリドンとNSAIDsを服用し，頭痛開始直後にスマトリプタンを服用するという3種併用により，今までのどの方法よりも効果が得られたという例を経験している．

**発作のステージにより使い分ける**

**発作早期**　予兆・前兆期であればエルゴタミン配合薬またはNSAIDs（＋制吐薬），頭痛開始早期であればトリプタン経口薬，NSAIDs＋制吐薬のいずれでもよい．

**頭痛進行期**　エルゴタミンは無効，NSAIDsは効果が乏しく，初めからトリプタン系薬剤を使用する．中等度〜重度の頭痛で経口薬を服用した場合の2時間後の改善率は60〜70%程度である．悪心・嘔吐があり患者が受診した場合にはスマトリプタン3 mg皮下注射の適応となるが，原則として24時間以内にエルゴタミン配合薬やゾルミトリプタン，エレトリプタンを服用している場合には注射ができない．スマトリプタン皮下注ができない患者や無効の場合には，血管確保（補液）し，クロルプロマジン12.5 mg静注（保険適用外）をしていたが，近年クロルプロマジンは静注できなくなったため，筋注で対処せざるをえない．

# 頭痛の性質による薬物の使い方——特に緊張型頭痛について

目崎 高広（京大）

頭痛といえば画一的に鎮痛薬が処方されることが少なくない．しかし，頭痛の型によって効果的な薬物は異なる．

### 緊張型頭痛において筆者が用いている代表的な処方

緊張型頭痛における標準的な処方は，筋弛緩薬，抗不安薬，抗うつ薬の単独使用もしくは併用であろう．抗不安薬としてはジアゼパム（セルシン®），エチゾラム（デパス®），ロフラゼプ酸（メイラックス®）など，筋弛緩薬としてはチザニジン（テルネリン®），エペリゾン（ミオナール®）など，抗うつ薬としてはイミプラミン（トフラニール®），アミトリプチリン（トリプタノール®），フルボキサミン（ルボックス®，デプロメール®）などをよく用いている．肩こりの強い患者には筋弛緩薬，精神的ストレスが強い患者には抗不安薬，午前中のほうが頭痛が強いことなどから抑うつを疑う患者には抗うつ薬を用いるのを原則としている．

### 各薬物が適応とする症状と注意点

**抗不安薬** エチゾラムは"筋収縮性頭痛"（緊張型頭痛の以前の呼称）を適応症とする抗不安薬であり，筋弛緩作用があるので，肩こりを合併する例には好適である．しかし，作用時間が短いため，断薬時の"反跳現象"（眠前服用を急にやめると一過性不眠をきたす，など）を生じる可能性がある．したがって，断薬前に作用時間の長い薬物へ変更するのがよい．ジアゼパムはそのような場合のほか，エチゾラムよりもややマイルドに，しかし長時間の効果を期待する場合に適している．

不眠を訴える患者には，単純な入眠障害ならばゾルピデム（マイスリー®）などでよいが，「あれこれ考えてしまい眠れない」患者には，抗コンフリクト作用の強いロフラゼプ酸が勧められる．ただし作用時間が非常に長いので，翌朝に"持ち越し効果"が出る可能性がある．

緊張型頭痛に伴って後頭神経痛を呈する場合には，クロナゼパム（リボトリール®，ランドセン®）を用いる．なお，カルバマゼピン（テグレトール®）のほうが神経痛への効果は優れているが，副作用が多いので，筆者は重症例に限り用いている．

抗不安薬は午後から夜間を中心に用いることが多い．ふらつきによる転倒を防止するため，標準量よりも少量で開始するのを原則とする．服用時刻については，薬物の血中半減期を考慮しつつ，患者の訴えに合わせる配慮が望ましい．

**筋弛緩薬** 肩こりや頸部の痛みを訴える例で用いる．チザニジンはエペリゾンよりも若干効果が強い印象がある．通常筆者は，緊張型頭痛に対しこれよりも強力な筋弛緩薬は用いない．

**抗うつ薬** 標準用量よりも少量とし，原則として夜1回から開始する．イミプラミン，アミトリプチリンなら10mg/日，フルボキサミンなら25mg/日から開始し，必要に応じて倍増する（筆者がこれ以上使用することは少ない）．

**消炎鎮痛薬** 痛みが強い場合や拍動性頭痛の場合に用いる．鎮痛薬は連用によってそれ自体が頭痛の原因になりうるので，定期服用するなら極力短期間に留め，できるだけ頓服とすべきである．ロキソプロフェン（ロキソニン®）を多く用いるが，インドメタシン（インダシン®，インテバン®，インフリー®）が特異的に効く頭痛があるので（インドメタシン反応性頭痛症候群），類似の症状をもつ例ではこれを用いる．

**自家処方** 筆者自身は緊張型頭痛と片頭痛との中間的な頭痛を持病としてもつ．薬物使用の基本は「早めの対処」である．すなわち，明らかに精神的ストレスが原因と考えられ，肩こりが自覚される場合には，ジアゼパム4～6mgを1～2回に分服するか，またはジアゼパム2mgとチザニジン1mgとを頓用する．精神的には元気であるが葛藤が強い場合（細かいことが気になる，など）にはロフラゼプ酸を1～2mg用いる．拍動性頭痛が始まったときには，ロキソプロフェン60mgのみを早期に（痛みがまだかすかなうちに）服用するか，場合によりこれにジアゼパム2～4mgを追加する．自身の頭痛は，これらの使い分けでおおむね頓挫させえているが，医療関係者以外に勧められる方法ではなかろう．

# 緊張型頭痛の治療には動機づけが必要

髙木 繁治（東海大）

**緊張型頭痛の治療はまず本人の動機づけを**

緊張型頭痛の治療を開始するとき，重要なことは緊張型頭痛の治療は自分で努力することが必要であると患者に指導することである．❶は緊張型頭痛の治療をまとめたものである．❶の2以下は当然行うべき治療である．緊張型頭痛の患者にストレスを避け，うつむく姿勢を避け，軽い体操，マッサージをするように指導することは必要である．変形性頸椎症などの頸椎の疾患があるときには高い枕を避け，首に過剰な運動負荷を与えてはならない．投薬が必要な場合には筋弛緩薬，抗不安薬，鎮痛薬，さらには抗うつ薬などが用いられる．これらの治療に関しては，本書の他の項を参照していただきたい．

しかしである．❶の2以下に記した治療に入る前に1の項目の十分な説明と動機づけがきわめて重要であると筆者は考えている．

**患者への動機づけを促す説明のコツ**

実際に患者に対して行う説明を次に記す．

「緊張型頭痛はあなたご自身で治す病気です．今から私が2つのことを説明します．そのとおりやっていただければ必ずよくなります．でも，もしやらないとあなたは一生頭痛と付き合うことになります．」

「1つめは肩や頸のマッサージ，肩の体操です．」（実際に肩や上腕の運動をしてみせる．）

「2つめは精神的なリラックスです．1時間くらい仕事をしたら，5分か10分窓の外をみて，ボーッとしてみてください．」（ボーッとして，と言いながら実際にボーッとしてリラックスした表情をしてみせる．患者がクスッと笑うようになれば説明がうまくいったといえる．）

❶ 緊張型頭痛の治療

1. 十分な説明と，自分で治療をするという動機づけ
2. 心理学的な治療
   不安，ストレスの除去
   精神的なリラックスなど
3. 生理学的な治療
   体操，マッサージなど
4. 薬物学的な治療
   筋弛緩薬（塩酸エペリゾン，塩酸チザニジンなど）
   抗不安薬（ジアゼパム，エチゾラムなど）
   鎮痛薬（アスピリンなど）
   抗うつ薬（塩酸アミトリプチリンなど）

「それでもつらい時はお薬を差し上げます．お薬は効きますが，あくまでも一時抑えです．根本的な治療はご自分で今説明したようなことをなさってください．」

このように説明すれば，多くの患者は自分で努力するし，改善しなければさらに努力を続けるようになる．初診または第1回目の再診で十分に時間をかけて（といっても5分程度で十分）説明することにより，その後の治療がスムーズに行え，けっして無駄な時間ではない．

**最初にこの時間を惜しめば後の祭りである**

最初の十分な説明，指導を忘れれば，「先生の薬を飲むとよくなるけれど，やめるとまたもとに戻ってしまい，長く通院しているのにまったくよくなっていない」というような苦情を言われることになる．その結果，患者も医者もハッピーでなくなる．このような苦情をいわれてから，「やはりあなたが努力すべきだ」と説明するのは，単なる逃げ口上ととられてしまい，説得力に欠ける．「時，すでに遅し」である．

# 罹患率が最も高く，背景も多様な緊張型頭痛の治療

平田 幸一（獨協医大）

### 最も多く，背景も多様な頭痛である

頭痛のなかで緊張型頭痛の罹患率は，わが国でも20～30％といわれ，頭痛のなかで最も多いものである．緊張型頭痛の診断基準によると，反復発作性緊張型頭痛（episodic tension-type headache：ETTH），慢性緊張型頭痛（chronic tension-type headache：CTTH）そしてこれらに属さない緊張型頭痛に分けられるが，実際の臨床ではこれらを鑑別，分類することが困難なことがしばしばある．また，急性期治療，予防治療の別に関しても，片頭痛とは異なり厳密な区別は不可能である．つまり，緊張型頭痛の成り立ちは片頭痛のそれとは異なり非常に雑多な原因と背景をもっているので，それに即した医師の対応がしばしば必要なのである．したがって，エビデンスに基づいた治療法ということになると数が限られる．これはそもそも緊張型頭痛の母集団の不均一性から研究方法が限られていること，片頭痛に比較すると軽症例が多いことによると考えられる．

### 薬物治療のまえにストレス対策や頭痛体操の指導も

緊張型頭痛では，薬物を処方するまえに，考慮すべき治療法があり，その流れを❶に示す．

緊張型頭痛を引き起こす因子である口・顎部の機能異常，心理社会的ストレス，不安，うつなどに対しては，個々の基本的治療法が重要である．これらの背景要素が非常に強い場合，それぞれの専門家，たとえば，歯科・口腔外科，精神科医などへのコンサルテーションが重要となる．社会構造の進歩，変化に追いついていくために，精神的ストレスは増加する一方であり，これに加え，同一姿勢でのコンピュータの長時間操作など，いわゆるテクノストレスの増大は，頭頸部周囲筋の緊張を増大させる．まずはこのようなストレス負荷に対する予防，治療が重要である．これには，うつむき姿勢に代表される姿勢の矯正や枕の選定，あるいは適度な運動の必要性など，日常生活および環境に関する指導が第一に行われるべきである．エビデンスは明らかでないものの頭痛体操は副作用がなく，家庭内で簡易に行えることを考慮するとコストの面からも推奨され，実際，わが国で汎用されている．バイオフィードバック（認知行動療法）の有用性はエビデンスという点からも推奨されており，欧米では盛んであるが，わが国での実績はあまりない．

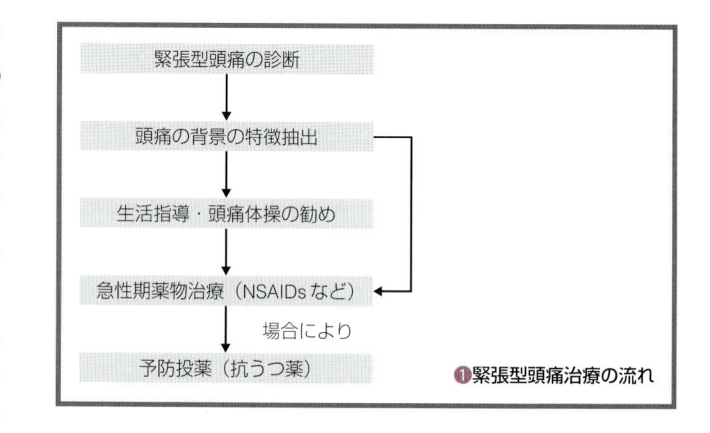

❶緊張型頭痛治療の流れ

緊張型頭痛の診断
↓
頭痛の背景の特徴抽出
↓
生活指導・頭痛体操の勧め
↓
急性期薬物治療（NSAIDsなど）
↓ 場合により
予防投薬（抗うつ薬）

### 薬物による治療と考慮すべき副作用

緊張型頭痛に用いられる薬剤を❷にまとめる．

**鎮痛薬とNSAIDs**　緊張型頭痛治療には数多くの鎮痛薬および非ステロイド性抗炎症薬（NSAIDs）が用いられている．これら鎮痛薬は世界中で医師の処方によらず自己投薬されており，アスピリン（アセチルサリチル酸）は緊張型頭痛に最も多く用いられている薬剤である．その他の鎮痛薬およびNSAIDsについても数多くの科学的な検討が行われている．これらの検討ではイブプロフェンとケトプロフェンの効果が比較的優れているとの報告があるが，各種薬剤の効果の差は少なく，しかも不定である．実際の使用にあたり留意するべき点は，わが国で健康保険適用が認められているのはアスピリン，アセトアミノフェン，メフェナム酸であること，妊娠に対する安全性が最も確立されているのはアセトアミノフェンであることである．3薬剤ともに緊張型頭痛に用いられる薬剤という意味では科学的なエビデンスも確立されている．また，とりわけ慢性緊張型頭痛の治療にいえることであるが，予防的に薬剤が投与される場合は，薬剤誘発性頭痛の発症など副作用の問題から，頓服投与，6か月以内などの期間限定の投与が望ましいことは当然のことである．

**カフェイン**　科学的な検討でNSAIDsとの併用効果は実

## ❷緊張型頭痛治療薬

| | 薬剤 | 科学的エビデンスの有無 | 副作用 | 適応 | 投与法 |
|---|---|---|---|---|---|
| NSAIDs | アセトアミノフェン* | ◎ | まれ | 主に急性期 | 経口 |
| | アスピリン* | ◎ | | | |
| | メフェナム酸* | ◎ | | | |
| | イブプロフェン | ◎ | | | |
| | ナプロキセン | ◎ | | | |
| カフェイン併用 | ＋イブプロフェン | ◎ | 胃腸症状 | 主に急性期 | 経口 |
| 抗うつ薬 | アミトリプチン | ◎ | 口腔内乾燥，眠気など | 主に慢性期 | 経口 |
| | マプロチリン | ○ | | | |
| | ミアンセリン | ○ | | | |
| | スルピリド | △ | | | |
| | フルボキサミン | ○ | | | |
| | タンドスピロン | △ | | | |
| 筋弛緩薬 | チザニジン | ○ | まれ | 急・慢性期とも | 経口 |
| | エペリゾン | △ | | | |
| 抗不安薬 | アルプロゾラム | ○ | 眠気など | 急・慢性期とも | 経口 |
| | エチゾラム* | △○ | 眠気など | | |
| | クロルプロマジン | △ | 眠気，起立性低血圧など | 急性期投与 | 静注 |
| | プロクロルペラジン | △ | | 急性期投与 | 静注 |
| トリプタン | スマトリプタン | △ | 胸部不快など | 混合型頭痛 | 皮下注 |

\* 健康保険適用あり．
◎：複数のランダム化試験で一定の効果あり．○：ランダム化試験は行われているが不完全．
△：ランダム化試験は行われていない．

証されている．ただし，副作用として胃部不快感などがあること，依存性があり，これもまた薬剤誘発性頭痛に陥る可能性が増すことを考慮すべきである．

**抗うつ薬** 多くの検討からアミトリプチンのエビデンスは高い．ただし，副作用として口腔内乾燥，眠気などがあることに注意が必要である．マプロチリン，ミアンセリンの効果がこれに続く．副作用が少ないことからフルボキサミンやパロキセチンなどのセロトニン再取込み阻害薬（SSRI）も考慮されるが，確実な効果は証明されているわけではない．しかし，副作用の少ないことから，SSRIの推奨度のほうが高い可能性もある．

**抗不安薬** わが国では緊張型頭痛にベンゾジアゼピン系薬剤が処方されることが非常に多い．実際エチゾラムが健康保険適用となっており，頭痛の背景に心理社会的ストレス，不安，うつなどがある場合，効果がある可能性もある．ただ，この効果は厳密な意味で科学的に検証されたものではなく，今後の検討が必要である．

**筋弛緩薬** 効果があると考えられている．とくにチザニジンの効果に関する報告は多い．

> 緊張型頭痛の治療にはまず背景の把握が重要である

緊張型頭痛の治療については，かならずしもすべてエビデンスに基づいた治療が優先されるわけではないかもしれない．コストがかからず，しかも副作用のない生活指導，頭痛体操などはまずはじめに行われるべきである．薬物治療について述べれば，NSAIDsの使用が最も勧められることは明らかであろう．当然，胃腸障害，造血器障害などの副作用があり，わが国における薬剤の最適用量は欧米と比較して少ない．また，NSAIDsの慢性的使用によるさらなる頭痛誘発が問題となる．カフェインや筋弛緩薬，さらに抗不安薬の併用も考慮される場合もあるが，それぞれの緊張型頭痛の背景の把握，副作用について吟味されたうえでの使用が考慮されるべきである．予防的投薬として推奨されるのは抗うつ薬，とりわけ三環系抗うつ薬であるが，口腔内乾燥，眠気，とりわけ抗コリン作用の発生には注意が注がれるべきである．

緊張型頭痛は雑多な背景のうえに成り立ったものであり，治療にあたっては詳細な病歴聴取による症例ごとの治療法選択が必要であろう．

## 症状のひどい慢性緊張型頭痛の薬物治療

高瀬 靖（市立豊中病院）

慢性緊張型頭痛は，たいへんつらい病気である．もちろん患者により症状の程度はさまざまで，あまり苦にならない程度の軽いものから，重症の患者は，寝たきりのような状態になる場合もある．

もともと反復発作性緊張型頭痛が時々起こっていたものが，だんだんと頻繁になり，慢性緊張型頭痛へと移行していく場合と，元来，頭痛などほとんど経験したことのなかった人が，ある日から，たとえば何年の何月何日の何時から，急に頭痛もちになった場合（新規発症持続性連日性頭痛；new daily persistent headache）の2通りのパターンがあるようである．

症状は，毎日のように頭が締めつけられる，帽子，輪をかぶっている，ズシーンと重いものが乗っているようだ，そしてそれがひどくなると，ズキズキガンガンと，痛みが強くなる．

これは，ストレスが原因であるといわれる．あるいは，「私は，思い当たるストレスなどない」と言う患者に対しても，「自分で気が付いていないストレスで緊張型頭痛が起こっているのだ」などという人もいる．しかし筆者はこれを，医者の逃げ口上と考えている．ストレスのない生活などありえないわけで，人間誰しも，ある程度の緊張，ストレスがあるし，むしろあったほうが良いといわれている．

当初はストレスが原因であったかもしれない．しかし頭痛が，だんだんとひどくなっていく過程で，ストレスで悪化するのではなく，脳が痛みとして感じやすくなっていくのだと思われる．つまり頭痛もちではない人には，頭痛として感じない痛みを，頭痛もちの人はそれを痛みとして感じてしまう，つまり痛みに敏感になっているのであろう，と考えられる．

### 慢性緊張型頭痛ではまず一般的な治療を行う

①頭痛が起こりやすい誘因を避ける．
②ストレスを避ける．
③規則正しい生活をする．
④姿勢を正し，適度に運動，そして体操，ストレッチ，マッサージをする．
⑤枕を低くし，なるべく自分に合った枕で寝る．
⑥目，鼻，耳，歯などが悪い人は，まず必ず治療をする．

などで，頭痛が良くなるときはそれで十分である．それでもなかなか良くならない場合，慢性緊張型頭痛のひどい症状を，薬剤によって軽くしていく必要がある．というのは，前述したように，重症の慢性緊張型頭痛は，たいへんつらく，日常生活への支障は非常に大きなものであるからである．

治療として，まず大切なことは，やはり筋肉の緊張，収縮もあると考えられるので，当然これらをやわらげる必要がある．そのためには，適度な運動，体操，ストレッチ，姿勢を正しくする，気分転換をする，枕を低くする，マッサージなどにより，まず症状を少しでも軽くする必要がある．しかし，このような一般的なことでは良くならずに，多くの患者が苦しんでいる．そのために薬剤も必要である．

### 一般的な治療で改善しないときに薬剤を

**筋弛緩薬，抗不安薬** わが国ではまず，筋弛緩薬（チザニジン，エペリゾンなど），抗不安薬が汎用されている．これらの薬で症状が良くなる患者は，それで十分である．しかし，ベンゾジアゼピン系の抗不安薬は，当初は効くが，やがて慣れて効かなくなっていく．それどころか，薬が切れてくると，頭痛，不安が強くなり，薬を服用せざるをえなくなる．よって，ベンゾジアゼピン系の抗不安薬は，毎日，きっちり飲むのではなく，症状の強い時だけ，なるべく頓服で飲むように指導すべきである．

**三環系抗うつ薬，選択的セロトニン再取込み阻害薬** 筋弛緩薬，抗不安薬を使っても改善しない場合，まず三環系抗うつ薬（アミトリプチリンなど）が有効である．もともとひどい頭痛が毎日のようにあるのに，明るい人はいない．いつもひどい頭痛があるから，うつ的になるのである．よって，うつに対して薬を使うのではなく，慢性頭痛を根本的に軽くするために，抗うつ薬を使う．もともとうつ病はないので，うつ病で使う量より少ない量で効果がある．

これらの三環系抗うつ薬は，慢性頭痛に対する作用と，うつに対する作用との関係は少ないといわれている．一番よく使われて，明らかに効果があるのは，アミトリプチリンである．イミプラミン，クロミプラミンはアミトリプチリンと比べ，エビデンスが少ない．しかしこれらも，かなりの効果はあると思われる．どの薬が良いかは，患者と薬との相性によるようである．

三環系抗うつ薬は，寝る前に 10 mg から始め，1 週間くらい様子をみて徐々に増やしていく．服用し 2 ～ 3 時間して眠気がくるので，寝る 2 ～ 3 時間前に飲むのが良い．副作用は必ず，といってよいほどある．眠気，気だるさ，口の渇き，ふらつきなどである．少しの副作用は我慢していれば，やがて慣れてくるので，あまり神経質になる必要はない．もともと頭痛もちの患者は，頭が痛く眠れない人が多いので，副作用でよく眠れることは，逆に良い作用である．

また，心臓に病気のある患者，緑内障，前立腺肥大のある患者には使えない．しばらく服用していると，便秘気味になってくる．また体重が増えるといわれているが，薬そのものの副作用で体重が増えるのか，またはもともと頭痛がひどくて食欲がなく，鎮痛薬の飲みすぎで胃が荒れてあまり食べることができなかったのが，三環系抗うつ薬を飲んでいるうちに頭痛が楽になり，食欲が出て，よく食べられるようになり，体重が増えるのか，微妙なところである．

三環系抗うつ薬はたいへんよく使われる薬で，飲み始めてからしばらく上述した副作用を我慢すれば，効果の高い薬である．使う量は，患者により，まちまちである．10 mg で十分な患者もいれば，かなり増やしていって効果の出てくる患者もいる．

次によく使う薬は，選択的セロトニン再取込み阻害薬（selective serotonin reuptake inhibitor ; SSRI）である．現在，わが国では，フルボキサミン，パロキセチンを使用できる．うつ病に対して使う量より少ない量で効果がある．抗コリン作用や，抗ヒスタミン作用がないので三環系抗うつ薬によくある副作用がほとんどないが，吐き気，眠気が出ることがある．副作用が少ないので，70 歳以上の患者には，使いやすい薬である．

フルボキサミンは 25 mg より始め，ゆっくりと増やしていく．パロキセチンは 10 mg より始める．最低でも，1 か月は飲み続ける必要がある．

どの薬も三環系抗うつ薬と比べると，副作用が少ないが，その分だけ効果も落ちるようである．よって副作用に問題がなければ，まず三環系抗うつ薬を使うべきであろう．

**バルプロ酸など，その他の薬剤**　抗てんかん薬の，バルプロ酸もよく使う薬である．1 日 400 mg で始め，効果が不十分の場合は，バルプロ酸の血中濃度をみながら，増やしていく．400 ～ 600 mg で十分効果のでる人が多い．副作用は，400 ～ 600 mg ではほとんどない．また特に若年者の場合，抗セロトニン薬，シプロヘプタジンを使うことも多い．1 剤で効果不十分の場合は，2 剤併用することも考える．β遮断薬を併用することもある．これらの薬剤を使い，慢性緊張型頭痛を楽にしていく．

**ストレスによるものとの決めつけは禁物である**　症状のひどい慢性緊張型頭痛は，慢性頭痛専門の医師でも，最も治療の難しい慢性頭痛のひとつである．しかし，ストレスによるもの，精神的なものによるもの，と決めつけずに，じっくりと治療していくことが大切である．

# 心療内科的アプローチが必要な難治性緊張型頭痛の治療

桑澤 二郎（くわざわクリニック）

### 難治性なものは「抑うつ」を疑う

緊張型頭痛で医療機関を受診する患者は多くが，「何かとんでもない病気の前兆ではないか」と不安で受診する患者で，痛みを何とかしてほしいという患者は多くはない．概して緊張型頭痛は「痛みはあるが仕事はできる」程度の痛みのことが多く，検査をして「大丈夫です」という言葉で痛みが軽減したり，病態の説明に満足していただける患者は多い．しかし，なかには痛みがよくならず，病院を転々として検査漬けになって「何ともないといわれ，鎮痛薬をもらって仕事を休んだが，症状がよくならない」という患者がいる．このような患者では，慢性的な痛みのために抑うつ傾向が認められると思いがちであるが，難治性の患者の場合は特に最初に何らかの誘因で抑うつになっており，そのために緊張型頭痛をきたしていることがある．難治性緊張型頭痛では仮面うつや，うつ病の症状として緊張型頭痛をきたしていることが多く，心療内科的アプローチが必要である．

### 誘因の確認が重要である

緊張型頭痛の治療には筋緊張を解くための薬物療法のみならず，精神的な緊張をきたした誘因を把握し除去することが重要である．緊張型頭痛患者の治療のポイントは隠れている誘因の確認であるといっても過言ではない．誘因の確認法については別項を参照されたい．

### 治療はどのように行うか

治療の目標は，頭痛の軽減にある．すなわち，その原因となった因子に対処して緊張の除去と適応性の回復を図ることである．緊張型頭痛患者は緊張しやすく，リラックスしにくい人に多く，不安や抑うつが現れやすく，ストレスの影響が表面化しやすいとされている．過剰なストレスが原因のことが多いので，そのための治療は，心療内科的治療にならい，生活指導，薬物療法，および一般心理療法の3本柱で行うのが効果的である．

治療に際しては病歴，診察，検査，問診結果を総合して診断，病態，治療について説明することが必要である．筆者がよく使う説明法は，「画像診断では異常は認められませんでした．これは頭の中で歯車がカチカチと回って日常生活を暮らしているとたとえると，歯車に異常は認められないということです．しかし，診察結果からは，歯車の油が切れてしまってギィーギィー音を立てて無理をして回っているような状態といえます．油が切れてしまった原因は…」というように，誘因の説明をしている．実際の治療は切れてしまった歯車に油を注いだり，増やしたりすることであり，具体的方法としては上記の3本柱である．

実際の治療では詳細な問診は欠かせず，診察には時間がかかってしまう．外来の時間に余裕があれば患者の話を十分に聴取できるが，他の患者が待っている場合には十分に話を聞くことができなくなってしまう．そのため頭痛外来を予約制で設ける施設もある．

**生活指導**　生活のなかに無理があり，それが精神的，肉体的な緊張につながり，緊張型頭痛を発症しているわけであるから，生活環境の改善は必須である．生活環境の指導に関しては医師の立ち入れない問題も多いが，患者は話を聞いてくれて，ともに問題を解決するべく考えてくれる人間がいることで，悩みの負担が軽減され，精神的緊張が減り，多少なりとも症状の軽快をみることが多い．生活指導の基本は「頑張らないこと」である．また，休養と十分な睡眠，リラックス法である．まじめで几帳面な患者が多いので，生活のなかでリラックスできるようにしなさいといっても，「どうしたらよいかわからない」患者がほとんどである．筆者は山本によるストレス発散法を勧めている（❶）．

また，「嫌だ」とか「できない」という一言が言えずに精神的肉体的緊張をきたしていることも多いので，今は具合が悪いのだから「いやだ」とか「できない」とはっきり言う，という指導も効果的である．

さらには，「昔からこうあるべきである」「こうしなければ笑われる」と物事の判断基準が自分以外にあり，緊張を生んでいることもあるので，そのような患者には判断基準を自分に取り戻して「自分がこう思ったからそれで良いのだ」という指導も必要である．

### ❶ストレス解消のポイント

| STRESS のあたまをとって | |
|---|---|
| S ports | 楽しむスポーツで毎日15分. |
| T ravel | 都会生活のストレスは自然に親しむことで解消します. |
| R ecreation & Rest | 遊びと休養は,心にゆとりを与えます. |
| E ating | みんなで楽しむ食卓は,心に栄養を与えてくれます. |
| S inging & Speaking | カラオケとおしゃべりは,気軽なストレス解消法です. |
| S ake/Smile/Sleep | 少量のSake(酒),Smile(笑い),Sleep(睡眠),その他いろいろ |

(山本晴義:自律神経失調症.永岡書店,p.90-95,2001より引用)

**薬物療法**　病態の改善には薬物療法は必須である.基本は抗不安薬などの向精神薬と筋弛緩薬を基本としている.鎮痛薬は基本的には用いていない.抗不安薬としては20種類ほどあるが,使い慣れたものを使用している.不眠があり,筋緊張症状が強い場合にはエチゾラム,他の身体症状が認められる場合にはロフラゼプ酸エチルをよく用いている.また,対人緊張が問題となる場合にはクロチアゼパムを用いている.うつ状態が認められる場合には抗うつ作用のある抗不安薬を用いている.患者によっては副作用で眠気,めまい感などが強く出現することがある.また効果の発現も個人差があるので,十分な効果が得られない場合は薬を増量したり,他の薬に切り替えるということをあらかじめ患者に伝えることも,信頼関係を築くために必要である.

**一般心理療法**　心身医学療法のひとつとしても明記されている一般心理療法は,患者に対して受容,支持,保証の3原則に基づいて行う基本的心理療法である.受容とは,患者の訴えを聞き全人的に患者を理解しようと努めることである.支持とは患者の気持ちを温かく支え,患者自身の生き方を批判せずに受け止めることである.保証とは,患者の症状は治療を続けていくと必ず改善することを保証することである.

**精神科などに紹介の必要な緊張型頭痛もある**　以上,緊張型頭痛の難治症例についてのアプローチ法について簡単に述べたが,すべての患者に以上のようなことをしていたら時間がいくらあっても足りない.ほとんどの患者は「大丈夫です」という言葉と,少量の抗不安薬でぐっすり眠れると治ってしまうことが多い.なかなか良くならない症例や,明らかな過度のストレスの存在するものは,心療内科的なアプローチが必要であると考える.ただし,自殺企図が認められたり,明らかな誘因の認められないもの,治療に抵抗するものは頭痛外来では手に負えないものもあるので,専門家(精神科,心療内科)に紹介している.

治療

146

# 診断が何よりも大切な群発頭痛の治療

山口 三千夫（山口クリニック）

「群発頭痛は診断が何より大切です！」と声高に宣言しなければならない．他の病気でもそうではないか，という意見があるかもしれない．それを承知でなお，群発頭痛では，適切で迅速な診断が必要なことを強調したい．診断すれば正しい治療が始められ，有効な予防もできる．しかし，他の頭痛と違って群発頭痛は特異的（specific）な手当が重要であるため，診断が違っていれば，まったく効果がない．診断する医師の責任がとても重い．

### 群発頭痛の治療には正解で有効な一撃が必要である

かぜの頭痛でも肩こりに起因する頭痛でも，片頭痛の軽い場合であっても，あるいは脳腫瘍や慢性硬膜下血腫による頭痛であってさえも，解熱鎮痛薬を処方すれば，一応軽快する．この場合，いわば散弾銃を撃つようなもので，どれか当たるだろうという感じがある．しかし，片頭痛に対してはトリプタンが非常に有効であり，これは片頭痛の発作を頓挫させる．すなわち，鎮痛薬ではない．一方，片頭痛以外の頭痛には，群発頭痛をのぞけば，トリプタンは有効でない．

逆にいえば，群発頭痛には実はトリプタン注射しか効かないのである．ショットガンではなく，狙撃兵による望遠鏡付きの精密なライフル攻撃が必要となる．正確で有効な一撃が！

### 群発頭痛のつらさをわかってほしい！

群発頭痛の発作中の苦しさは患者本人でなければとてもわからない．このことを医師は完全に理解しなければならない．もし「群発頭痛があっても死ぬわけではないから」という気持ちがあるならば，その医師は頭痛を診療する資格がないというべきであろう．痛くて痛くてじっとしていられずに机などを叩きすぎて手指を骨折したとか，あまりの痛さに隣の部屋の冷蔵庫の中の坐薬を取りに行くことも不可能だった，というほどなのである．ありがたいことに片頭痛よりは持続時間が短いが，その代わりに頭痛のなかで最も痛いものなのである．

### 明らかな特徴があるので診断は簡単！

正しい診断は困難ではない．何よりもまず，「群発頭痛ではあるまいか」と疑うことである．間中先生が講演で述べておられたが，群発頭痛には7つの1がある由である．それは，「1年に1度くらい，1日1回ほぼ決まった時刻に，1側（片方）の頭痛発作（というより目の奥がえぐられるような痛み）が約1時間続く．この発作は約1か月ほど続く」というのである．ほかに重要なことは30歳以後の男性に多いこと，飲酒でてきめんに発症すること，間欠期には頭痛が起こらないばかりか，飲酒してもなんともないこと，などが特徴である．

ほかにこのような疾患があるだろうか．とても考えられない．であれば，診断はまことに簡単！というべきであろう．

### 群発頭痛と鑑別すべき三叉神経痛について

念のために頭部CTは撮ってもよいが，急性期にはすぐ治療すべきである．「三叉神経痛」と誤診する医師も少なくないが，「三叉神経痛」とは何かを知らないためと思われる．神経痛ならば，①数秒から数十秒間の鋭い激痛が繰り返される，②ある神経の解剖学的分布に限局する痛みである，③その神経を圧迫すると圧痛ないし放散痛がある，の3つがあるはずである．三叉神経痛は30歳代の男性ではなく，高齢者に多いこともよく知られている．

三叉神経痛は，とても，上記の7つの1という特徴のある群発頭痛とは一致しない．たしかに群発頭痛で痛いのは三叉神経の領域ではあるが，神経痛の形ではないのである．なお，余談であるが，真の三叉神経痛の場合，ガンマナイフ照射が有効なことがあり，カルバマゼピンの内服治療や手術・ブロックなど以外の方法として考慮したい．

### 群発頭痛の急性発作に対する治療

まず，頭痛発作中ならば治療としてスマトリプタン（イミグラン®）の1アンプル皮下注射を行う．これには保険の適用があり，7～8割の人に著効を示す．筋注や静注は勧められない．他のトリプタン系の薬剤の使用前と同じく，効能書きを見て禁忌事項だけはチェックしたい．狭心症，心筋梗塞，エルゴタミン服用後24時間以内，高血圧などの有無である．進行中の脳卒中にも使用できないが，群発頭痛と

卒中の合併は考えがたい．

　純酸素の吸入もよいが1分間6L以上の流量が必要である．高圧酸素療法の有効性の報告もある．酸素は各患者が設備を整えたり，携行するのに問題があるといえよう．

　いわゆる鎮痛消炎薬は坐薬も含めて無効といわざるをえないが，有効だという患者も少しはある．しかし，いわゆる通常の頭痛に対する頭痛薬のように効くわけではない．

　他のトリプタン製剤では注射薬がなく，錠剤または口中崩壊錠なので，服薬後30分ほどは効果が現れないうえ，保険の適用がない．もし，本格的に痛くなりだす前に，ゾーミッグ®，レルパックス®，またはイミグラン®の錠剤の服用が可能であれば，発作を軽くできることもあるが，注射には及ばない．なおイミグラン点鼻液の鼻粘膜への投与（ネイザルスプレー）は近日中に発売になると思われ，群発頭痛に対して自己注射が認められていないわが国では，患者のためには有用な剤形であろうと期待されている．

### 群発頭痛においても予防は治療に勝る

　言い古されたことではあるが，予防は治療に勝ることはいうまでもない．この場合の予防には，初期の予防と持続的予防の2つがある．初期の予防には，まずエルゴタミン製剤またはステロイド（プレドニンやデキサメサゾン）が用いられる．しかし，エルゴタミン製剤はわが国では多くは使われていない．ステロイドは，たとえばRobbinsの頭痛の薬物治療指針（寺本　純訳，シュプリンガー・フェアラーク東京）によれば，プレドニゾロンならば初め1日1回20mg（デキサメタゾンなら4mg）を3日間投与し，あと半量にして1日1回10日間投与するという方法がとられている．

　持続的予防には，カルシウム拮抗薬のベラパミル（ワソラン®）が第一選択薬で著効例も多い．副作用として多いものは便秘であるが，徐脈や低血圧もあるとされる．外国では1日240mg（1錠40mgを6錠）以上を投与するが，わが国では1日120mgから投与する医師もあり，それで十分に有効ならばよいかもしれないが，1日240mgの処方がよりよいと考えられている．ある外国での報告では1日360mg投与が有効であったとされ，軽度の便秘以外には副作用はなかったと報告されている．

　ほかに塩酸ロメリジン（ミグシス®，テラナス®）も用いてよいかと思われるが，筆者は経験がない．フルナリジン（フルナール®）は有効であったとされるが，わが国では現在発売されていない．

　炭酸リチウムは，普通の群発頭痛のみでなく，慢性群発頭痛と呼ばれる疾患の予防にも用いられる．用法は炭酸リチウム300mgから投与を開始し，数日後に倍量とするとされる．漸増することもある．ただし眠気，下痢，嘔吐，筋力低下などが起こりうる．血中濃度を測定しつつ治療を行うべきである．ベラパミルに比べ，有効率は変わらないので，リチウム以外に選択肢がない場合以外には特に勧められる薬品ではないともいえよう．

　予防薬としては，片頭痛にも用いられるが，抗てんかん薬であるバルプロ酸ナトリウム（デパケン®など）がある．1日600mg程度から始め，漸増する．吐き気や嘔吐があり，光や音への過敏のあるもの，すなわち片頭痛に似たタイプの群発頭痛にはバルプロ酸ナトリウムが，より有効であったとする報告がある．

　なお残念ながらワソラン®以下，これらの群発頭痛の予防薬剤はいずれもわが国では保険適用がない．

### 群発頭痛を有する人たちは誤診と偏見に悩んでいる

　最後に，もう一度言いたいのは群発頭痛を有する患者たちは周囲の偏見にさらされているということである．上司などから「大の大人が頭痛がしたくらいで大げさに会社を休むとか言って，やる気があるのか」という批判はまさに無知な権力者による暴力である．医師は診断書などを書いて患者の権利を擁護すべきであろうし，それ以上に頭痛学会などからの世間へのPRが必要であろう．

　なお，群発頭痛が数少ない疾患であるためもあって，わが国での保険適用をとるための治験が実施しがたいことも患者にとっては大きな問題である．外国で用いられている予防薬などがすべて日本では保険の適用外であることも，患者の人権がなおざりにされていると思われてならない．

# 群発頭痛の病態生理と治療

荒木 信夫（埼玉医大）

## 群発頭痛の病態生理はいまだ解明されていない

群発頭痛は従来の Ad Hoc Committee の頭痛分類では，片頭痛とともに血管性頭痛として分類されていたが，国際頭痛学会の新分類（1988）では片頭痛とは別の項目としてまとめられている．これは，種々の研究の結果，これらの頭痛の原因が血管そのものにあるとはいえなくなってきたためと考えられる．片頭痛の病態生理については，さまざまな検討がなされているが，群発頭痛の病態生理については，まだ確固としたものがないのが現状である．

Ekbom らは，群発頭痛の患者で頭痛発作時に脳血管撮影を行い，発作初期の頭痛側の頭蓋外内頸動脈狭小化と眼動脈の著明な拡張，および発作中期に，狭小化した部位がその近位部および遠位部にひろがる現象を観察した．彼らはこの結果に基づき，内頸動脈壁の浮腫が生じ，頭痛をきたすとの説（血管説）を立てた．

一方，群発頭痛においてみられる，一側の激しい頭痛（三叉神経第1～2枝領域），同側の Horner 徴候，流涙，結膜充血，鼻閉，鼻汁などの自律神経症状から，内頸動脈周囲の神経に原因を求める説がある．Moskowitz は❶のように三叉神経第1枝と蝶形口蓋神経節と上頸交感神経節からの線維が収束する海綿静脈洞付近に原因があると述べている．一方，Suzuki らはさらに近位部の破裂孔近傍の内頸動脈であるとの説を立てている．すなわち，何らかの原因により側頭骨の頸動脈管内で内頸動脈が拡張し交感神経を圧迫し，その機能を抑制すると同時に，血管周囲に炎症を惹起して，副交感神経を刺激し，群発頭痛特有の自律神経症状を発現させるとの説である．

また，従来ヒスタミンとの関連が注目されたが，最近は頭蓋内血管の$5HT_{1B/1D}$受容体に結合し血管を収縮させる作用があるスマトリプタンが群発頭痛にも有効であることから，セロトニンとの関係も注目されている．

また，群発頭痛が睡眠時に多くみられることなどから，視床下部や松果体など体内時計との関係も注目されてきている．

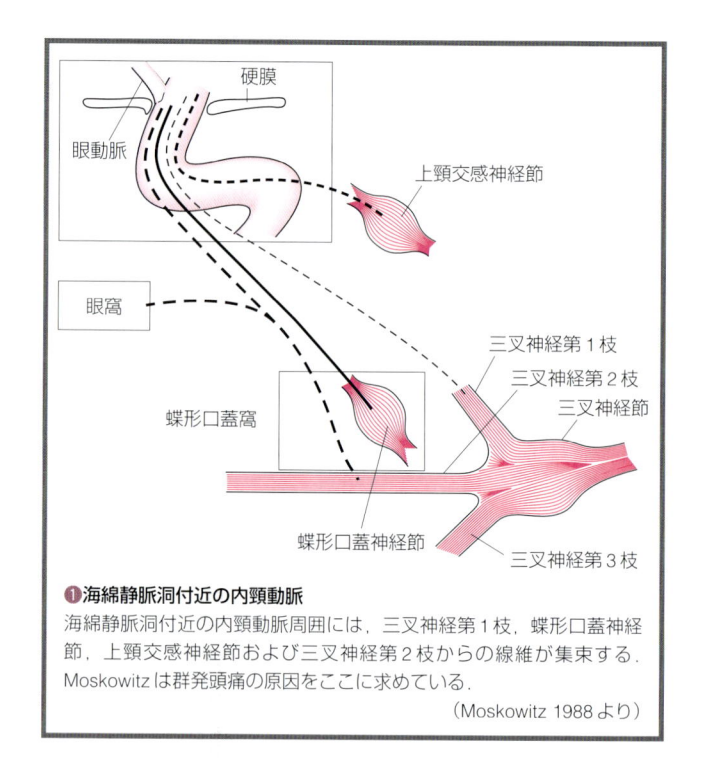

**❶海綿静脈洞付近の内頸動脈**
海綿静脈洞付近の内頸動脈周囲には，三叉神経第1枝，蝶形口蓋神経節，上頸交感神経節および三叉神経第2枝からの線維が集束する．Moskowitz は群発頭痛の原因をここに求めている．
（Moskowitz 1988 より）

## 群発頭痛発作時の治療にはどのようなものがあるか

群発頭痛の治療薬についてのエビデンスを❷にまとめる．

**トリプタン製剤**　頭痛発作時の治療として，スマトリプタン皮下投与（3mg）の有効性は，プラセボとの二重盲検比較試験において，有効性が確認されている．すなわち，スマトリプタンは皮下投与後10分以内ですでに頭痛抑制効果を示し，15分で74％が頭痛減弱し，30分で77％が完全寛解を示したと報告されている．また随伴する自律神経症状も疼痛とほぼ同期して消失する．スマトリプタンの効果は時間とともに減衰せず，副作用も片頭痛への使用に比べて少ない．また，スマトリプタンの鼻腔スプレーによる鼻腔内投与（20mg/dose）の有効性も報告されている．

ゾルミトリプタンの経口投与（外国では5～10mg）が反復発作性群発頭痛の急性発作に対して有効性が高いことが報告されたが，わが国で認可されたのは1錠2.5mgの製剤で

### ❷群発頭痛治療薬のエビデンス

| | 薬剤 | 投与方法 | エビデンスの質 | 科学的根拠 | 臨床的な効果 | お勧め度 | 副作用 |
|---|---|---|---|---|---|---|---|
| **頭痛発作時** | | | | | | | |
| トリプタン | スマトリプタン* | 皮下注 | Ib | +++ | +++ | A | 時々 |
| | スマトリプタン | 経口 | II | +++ | ++ | B | 時々 |
| | スマトリプタン | 鼻腔スプレー | II | +++ | ++ | B | 時々 |
| | ゾルミトリプタン | 経口 | II | +++ | ++ | B | 時々 |
| 酸素吸入 | 100%酸素 | 吸入 | II | ++ | ++ | B | まれ |
| エルゴタミン | 酒石酸エルゴタミン | 経口 | IV | + | + | C | 頻繁 |
| | ジヒドロエルゴタミン | 経口 | IV | + | + | C | 時々 |
| リドカイン | | 点鼻 | IV | + | + | C | 時々 |
| **予防** | | | | | | | |
| カルシウム拮抗薬 | ベラパミル | 経口 | II | ++ | ++ | B | まれ |
| | ロメリジン | 経口 | IV | + | + | C | まれ |
| ステロイド薬 | プレドニン | 経口 | IV | + | + | C | 時々 |
| エルゴタミン | 酒石酸エルゴタミン | 経口 | III | + | + | C | 頻繁 |
| 炭酸リチウム | | 経口 | IV | + | + | C | 頻繁 |

\* 群発頭痛の健康保険適用あり.

(慢性頭痛治療ガイドラインより)

あり,群発頭痛の保険上の適用はまだ認められていない.

**酸素** 100%酸素を7L/分で15分間吸入(海外では10～12L/分)は,発作が始まって10分以内に開始されるのが望ましく,頭痛が最も強くなったときに吸入すると有効性が高い.

**その他** 4～10%リドカインあるいは10%コカインを頭痛側の鼻腔内に点鼻する方法や,エルゴタミン製剤の投与,また鎮痛薬(非ステロイド系抗炎症薬)も検討されたが,有効であるという確証はない.

### 群発頭痛の予防的治療にはどのようなものがあるか

**カルシウム拮抗薬** 群発頭痛の予防にはカルシウム拮抗薬,特にベラパミルが有効である.海外では反復発作性群発頭痛に対するベラパミル360mg/日の予防効果が,プラセボ対照二重盲検試験で確認されている.40～720mgまでの広い範囲の用量での使用が報告されているが,心伝導遅延作用が著明なため,徐脈や心不全の合併が問題となる.

なお,片頭痛予防薬であるカルシウム拮抗薬のロメリジンは,現在群発頭痛には適応がないが,臨床治験の段階で若干の予防効果が期待されている.

**酒石酸エルゴタミン** 就寝前に酒石酸エルゴタミンを1～2mg服用すると,発作を予防する効果があることがある.

**副腎皮質ステロイド** 副腎皮質ステロイドも効果があるとする報告があるが,確実に効果があるとはいい切れない.

**炭酸リチウム** 炭酸リチウムは慢性型群発頭痛の40%程度に有効とされているが,最近の報告ではその有効性が疑問視されている.

# 群発頭痛の発作時の予防的治療

北川 泰久（東海大）

群発頭痛は何らかの誘因により三叉神経とその周囲の血管および副交感神経系が刺激をうけてセロトニン，サブスタンスP，カルシトニン遺伝子関連ペプチドなどの血管作動物質が働いて頭痛が誘発され，さらに視床下部に影響を及ぼす因子が周期的な発症に関与するとされている．そのため治療薬は血管に作動する薬剤とサーカディアンリズムに対する薬剤が中心となる．

## 群発頭痛の発作時の予防的治療

発作時の頓挫療法については他項で取り上げられているので，ここでは群発頭痛の群発期での予防的治療について述べる．群発頭痛は約1か月にわたり，多くは毎晩同じ時刻に激しい痛みを呈する．群発期中の頭痛を完全に予防することは困難と考えられるが，群発期に出現する頭痛を軽減させる治療がいくつか行われている．現在のところ発作型群発頭痛に対してはベラパミルとプレドニゾロン（PSL），慢性型群発頭痛に対してはベラパミルと炭酸リチウムの組合せがよいとされている．予防療法は発作が起こってから2週間は連日行い，その後2週間かけて漸減する方法が一般的である．

## ベラパミルは基本薬である

ベラパミルは持続的な血管の拡張，中枢性のセロトニンの遊離抑制作用を有し，欧米では240〜720mgの経口投与，わが国では120〜240mgの経口投与が行われている（ただし保険適用はなし）．本剤は発作型の予防の軸となるが慢性型にもある程度有効である．オープン試験では70%の患者が頭痛の程度が1/4以下になっている．二重盲検試験では2週目に有意な頭痛の頻度の減少がみられている．ベラパミルは他の群発頭痛治療薬であるスマトリプタン，エルゴタミン，副腎皮質ステロイドと同時に服用できる利点がある．わが国ではカルシウム拮抗薬としてそのほかに，塩酸ロメリジン（ミグシス®，テラナス®）があり，片頭痛の予防に対して認可されており，1回5mgを1日2回内服するが，臨床試験の段階では本剤が群発頭痛に対してある程度の効果があるとされている．

## 副腎皮質ステロイドは発作型に有効である

三叉神経血管説に基づく血管の炎症にヒスタミン，プロスタグランジン，サイトカインが関与するとされ，副腎皮質ステロイドはこれらの炎症物質の放出を抑制する．Kudrowらは77例の発作型群発頭痛を対象に，PSL 40mgを投与したところ77%に緩解を，12%に部分的な改善がみられたとし，これに対して慢性型群発頭痛15例では33%にしか効果がみられなかったとしている．PSLは慢性型に対しては長期投与は好ましくなく，発作型に対して時期を限定して用いるのがよい．PSLは通常40mg/日から開始するが，漸減し15mg/日以下になると頭痛発作が起こりやすくなる点に注意が必要である．副腎皮質ステロイドの効果は厳格にプラセボを対照とした二重盲検群間比較試験で検討されたものではない．

## 酒石酸エルゴタミンは補助的な予防薬である

酒石酸エルゴタミンは$5HT_{1B/1D}$受容体および$5H_2$受容体刺激薬で，群発頭痛時の内頸動脈の拡張を予防することが期待される．欧米では経口剤，筋注，坐薬があるが，わが国では経口剤のみで就寝の1〜2時間前に1mgの酒石酸エルゴタミンの内服が群発頭痛が好発する夜間の発作の予防となる．血管収縮薬であるので虚血性心・脳血管障害，妊婦，肝腎疾患，重篤な感染症患者には禁忌である．本剤は群発頭痛の予防の基本薬ではなく，あくまで補助的な予防薬と考えておくのがよい．

## 炭酸リチウムは慢性型に有効である

群発頭痛は1年の間に発症する時期と緩解する時期があり，周期的に病態が変動する点が，躁うつ病に似ている．炭酸リチウムは本来，躁病の治療に用いるが，REM期の短縮と初回のREM潜時を遅延させることにより，群発頭痛の好発時刻である夜間睡眠中の発作の回数を減らす効果がある．炭酸リチウムの作用機序はセロトニンの神経伝達作用を安定化させる可能性と脳内の神経終末からのカルウシウム依存性ノルアドレナリン，ドパミンの遊離を抑制する可能性が考えられている．最適用量は600mgで，血中濃度は0.4〜

0.8 mEq/Lを保つ．群発頭痛のうち発作型に比べ慢性型に対して有効で，有効率は40％である．ベラパミルと炭酸リチウムの比較試験ではほぼ同等の効果がみられている．しかし最近は炭酸リチウムの有効性について疑問視する報告もある．炭酸リチウムは血液脳関門を通過しにくく，定常状態になるまでに5～6日かかる．治療域が狭く副作用が多いのが問題である．副作用として長期連用で錐体外路症状や腎機能障害に注意する．リチウム治療の維持療法が終わったあとで，20％の慢性型群発頭痛が発作型頭痛になるとされている．

❶群発期の予防的治療

発作型：ベラパミル（120～240 mg）／プレドニゾロン（40 mg）　⇔　エルゴタミン（1 mg）　⇔　慢性型：ベラパミル（120～240 mg）／炭酸リチウム（600 mg）
↓
＋バルプロ酸（500～2,000 mg）
↓
組合せ治療法
↓
三叉神経切除術またはガンマナイフ治療
↓
三叉神経根切除術

### バルプロ酸ナトリウムはsecond choiceである

バルプロ酸ナトリウムはGABA産生酵素のグルタミン酸デカルボキシラーゼを活性化し，分解酵素のGABAトランスアミナーゼを抑制し，GABA濃度を上昇させる働きをもっている．本剤は視床下部に働き，痛みをコントロールし，600～200 mg/日が通常用量である．オープン試験では73％に有効であった．脱毛，傾眠，体重増加などの副作用に注意する．

### トピラマートは今後期待される薬剤である

抗痙攣薬であるトピラマート（topiramate）はGABAを介した塩化物のGABA受容体への流入を促進する作用とナトリウムチャネルとAMPA受容体をブロックする作用があり，群発頭痛に対してはバルプロ酸と同様にGABAを介した作用が期待されている．オープン試験では群発頭痛の緩解時期を早めるとされ，10例中9例が1～3週で緩解している．用量は50～125 mg/日で副作用として傾眠，めまい，失調がある．わが国ではまだ認可されていない．

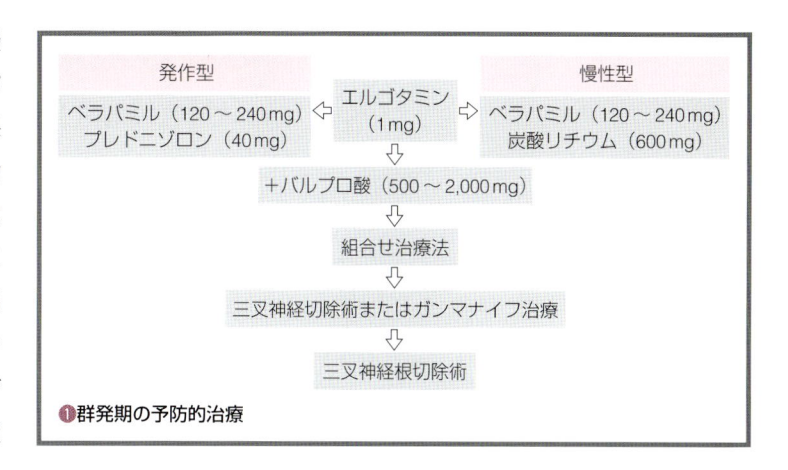

### その他の治療

そのほか，サーカディアンリズムに影響を及ぼす治療として，メラトニンの内服，日内変動を調節するペースメーカーを再調節するために夕方の2時間，明るい光線にさらすのが有効とする報告などがある．そのほか，ヒスタミンの静脈内に投与による脱感作療法が有効とする報告もある．

### 群発期予防的治療のストラテジー

予防的治療のアルゴリズムを❶に示す．基本的には発作型に対してはベラパミルと副腎皮質ステロイドを，慢性型にはベラパミルと炭酸リチウムを投与する．夜間の発作の予防のため就寝前にエルゴタミンを内服させる．これらの治療で不十分の場合にはバルプロ酸を追加する．それでも効果がみられない場合は三叉神経切除術やガンマナイフ治療を行い，さらに三叉神経根切除術を考慮する．群発頭痛のうち特に慢性型は難治例も多く，今後発症のメカニズムに沿った根本的な治療法の開発が必要である．

# 群発頭痛の急性期治療と予防療法

五十嵐 久佳（北里大）

群発頭痛は片側眼窩部を中心とした激しい痛みが一定期間（多くは1～2か月間）毎日起こるのが特徴である．患者によっては1日に3～4回発作に襲われることもあり，日常生活の支障度は多大なものがある．現時点では群発期そのものを完全に消失させることは困難なため，治療は群発期における発作のコントロールとなる．

本稿では反復発作性群発頭痛の群発期における治療の実際について述べる．

### 群発頭痛の治療にあたり心得るべきこと

発作持続時間が3時間以上の場合には副鼻腔疾患を除外する必要がある．治療にあたっては，患者に急性期治療，予防療法ともいくつかの方法があることを説明する．また群発期間中には通常勤務が困難となる患者も多いため，会社への提出用に，勤務に耐えられないほどの激痛である，という内容を入れた診断書を書くことも必要である．

### 急性期の薬物およびその他の治療

**スマトリプタン皮下注** 群発頭痛発作が起こった場合に最も効果があるのはスマトリプタン3mgの皮下注である．約80％の症例で皮下注後10～15分以内に痛みが消失する．ただし，わが国では自己注射は許可されておらず，患者は医療機関を受診しなければならない．群発頭痛は発作持続時間が30分～2時間と比較的短時間のため，発作が起こった場合に直ちに受診できる体制が必要である．注射を受ける場合には夜間は救急センター，日中は自宅や勤務先近くの医療機関に駆け込むことになるため，主治医はこれらの施設に紹介状を書いておくとよい．ただ，患者自身は発作中には激痛のため車の運転は困難であり，発作のたびに受診することになれば患者のみならず，家族の負担も大きい．このような場合には入院を考慮する．

**トリプタン経口薬（保険適用外）** 患者によっては群発頭痛発作発現時にトリプタン経口薬を服用し，症状の軽減が得られることがある．ゾルミトリプタン経口薬は二重盲検比較試験により有効性が報告されているが，実際にはスマトリプタンも同様の効果がある．ただし，経口薬はいずれも効果発現までに30分を要するため，発作持続時間が短い患者では治療効果は少ない．

**酸素吸入（保険適用外）** 100％酸素をフェイスマスク側管より1分間7Lで15～20分吸入する．有効率は約80％である．酸素吸入は発作の極早期，または発作極期に有効である．痛みが進行中に酸素吸入を開始した場合には，痛みがいったん極期まで到達した後に急激に改善する傾向がある（自験）．

会社に医務室があり酸素吸入が可能であれば産業医宛に紹介状を書く．夜間や早朝に発作が起こる場合には自宅に酸素ボンベを備えるとよい．患者が希望すれば在宅酸素を扱う業者に連絡をとり，使用方法を指示する．1か月間のレンタル料は1万2千円である．ただし酸素使用量が多いと患者の自己負担度は増す．

### 群発頭痛の予防療法における薬物

**塩酸ベラパミル（保険適用外）** 塩酸ベラパミル240mgを分3で投与する．1日120mgでは効果はみられない．欧米の報告によればベラパミルの1日投与量は240～360mgで，有効性は60％程度とされている．副作用として最も多くみられるものは便秘である．

ベラパミルは群発頭痛発作中の予防療法としてベースになる薬剤であり，発作回数，持続時間，痛みの強さなどの軽減が期待されるが，実際にはベラパミルのみで群発頭痛発作をコントロールすることは困難である．したがって，発作頓挫薬が必要となる．

発作が起こらなくなり寛解期となった可能性があれば，ベラパミルを1日120mgに減量して1週間ほど経過を観察し，発作の再発がなければ中止する．

**エルゴタミン配合薬（保険適用外）** エルゴタミン配合薬は群発頭痛が起こった場合の発作頓挫薬としての効果は望めないが，事前に服用することで発作を回避できることが多い．夜間や早朝，群発頭痛発作に襲われる患者では就寝前にエルゴタミン配合薬を服用するよう指導する（❶）．実際にはカフェルゴット®もしくはクリアミンA®を1錠就寝前

❶群発頭痛治療の実際（反復発作性群発頭痛）

エルゴタミン配合薬を使用する場合
1. 塩酸ベラパミル 240mg 分3
   （便秘がみられた場合には 酸化マグネシウムを適宜追加）
2. エルゴタミン配合薬 1錠 分1就寝前（夜間発作が起こる場合に処方）
   夜間の睡眠を得るためにエチゾラムなどを加えてもよい．
3. 発作発現時
   100%酸素をフェイスマスク側管より 7L/分，15〜20分吸入

エルゴタミン配合薬を使用しない場合
1. 塩酸ベラパミル 240mg 分3
   （便秘がみられた場合には 酸化マグネシウムを適宜追加）
2. 発作発現時
   スマトリプタン 3mg 皮下注（1日2回まで） または
   トリプタン錠剤 1錠（保険適用外）
   （スマトリプタン，ゾルミトリプタンは1日4錠まで，エレトリプタンは1日2錠まで）

いずれの薬剤も，禁忌，使用上の注意，副作用を熟知しておく．

❷プレドニンの適応と使用法

適応
・1日に数回発作があり，日常生活，社会生活への支障度が大きい．
・エルゴタミン配合薬，ベラパミルを使用しても激しい発作が起こる．
・トリプタン系薬剤，酸素吸入の効果が少ない．
・エルゴタミン配合薬，トリプタン系薬剤が禁忌または副作用がある．

投与方法
プレドニン 40mg 分2 朝食後，昼食後 3日間
　　　　　30mg 分2 朝食後，昼食後 3日間
　　　　　20mg 分2 朝食後，昼食後 3日間
　　　　　10mg 分1 朝食後 3日間
　　　　（ 5mg 分1 朝食後 3日間）
・ほとんどの症例で1日10mgまで（計12日間）で中止可能．
・胃薬を併用するとよい．
・塩酸ベラパミル，エルゴタミン配合薬，トリプタン系薬剤との併用可能

で処方する．このときエチゾラムなどの抗不安薬を併用してもよい．また日中には痛みが起こる前兆として痛みと同側の肩こりを感じる患者が多く，このような場合には前兆が起こった時点でエルゴタミン配合薬を服用する．

エルゴタミン配合薬服用後24時間以内はトリプタン系薬剤を使用することはできないため，発作が起こった場合には酸素吸入で対処することになる．

群発期は1〜2か月間持続するため，この間，患者は毎日エルゴタミンを服用することになるが，副作用が問題となった例を筆者は経験していない．

発作が数日間出現しなくなれば，いったんエルゴタミン配合薬の服用を中止して，寛解期に入ったか否かを確認するよう患者に指導する．

**副腎皮質ホルモン（保険適用外）**　塩酸ベラパミルとエルゴタミン配合薬の投与にもかかわらず，強い発作が起こる場合や，1日に数回の発作が起こる場合にはプレドニンを投与する（❷）．二重盲検比較試験での有効性の報告はないが，筆者の経験では臨床的に著効を示す例が多い．1日40mgから開始し，3日ごとに10mgずつ減量していく．1日投与量が20mgから10mgとなったときにいったん治まった発作がぶり返すことがある．この場合には20mg投与を1週間ほど続ける．プレドニンを投与する場合には1週間ごとに診察し，発作の状況を確認する．通常は投与開始後数日以内に症状の改善（多くは発作の消失）が得られる．したがって投与開始後5日以内に発作が軽減しない場合には無効と判断し，プレドニンを中止する．また，プレドニン使用にあたっては副鼻腔炎などの炎症性疾患を除外しておく必要がある．

**バルプロ酸（保険適用外）**　以上の治療でどうしてもコントロールができない患者の場合には，効果はそれほど期待できないがバルプロ酸投与を考慮する．投与量は1日400〜600mgとする．

# 酸素療法に代わるトリプタンによる群発頭痛の治療

廣瀬 源二郎（金沢医大）

### まれな頭痛ではあるが患者は本当に苦しんでいる

群発頭痛はまれな慢性頭痛であるが，昔から知られており，その症状はきわめて強烈であるため，患者は医療を求めてさまよい歩くことが多い．

1840年Rombergが最初に報告した慢性頭痛で，片側眼窩周辺の激しい刺すような痛みの反復を特徴として，真夜中から早朝にかけて起こり，同側の鼻閉感，鼻漏，流涙および結膜充血を伴う．この頭痛の6～12週の周期性再発時の群発という特徴から，『群発頭痛』という命名をしたのはKunkleら（1954）である．

眼球を突き刺される，えぐりとられる痛みの反復を訴えて来院するのは，打ちひしがれた働き盛りの男性である．涙ながらに治して下さいと懇願されるとき，まず診断に気をつけたい．激しい疼痛の夜明け間近の発作発症時間，持続・反復を確認して，その反復発作性の既往歴を確認すれば反復発作性群発頭痛（episodic cluster hedache）の診断はそれほど困難ではない．なかには周期性をもたず1年以上持続する慢性型（chronic cluster headache）もあり，通常は反復発作型の治療経過の長い患者に多い．

### 群発期の疼痛には鎮痛薬はほとんど効果がなく，酸素吸入療法のみが有効

発作を頓挫する治療は，酸素吸入療法である．まず酸素ボンベを準備すべく酸素ガス販売店を紹介することから始まる．酸素ボンベと酸素分流調節器（フローメーター）の使い方を教えて，早朝発作が始まったらすぐに酸素吸引を始めること，酸素量は1分間に7Lの割合にして15分間，顔面マスクを使用することを指導する必要がある．その使用の15分以内に約70％の患者が発作の軽快・消失に至るという確たる報告がある．これらの治療法を納得して試みる患者は，経済的にも余裕がなければならず，きわめて限られた治療法である．約半数は家の構造，寝室の設計，酸素ボンベの置場所などから，この治療を拒否することになる．しかし試みた患者はその効果に満足してくれる．今までは，これしか有効な治療法はないと思われていた．

### 酸素吸入療法に代わりトリプタン皮下注射療法がきわめて有効である

29歳，50歳の男性2人と35歳の女性1人（私が経験した初めての女性患者）の群発頭痛でスマトリプタン皮下注射を試みた．29歳の男性は，原子力発電所で排水処理の配管を職としており，全国の原発で海水中に潜り，そのメンテナンスに当たっている特殊職業人であり，過去に大学病院を含む多くの医療施設を訪れ，その診断・治療を仰いだが一度も群発頭痛と診断されたことはなく，三叉神経痛として治療を受けていた．50歳の男性会社経営者は副腎皮質ステロイドの効用があるが，それ以外に過去10年以上にわたり家庭で酸素吸入療法を行っている群発頭痛に関するベテラン患者であった．私の経験した初めての本症女性患者は，彼女の疼痛を初めて医師に理解してもらい真剣に治療について教えられたと語った．1人を除き，他県・遠方からの患者で，発作時に当科受診は不可能な地域の居住者であった．まず外来で新たな治療法について説明し，インフォームドコンセントを得た後で，経験豊富な看護師から皮下注射法について説明を受け，ビデオでその方法を指導したのち，家庭での皮下注射を行ってもらった．発作開始と同時に皮下注射を試みたところ，3人全員で数分～10分後には眼の周囲の穿痛は頓挫した．その後の発作の再発は同日睡眠中には起こらなかった．数回の皮下注射でそのつどきわめて有効なことが判明し，患者の了解を得て経口トリプタン薬に切り替えて，その効果を判定した．経口スマトリプタンとゾルミトリプタンとを患者2人で試みたところ，前者の効果発現は20～30分，後者は40～60分で効果が出現したという．本人の薬物選択では両人ともスマトリプタンを希望した．3人ともトリプタン服用により，頭痛の程度が軽快し，その使用頻度も少なくなり，3人全員が1か月以内に群発期を終えることができ，現在トリプタン錠を常時携帯しているが使用していない．以降，群発頭痛発作予防のため睡眠時カフェルゴット®，日中のカルシウム遮断薬を継続服用している．過去の群発頭痛患者管理に比し，きわめて楽になった日常診療である．

# 片頭痛のない視覚の前兆症状だけがみられる症例の治療

若山 吉弘（昭和大）

### 片頭痛の前兆とはどのようなものか

片頭痛には全体の約20％に閃輝暗点，片麻痺，半盲，失語などの前兆（aura）がみられる．このなかでは片麻痺，半盲や失語を伴うものはまれで，閃輝暗点が圧倒的に多い．これらの前兆は通常15〜20分間くらい持続する．このように前兆を伴う片頭痛（migraine with aura）は，伴わないもの（migraine without aura）より少ない．

### 視覚に現れる前兆症状；閃輝暗点

ところが逆に片頭痛がないかごく軽く，前兆，特に視覚の前兆だけが前景に出る症例があり，新しい国際分類では，前兆を伴う片頭痛のなかの前兆のみで頭痛を伴わないもの（migraine aura without headache）と分類されている．このような症例は，片頭痛の特殊型であることを見落とすことがある．視覚症状だけを訴えられると，主観的な訴えで，内容が本人以外からはわかりにくいため，精神科領域の患者と誤診することもありうる．

視覚症状は閃輝暗点が最も多いが，時に物の形が変形して見えるなどの変形視を訴える患者もいる．最も多い閃輝暗点は視野の一部から始まり，その周辺に拡大する視覚障害で，稲妻がぴかぴかきらきらと輝くように明るく光る部分が突然視野の中に出現し，ジグザグ状に大きくなって視野の大半を占め，15〜20分にわたり持続する．患者はこの間まぶしくて物が見えにくくなっている．具体的には，実際の物体と眼との間に透明なきらきらした感じのガラスのようなものが入り込み，稲妻のように光り，きらきらと視野が異様に輝くため，まぶしくて物がはっきりと見えなくなっており，不快な思いをさせられている．

### 前兆症状の発症機序はどのようか

治療を記述する前に，発症機序について若干言及してみたい．閃輝暗点の視覚症状が波紋のように拡大する機序として，cortical spreading depressionという現象が，片頭痛前兆期にSPECTで脳循環代謝を測定して確認されている．すなわち脳の一部に何らかの刺激が加わると，その部分が過分極し脳機能の低下が生じ，それが周囲に伝播する現象とされている．脳の一部に何らかの刺激がどうして加わるのかも不明であるが，仮説として，脳血管の攣縮（スパスム）による影響も考えられている．片頭痛の機序としてセロトニン（5HT）の関与が確認されている．片頭痛の前兆期にはセロトニン活性が高まっており，頭蓋内血管にある$5HT_{1B}$受容体が刺激されて脳血管が収縮し，ひどくなると脳血管が攣縮することになる．この血管攣縮と先述のcortical spreading depressionとの間に何らかの関係があると考えられている．なお，古典的片頭痛では前兆期を過ぎ頭痛期になると，セロトニン活性は低下するとされている．この活性低下により脳血管の拡張が生ずる．脳血管の周囲には多くの三叉神経終末が分布している．三叉神経活動は節前性に$5HT_{1D}$受容体の制御を受けており，この受容体の活性低下により，三叉神経終末から血管作動性物質の放出が起こると考えられている．

### 頭痛のない前兆症状のみの患者には血管拡張薬を

片頭痛治療薬はセロトニン受容体の作動薬などを使用するが，視覚の前兆症状には前述した機序から，これら受容体の作動薬は無効と考えられる．一般に片頭痛治療薬は大別して2種類に分類される．一つは頭痛の前兆期または頭痛に先立つ脳血管攣縮の予防薬として，血管拡張薬であるCa拮抗薬などを服用する場合である．もう一つは，頭痛が生じる前，できるだけ早い時期に血管収縮薬を投与する方法である．血管収縮薬としては以前から酒石酸エルゴタミンが有名であるが，最近ではセロトニン受容体作動薬が使用されるようになってきている．また消炎鎮痛薬も併用されることが多い．

筆者の経験では，視覚の前兆症状だけのある患者にCa拮抗作用のある血管拡張薬である片頭痛予防薬としての塩酸ロメリジン（ミグシス®）を投与したところ，それ以後，それまでしばしば生じていた視覚の前兆症状がまったくといってよいほど消失した症例を経験している．このような患者には頭痛はなく，血管収縮機序による治療薬は無効と考えられる．

以上，視覚の前兆症状だけの症例の治療は適切な診断と治療薬の選択が大切であることを述べた．

治療 156

# 頭痛の鎮痛補助薬

松本 博之（札幌医大）

## 鎮痛補助薬とはどのようなものか

通常，一般的疼痛に対しては，非ステロイド性抗炎症薬，それが有効でなければ麻薬あるいはその類似物質が投与されており，これらは鎮痛薬といわれる．これに対して鎮痛補助薬（adjuvant analgesic）とは，その薬剤の第一適応がうつ病やてんかんなどであって疼痛ではないが，特定の疾患あるいは特定の状態下で経験的に疼痛に対して有効である薬剤の総称である．しかし，鎮痙を目的として投与される抗コリン薬などは鎮痙薬といわれる．片頭痛の頓挫薬としては，従来はエルゴタミン製剤が，最近ではトリプタン系薬剤が主に使用されている．しかし，片頭痛を予防する目的で長期に投薬する場合には，エルゴタミン製剤やトリプタン系薬剤のような特効薬ではなく，鎮痛補助薬が用いられる．また，最も高頻度の緊張型頭痛のみならず，慢性連日性頭痛，薬剤長期

**❶わが国で使用可能な主な頭痛の鎮痛補助薬**

| 薬剤名（商品名） | 1日投与量 | 注意すべき副作用 |
|---|---|---|
| 1. 抗うつ薬 | | |
| アミトリプチリン（トリプタノール®）* | 25〜75 mg | 口渇，ふらつき，Parkinson症状 |
| イミプラミン（トフラニール®）* | 20〜60 mg | 口渇，ふらつき，Parkinson症状 |
| フルボキサミン（デプロメール®）* | 50〜150 mg | 吐気・悪心，眠気，口渇，精神症状 |
| パロキセチン（パキシル®）* | 20〜40 mg | 吐気，眠気，口渇，めまい，精神症状 |
| 2. 抗てんかん薬 | | |
| バルプロ酸（デパケン®）* | 400〜900 mg | 悪心，めまい，肝・血液障害 |
| カルバマゼピン（テグレトール®）* | 200〜600 mg | 眠気，めまい，肝・血液障害 |
| クロナゼパム（リボトリール） | 0.5〜6 mg | 眠気，めまい，運動失調，喘息 |
| 3. 神経弛緩薬 | | |
| ピモジド（オーラップ®） | 1〜6 mg | 眠気，Parkinson症状，肝機能障害 |
| 4. β遮断薬 | | |
| プルプラノロール（インデラル®）* | 30〜60 mg | 徐脈，低血圧 |
| アテノロール（テノーミン®）* | 50〜75 mg | 徐脈，低血圧 |
| ナドロール（ナデック®） | 30〜60 mg | 徐脈，低血圧 |
| 5. カルシウム拮抗薬 | | |
| ロメリジン（テラナス®）* | 10〜20 mg | ほてり感，胸痛，眠気，頭痛，悪心 |
| ベラパミル（ワソラン®） | 80〜120 mg | 徐脈，めまい，悪心・嘔吐 |
| 6. 筋弛緩薬 | | |
| チザニジン（テルネリン®）* | 3〜6 mg | 眠気，脱力，血圧低下 |
| バクロフェン（リオレサール®） | 30〜60 mg | 眠気，脱力，悪心 |
| 7. ビタミン | | |
| リボフラビン（ハイボン®） | 400 mg | 食欲不振，悪心，下痢 |
| 8. 漢方薬 | | |
| 呉茱萸湯* | 7.5 g | 発疹 |
| 桂枝人参湯* | 7.5 g | 食欲不振，低カリウム血症，ミオパチー |
| 釣藤散* | 7.5 g | 食欲不振，低カリウム血症，ミオパチー |

*比較的よく使用される薬剤．
厚生労働省が適応を認可しているのは，ロメリジン（片頭痛），カルバマゼピン（三叉神経痛），呉茱萸湯，桂枝人参湯，釣藤散（頭痛）に限られる．

乱用による頭痛などの混在する慢性頭痛には，いろいろな鎮痛補助薬がしばしば投与されている．

**各種頭痛の鎮痛補助薬** 文献的に報告され，わが国で使用可能な主な薬剤を❶にまとめた．これらの薬効判定に十分なエビデンスを備えるものは多くないので，あらかじめ効果を予測することは難しい．しかし，頭痛の種類によって選択すべき薬剤はおよそ次のようになろう．

**片頭痛** β遮断薬では内因性交感神経刺激作用があるものは有効ではないので，プロプラノロール，アテノロールを選ぶ．抗うつ薬ではアミトリプチリンの有効例が多いので第一選択であるが，選択的セロトニン再取込み阻害薬のフルボキサミン，パロキセチンも試みてよい．カルシウム拮抗薬では第一選択はロメリジンで次がベラパミル，抗てんかん薬ではバルプロ酸がよい．プラセボとの比較でビタミンのリボフラビン大量療法が有効であると報告された（Neurol 1998；50：466-470）．この中には呉茱萸湯の適応例も含まれる．

**群発頭痛** 片頭痛に準じる．

**緊張型頭痛** 抗うつ薬が第一選択であるが，アミトリプチリン，イミプラミンは口渇が出やすいのでフルボキサミン，パロキセチンもよい．メジャートランキライザーではピモジド，筋弛緩薬ではチザニジンがよさそうである．

**慢性頭痛** 緊張型頭痛に準じるが，症例によっては桂枝人参湯，釣藤散にも適応があろう．異常感覚を伴う場合や電撃様あるいは針で刺すような神経痛の要素をもつ頭痛に対する第一選択は，抗てんかん薬のカルマバゼピンとし，これが副作用のために使用できなければバルプロ酸かクロナゼパムを試みる．神経症や心気症傾向が強い症例には，抗うつ薬の中からひとつを選ぶか，あるいは精神安定作用のあるクロナゼパムもよい．

# トリプタン製剤の理想的な使い分け

清水 俊彦（東京女子医大）

### トリプタン製剤の特徴およびその種類

トリプタン製剤とはセロトニンと同じくインドール環を基本的構造としてもつセロトニン作動薬（5HT$_{1B/1D}$アゴニスト）であり，脳および脳硬膜の動脈壁に存在する5HT$_{1B}$受容体および血管周囲の三叉神経終末に存在する5HT$_{1D}$受容体に選択的に作用する片頭痛急性期治療薬である．

現在，わが国ではスマトリプタン（イミグラン®）注射剤，経口剤，および点鼻薬（近日発売予定），ゾルミトリプタン（ゾーミッグ®）経口剤，および口腔内速溶剤，そしてエレトリプタン（レルパックス®）経口剤の3剤，4剤形が選択可能である．これらのトリプタン製剤は微妙に構造および反応性が異なるため，それぞれの製剤の特徴および剤形を個々の片頭痛発作の程度や随伴症状，もしくは予防的効果をもつ併用薬剤や患者のライフスタイルに合わせて選択する必要性がある．

### 併用薬剤，特に予防的治療薬からみた選択肢

片頭痛発作の程度が激しく生活への支障度が高い場合，もしくは発作回数の比較的多い症例や発作に対する不安感の強い場合には，片頭痛の予防的効果を有する薬剤を併用しつつ，トリプタン製剤を頓挫的に服用させることがしばしばある．しかし，各トリプタン製剤の主に肝臓での代謝系の違いによってセロトニン血中濃度，もしくはトリプタン製剤の血中濃度が上昇しすぎ，時に協調運動障害や顔面紅潮などのセロトニン症候群を併発することがあり，注意が必要である．

❶に，それぞれのトリプタン製剤の特性と併用に注意しなければならない片頭痛予防的治療薬と各トリプタン製剤の組合せを示す．どうしても併用を余儀なくされる場合には，症状をよく見極めながら，併用する予防薬かトリプタン製剤かのどちらかの薬剤をやや少なめに使用することも心がけなければならない．

### トリプタン製剤の種類および剤形からみた選択肢

先にも述べたように，トリプタン製剤は微妙な構造の違いにより個々の患者への反応性も異なり，またある種のトリプタン製剤に反応しない場合（triptan non-responder）もある．このため，あるトリプタン製剤で十分な反応性が得られなかったときには，即座に他のトリプタン製剤への変薬を試みるべきである．❷に現時点での理想的なトリプタン製剤の使い分けのチャートを示す．各製剤間の特徴からみるとスマトリプタンは剤形が最も豊富で選択の幅が広く，即効性があるが，生物学的利用率が約14％と悪いため個体間変動も大きく，したがってnon-responderが約30％と最も多いとされている．また，服用後に後頭部痛や胸部絞扼感を訴えることがあるため，このような際には他のトリプタン製剤への変

**❶わが国で承認ずみのトリプタン製剤とその薬物動態**

| 一般名（商品名） | スマトリプタン（イミグラン®） | | ゾルミトリプタン（ゾーミッグ®） | | エレトリプタン（レルパックス®） |
|---|---|---|---|---|---|
| 剤形 | 注射剤 | 経口剤 | 経口剤 | 口腔内速溶錠 | 経口剤 |
| $T_{max}$（時間） | 0.21 | 1.8〜2.0 | 3.0 | 3.0 | 1.0〜1.2 |
| 生物学的利用率（％） | — | 約14 | 40.0 | — | 36.4 |
| 半減期（時間） | 1.46 | 2.2〜2.4 | 2.40（未変化体） | 2.90（未変化体） | 3.2〜3.9 |
| 主代謝酵素 | MAO-A | | CYP1A2, MAO-A | | CYP3A4 |
| 脂溶性 | 低 | | 高 | | 高 |
| 併用注意（*は禁忌）とされる片頭痛予防的効果をもつ薬剤 | ・選択的セロトニン再取込み阻害薬（SSRIs）<br>・MAO阻害薬* | | ・SSRIs<br>・MAO阻害薬* | | 塩酸ベラパミル（ワソラン®錠）<br>副腎皮質ホルモン薬（デキサメタゾン®）<br>SSRIs |

（各製品国内添付文書より）

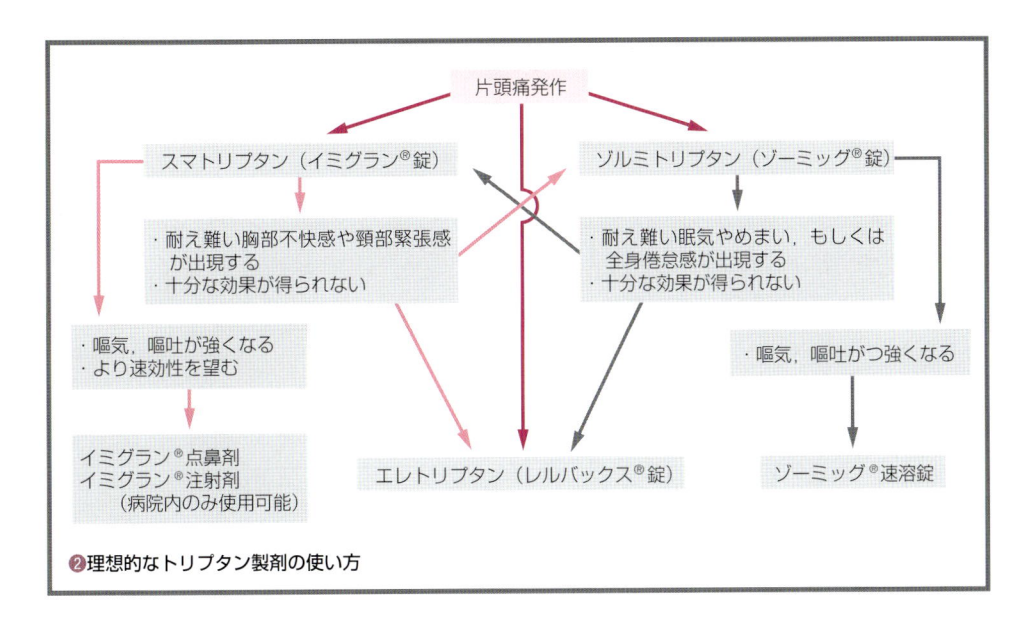

## 治療

```
                        片頭痛発作
        ↙               ↓               ↘
スマトリプタン（イミグラン®錠）          ゾルミトリプタン（ゾーミッグ®錠）
        ↓                                       ↓
・耐え難い胸部不快感や頸部緊張感        ・耐え難い眠気やめまい，もしくは
  が出現する                              全身倦怠感が出現する
・十分な効果が得られない                ・十分な効果が得られない
        ↓                                       ↓
・嘔気，嘔吐が強くなる                  ・嘔気，嘔吐がつ強くなる
・より速効性を望む
        ↓                       ↓               ↓
イミグラン®点鼻剤                エレトリプタン（レルパックス®錠）    ゾーミッグ®速溶錠
イミグラン®注射剤
   （病院内のみ使用可能）
```

❷ 理想的なトリプタン製剤の使い方

薬を試みるのがよい．また，時に嘔気，嘔吐が助長されることが経験されるが，このような際にはメトクロプラミド（プリンペラン錠®）を併用するか，もしくは点鼻薬への変更を試みるとよい．より速効性のある注射剤もあることから，現時点では，中等〜重症片頭痛発作には第一選択薬であると思われる．

ゾルミトリプタンは口腔内速溶剤（ゾーミッグ RM 錠®）も剤形追加され，発作時に即座に服用でき，また，嘔気があっても水分で胃を刺激することなく服用することができ，主に就学中の学生が授業中に発作に見舞われた際にもすぐに服用することが可能で，使いやすい．しかし，ゾルミトリプタンの髄液移行率の良さゆえに，時にめまいや眠気，もしくは全身倦怠感が出現することがあり，この際には変薬が必要となることもある．

エレトリプタンはごく最近発売され，1回の発作に海外の半量の20 mgが服用可能であり，嘔気を助長したり，眠気が出現するようなことも比較的少なく使いやすい．その半減期の長さが物語っているように作用時間が比較的長く，追加投与を必要とする症例が少ないことから，OTC（市販の鎮痛薬）の効果が減弱したような軽症から中等度発作の患者には，服用に伴い新たに症状をつけ加えることなく頭痛を改善することが可能であるため，現時点では第一選択薬であると思われる．❷にはリザトリプタンはまだ加えられていないが，基本的な考え方は同じであるので参考にしていただきたい．

今後，新たなトリプタン製剤の出現により，個々の患者の発作強度およびライフスタイルにあわせて，更なるトリプタン製剤の使い分けの見地が加わることを期待したい．

# トリプタンの服用時期について

片山 宗一（総合南東北病院）

片頭痛発作の治療で最も期待されるのは薬効の速さであるという調査結果がある．片頭痛発作は放置すれば，通常，6～12時間持続する．就業中の場合には服薬後，速やかに奏効して，できれば1時間以内に職場に復帰したいという希望が圧倒的に多い．しかし，経口薬剤では吸収時間を考えても30分以内の効果発現は望めず，発作の持続を短縮するには頭痛が軽度のうちに服薬すべきと考えるのは常識であろう．

エルゴタミン時代には，前兆の出現時期が服薬の目安とされてきたが，これは薬剤の吸収時間が，前兆の持続である20～30分にほぼ匹敵し，次に現れる拍動痛の開始期にようやく間に合うという考えに基づくものであった．頭痛が出現してからでは遅きに失するのである．一方，トリプタンについては，いつ飲んでも効く薬という前評判であった．

しかし，トリプタンの治験では2段階以上の症状改善を薬効発現の目標としたため，中・高度の頭痛で服用した場合のデータしか採用されなかった．その結果，痛みが中等度に達してから服薬すべきであるという指針が出ることになり，実薬とプラセボの症状改善率の差，すなわち有用率（therapeutic gain）がわずか20～30%という期待外れの結果となったのである．

トリプタン承認後，10年を経過した最近になって，ようやくこの服薬時期について再検討が行われるようになったので，私見とともに紹介する（Cady RK, et al：Clin Ther 2000；22：1035-1104. Laska EM, Siegel C：Cephalalgia 2000；20：724-731. Cady RK：Headache 2001；12（suppl 1）：3-8. Schoenen J：CNS Drugs 2001；15：583-587. Sheftell FD：Can J Neurol Sci 2002；29（Suppl 2）：S33-S39.）．

### 従来の治験成績を再検討すると…

Pfaffenrathら（Pfaffenrath V, et al：Headache 1998；38：184-190.）は従来の治験データのうち，軽度頭痛期に治験薬を服用した，いわゆるプロトコル違反の症例について再調査し，有効率が中・高度頭痛期に服薬した群に比べて，軽度頭痛群で有意に高いという成績を示した（❶）．

第二世代のトリプタンの一つであるアルモトリプタンについても早期投与の治験が行われた（Pascual J, Cabarrocas X：Headache 2002；42：28-31.）．118名の被検者の総計708回の発作において，頭痛発作が軽度のときと，中・高度のときに，それぞれ3回ずつ12.5mg錠を服用させた．その結果，服薬1時間後の頭痛消失率は軽度群47%に対し，中/高度群では14%（$p<0.001$）であり，2時間後にはそれぞれ84%，53%（$p<0.001$）であった．1時間後に，3回の発作中少なくとも2回頭痛が消失した率は45%，9%，2時間後には88%，56%であった．また早期再発率は28%，33%（$p<0.01$）であり，副作用は両群間で有意差を認めなかった．なお，鎮痛薬を必要とした患者はそれぞれ8%，13%（$p<0.01$）であった．以上から，頭痛の軽い時期に服薬したほうが有用であることが示された．

Cadyらは早期治療の効果について，スマトリプタン100mgと従来の治療薬であるエルゴタミンあるいはアスピリンとの比較試験を行った（Cady RK, et al：Clin Ther 2000；22：1035-1048.）．その結果，2時間後の頭痛消失率が軽度頭痛期に服用した群で有意に高かったのはスマトリプタン服用者のみであり，従来の薬剤では早期服用の有効性は示されなかった．

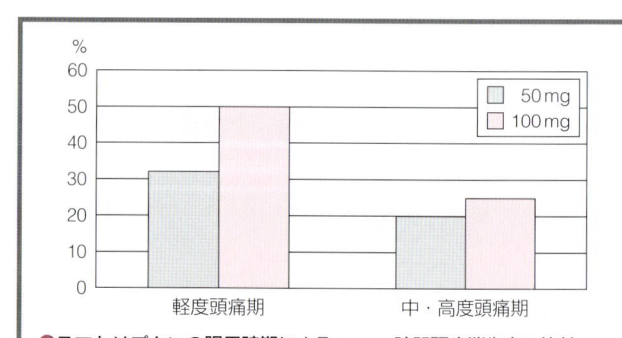

❶スマトリプタンの服用時期による2～24時間頭痛消失率の比較
軽度頭痛期の服薬の場合は，50mg（n=47），100mg（n=49）ともに中・高度頭痛期（50mg，n=766，100mg，n=752）に比べ，薬効が大であるが，後者では薬用量と効果との間の差が少ないことが示された．

## 治療

### 早期治療説の根拠はどのようなことか

以上の成績から，片頭痛発作の4つの段階について，トリプタンの早期服薬の可否について検討してみる．

**①前駆期** 前駆期には気分の変調がみられ，興奮，悲哀感，疲労感，空腹感，などが1～2日間みられることがある．この時期にナラトリプタンを投与した報告では，頭痛は60%消失し，頭痛の強さの減弱を含めて80%に効果がみられたという．しかし，前駆期の症状については曖昧な点も多く，服薬時期の目安とするのは困難であろう．

**②前兆期** 閃輝暗点などの前兆は片頭痛発作の約15%にみられ，エルゴタミンと同様，トリプタン服用時期の明確な指標となる．服薬後の血中濃度上昇が頭痛発現期にほぼ一致するために頭痛に対する有効率が高まることが期待される．この場合，前兆に引き続き，すぐに悪心・嘔吐が出現することが多く，できる限り早く服薬すべきであろう．なお，スマトリプタンの注射では前兆自体を短縮できなかったという報告がある．

**③軽度頭痛期** 軽度頭痛の場合，その持続が短時間の場合と遷延する場合とがあり，短時間型であることがわかっていればトリプタンを優先して用いるべきである．他方，軽度頭痛が遷延する型では通常の鎮痛薬からのみ始めてもよい．

**④中・高度頭痛期** Burstein らは中・高度頭痛期になると，疼痛側の頭部をわずかに触れただけでも強い痛みを感じる，いわゆる cutaneous allodynia の存在を証明した（Burstein R, et al：Brain 2000；123：1703-1709.）．この時期には痛覚閾値の低下が生じ，経口頭痛薬の効果は不十分となり，唯一の有効な治療はスマトリプタンの皮下注射のみである．この現象は通常，頭痛発作の出現後，1時間くらいでみられるという．この事実からもトリプタンの早期服薬の妥当性がうかがわれる．

一般に片頭痛患者は知的であり，病態について詳細に指導・教育することにより，自らトリプタンの服薬時期を了解できるものである．したがって，前兆に引き続いて必ず拍動痛が出現する症例では，早期の，まだ頭痛の軽度の時期，場合によっては前兆期に服薬させることにより，頭痛発作の経過を短縮し，再発を減らす効果が得られるものと考えられる．

前兆のない片頭痛では発作が緊張性頭痛でないことを確認した場合に限り，早期服薬が許されると思われる．ただし，頭痛発作が週に1～2回以上の症例ではトリプタンの過剰投与をきたすおそれがあり，安易に早期服薬を行うべきでない．

# 頭痛を鎮静するアスピリンという薬について

鈴木 ゆめ（横浜市大）

### アスピリンとはどのような薬か

アスピリン（aspirin）は，解熱鎮痛薬として使用されて百年以上の歴史をもつ由緒ある薬である．紀元前より柳の樹皮が解熱作用をもつことが知られ，古代ギリシア時代にはヒポクラテスもその効果を知って，柳の樹皮や葉を利用した．中世にも薬草売りが樹液を痛み止めとして利用していたとされる．1897年，ドイツBayer社のFelix Hoffmannがこのうち消炎鎮痛に有効な成分，サリチル酸の苦みと消化器障害をなくすべく合成したアセチルサリチル酸（acetylsalicylic acid）がアスピリンである．アスピリンは体内に吸収されると肝臓で加水分解を受け，サリチル酸として働く．強力な解熱，消炎，鎮痛作用をもち，発熱，炎症性疾患，頭痛に広く使われてきた．一方，Reye症候群を引き起こす原因薬剤として小児には使用されなくなった．しかしまた一方昨今は，抗血小板作用が着目され，冠動脈疾患，脳血管障害予防薬として使われている．

### 痛みの機序と解熱消炎鎮痛薬アスピリンの作用

「痛み」の機序として血漿キニン生成とアラキドン酸カスケードが知られている（❶）．侵害刺激が加わるとプレカリクレインがカリクレインとなり，これがキニノーゲンからキニン類（ブラジキニン，カリジン）の産生を引き起こす．主としてブラジキニンが局所の疼痛，炎症を引き起こす．また，細胞膜が刺激されホスホリパーゼ$A_2$が活性化されるとアラキドン酸の放出が起こり，シクロオキシゲナーゼ（COX）が作用して各種プロスタグランジン（PG）とともにトロンボキサン$A_2$（$TXA_2$）が生成される．アスピリンはCOXをアセチル化してその作用を阻害するためPG，$TXA_2$を抑え，炎症，疼痛の発生を防ぐ．$PGE_2$と$PGI_2$は末梢血管拡張作用，血管透過性亢進作用をもつので，これを生成抑制することが消炎鎮痛につながる．

### アスピリンは抗血小板薬でもある

$PGE_1$，$PGD_2$，$PGI_2$は血小板凝集を抑制するが，$TXA_2$は凝集促進に働く．アスピリンはCOXを阻害して，$TXA_2$の産生を抑制するので，血小板の凝集を強く抑制するのである．

### アスピリンジレンマを克服した低用量アスピリン療法

$PGI_2$は血管内皮細胞で合成され，血小板凝集を抑制するので，COX阻害によって産生が下がると，血小板凝集能抑制がなくなる．一方$TXA_2$は血小板で生合成され，血小板凝集促進に働くので，アスピリンによってCOXが阻害されると血小板凝集に働く$TXA_2$が産生されず，凝集能が落ちる．この2つの作用のかねあいが，アスピリンジレンマとして知られている．血管内皮細胞と血小板とではアスピリンに対する感受性が異なるため，低用量で使用して$TXA_2$のみを抑制することによって，血小板凝集能を落とすという解決がなされうる．こうしてアスピリンジレンマを克服した低用量アスピリン療法が確立され，冠動脈疾患，脳血管障害予防薬としての有効性が認められるようになった．

### アスピリンによる頭痛鎮静の機序は

血管性の片頭痛は，4相に分けてその機序が考えられる．❶中，赤字のセロトニンが出発点となる．まず血小板からセロトニンが放出されると血管収縮を起こし，前兆をきたす．次に血管の透過性が高まり，キニンが遊離する．特にブラジキニンが痛みと血管拡張を生じさせる．同時にホスホリパーゼ$A_2$の活性化によって細胞膜リン脂質から産生されたアラキドン酸によりカスケードが働き，各種PGが産生される．さらには血管の炎症と痛み物質による頭痛が悪化し，最後には痛みによる筋収縮や交感神経反射による血管収縮がこれに加わって，圧迫痛や鈍痛を生じさせる．アスピリンはCOXを阻害してPG産生を抑制することで頭痛を軽減する．$TXA_2$抑制効果は$TXA_2$の代謝産物が低下することで確かめられ，容量としては80〜2,600 mgが有効である（J Clin Invest 1983；71：676.）．これが頭痛薬アスピリンの作用機序だが，注目に値するのは血小板の$TXA_2$産生が血小板自体のセロトニン放出を促す点で，COXを阻害して$TXA_2$を抑制すればセロトニン放出も抑制されることである．血小板からのセロトニン放出はコラーゲン，トロンビンなどによる

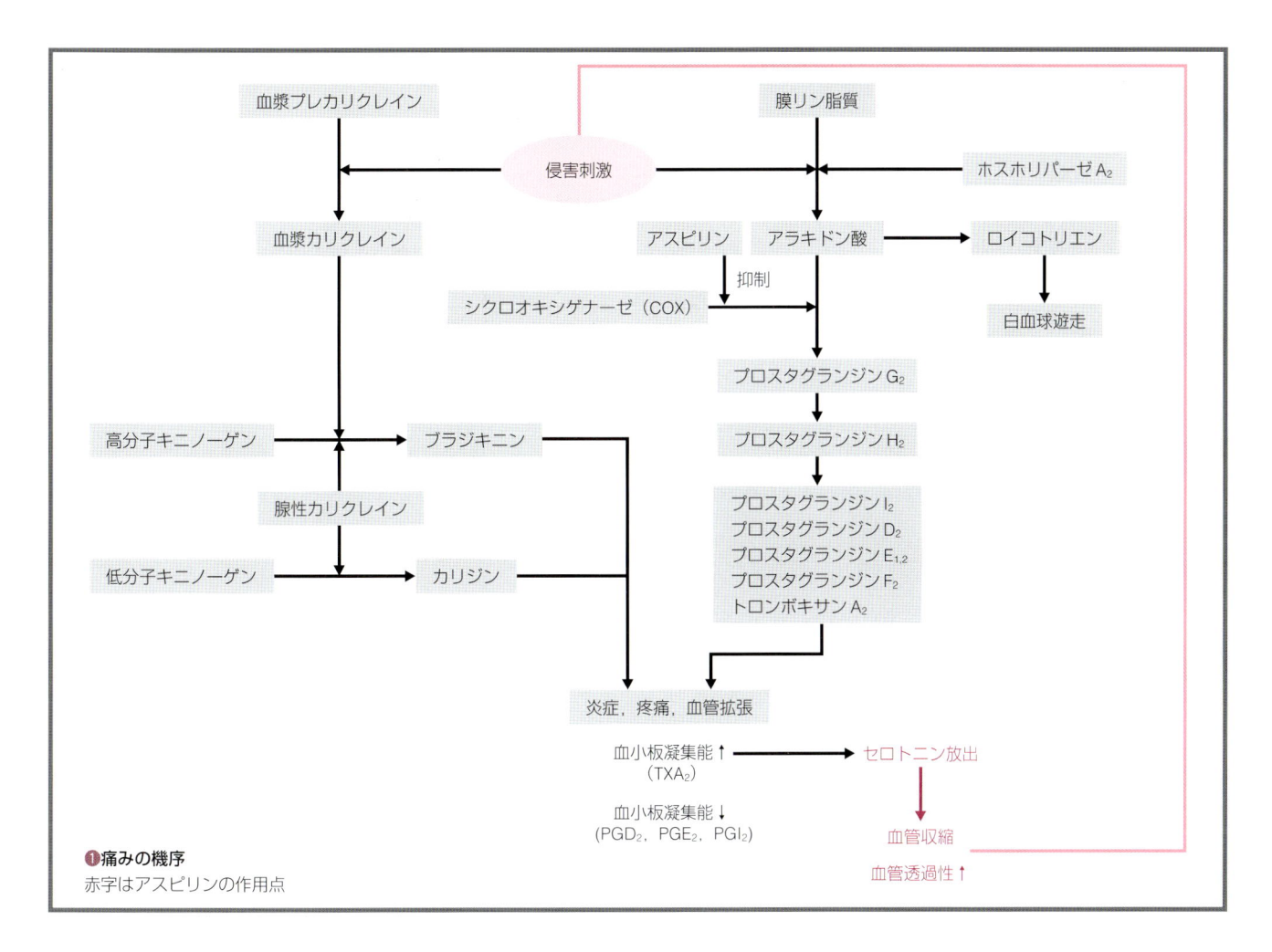

## 治療

**❶ 痛みの機序**
赤字はアスピリンの作用点

刺激によって起こることが知られ，低用量アスピリンは特にコラーゲン刺激によるセロトニン放出を抑制することが in vitro で確かめられている（薬理と治療　1996；24：Suppl. 275.）．アスピリンはCOXを非特異的に阻害するが，正常な生体臓器内に認められるCOX$_1$ではなく，特に侵害刺激を受けたときに誘導されると考えられるCOX$_2$を選択的に抑制する薬剤が，胃腸障害などを引き起こしにくいと考えられている．

アスピリンの慢性大量服用はアスピリン中毒や薬剤性頭痛を引き起こし，また血小板凝集能を上げることとなり，望ましくない．しかし逆に少量服用は鎮痛のみならず，COX-TXA$_2$を介するセロトニン放出抑制効果が理論的には期待される．これが頭痛薬アスピリンの百年にわたる歴史を支えてきた秘密なのではないだろうか．

# 頭痛患者の生活指導の基本と応用──DASCH diet を中心に

下村 登規夫（鳥取大）

近年の頭痛治療薬のなかでも片頭痛治療薬の発達には目覚ましいものがある．特に，スマトリプタン（sumatriptan）に始まったトリプタン系の薬剤の開発には眼を見張るものがあるといえる．しかし，これらの薬剤は頓用薬として使われることが主体であり，実際に片頭痛発作の回数を減少させる効果については疑問をいだかざるをえないのが現状である．片頭痛の予防的治療においては，わが国ではカルシウム拮抗薬の塩酸ロメリジンが片頭痛の保険適用薬として認められているが，保険適用のないβ遮断薬，その他のカルシウム拮抗薬，抗うつ薬が投与されることがある．有効な場合もあるが，薬剤の中止により再発する可能性があることはよく知られている．

疫学的調査の結果，片頭痛は家族歴があることが多く，何らかの素因（遺伝的因子）が関与していることは否定できない．また，最近10年間の片頭痛に関する生化学的研究において多くのエビデンスが指摘されているにもかかわらず，すべてが治療に応用されているとは言い難いのが現状である．本稿では片頭痛を中心に頭痛患者の食事を含めた生活指導について概説する．

### 片頭痛患者の全般的な生活指導のポイントは

片頭痛患者の生活指導のポイントは，①過労を避けること，②ストレスを発散させること，③生活を規則正しくすること（食事をきちんと摂ること，睡眠を十分に取ること，ただし，休日に眠りすぎないようにすること），④頭痛を誘発する食物を避けること（アルコール類，チョコレート，だしの素，コーヒー・紅茶などカフェインを多く含むものを摂取しすぎないようにすること），⑤姿勢を正しくすること（うつむき姿勢は頭痛誘発のもととなる），⑥筋肉をリラックスさせること（特に仕事中や家事の際に奥歯を噛み締めていたりしないように注意する），⑦鎮痛薬は可能な限り控えること（analgesic-induced headache を起こす可能性があるため）などである．

スポーツは片頭痛をはじめとする頭痛の改善に有効である．ただし，スコアや点数を競うようなものはそれがストレスとなり，頭痛発作を誘発することがあるので避けるべきである．運動では，運動量を自分で調節できる歩行（いわゆるウォーキング）が有効であり，運動不足の解消にもよい．

### 頭痛を誘発する食物にはどのようなものがあるか

片頭痛がさまざまな食物を摂取することで誘発される可能性があることはよく知られている．特に，チョコレート，チーズ，赤ワインは有名である．これら以外の食物ではアルコール（飲酒）により誘発される症例もある．また，グルタミン酸（Na塩）を多く含む食物の摂取により誘発される症例もある．

これらのうち赤ワインはアルコールに加えて，ヒスタミンを含むため，摂取により60分以内に頭痛が誘発されることが多い．チョコレート，チーズでは，チラミンという血管収縮物質の作用により血管収縮が起こるが，チラミンの血中濃度が低下すると血管が拡張し，頭痛が誘発されると考えられている．特にチョコレートはチラミンと同様の作用を有するカフェインも含んでおり，チーズよりも強力であると考えられる．実際，日本人ではチーズよりもチョコレートで誘発される症例が多い．だしの素で明らかに頭痛が誘発された症例はないが，だしの素に多く含まれているグルタミン酸を多く含む食物を摂取することで頭痛が誘発されることはよく知られている（Chinese restaurant syndrome）．これは，グルタミン酸の血管収縮作用によると考えられているので，摂取直後よりは摂取終了後1〜2時間でグルタミン酸の血中濃度が減少し始めるころに頭痛が起こることが多い．

そのほか，柑橘類，コーヒー，紅茶なども頭痛を誘発する可能性がある食物として知られている．これらの中で柑橘類は主にオレンジのことをさしており，日本の温州みかんはオレンジと成分が若干異なるため，温州みかんが片頭痛発作を誘発する可能性は低い．コーヒー，紅茶はカフェインが含まれており，チョコレートと同様の作用を示す可能性が高い．

上述のことは，日常の診療において単純ではあるが重要な内容を含んでいる．患者がどのような食物を摂取したときに頭痛が誘発されやすいのかということをまったく気にしてい

ない場合もあるからである．場合によっては上述の食物を一つ一つあげて問診していく必要がある．

片頭痛患者の多くはチョコレートを好むが，発作を誘発しないためには1日50g以下（板チョコ半分以下）とすべきである．

**頭痛発作に抑制的に働く食物もある**

上述のように頭痛発作は食物で誘発されることが多い．したがって，それらの食物を避けることで発作がある程度は予防可能である．ただし，それのみでは不十分である．これまでの報告では，片頭痛患者においてミトコンドリア機能の低下，脳内マグネシウムの低下とマグネシウムの発作抑制作用，脳内セロトニン減少の可能性，血小板内ラジカルスカベンジャー（SOD-1）の低下などのエビデンスがある．われわれは頭痛に関しては dietary approach to stop chronic headache（DASCH）と呼んで，食物を中心とする生活習慣を見直すことで片頭痛治療を行っている．

DASCH diet では，上述のエビデンスに基づいてミトコンドリア機能を高める目的でビタミン$B_2$を摂取し，マグネシウムを摂取する．さらにラジカルスカベンジャーとして$\beta$カロチン，ビタミンEおよびCなどを摂取する．脳内セロトニンを増加させるため，セロトニンの前駆体となるアミノ酸のトリプトファンを摂取するように指導する．具体的な食物としては，ビタミン$B_2$，E，Cなどおよび$\beta$カロチンを多く含む緑黄色野菜，果物，海苔，うなぎなど，マグネシウムを多く含む大豆製品，ほうれんそう，柿，魚介類，トリプトファンを多く含む大豆製品，卵（卵黄），脱脂粉乳，牛乳などの乳製品やバナナなどをできるだけ多く摂取するよう指導する（❶）．緑黄色野菜などの量は体重が約60kgの成人で300g/日以上を目標とする．

実際にどの程度摂取する必要があるのかということは個人

**❶頭痛を改善するための食品**

| 栄養素 | 代表的食品 |
|---|---|
| ビタミンC | いちご，じゃがいも，緑茶 |
| ビタミンE | 大豆，うなぎ，シジミ，落花生 |
| ビタミンA | バター，牛乳，卵黄，にんじん，ほうれそう |
| ビタミンB群 | 豚肉，卵，大豆，焼海苔，うなぎ，ゴマ |
| スカベンジャー | ゴマ，みかん（柑橘類），落花生，緑茶，トマト，緑黄色野菜，卵黄，大豆 |
| マグネシウム | ほうれんそう，柿，大豆製品，魚介類 |
| トリプトファン* | 牛乳，大豆製品，果物（バナナなど） |

＊セロトニンの前駆物質

により異なるので，患者に1週間分の食事内容を記録してもらい，その内容から不足している栄養素を判断して食事指導を行うのがよい（DASCH diet）．DASCH diet は非常に単純であるが，ほとんどの頭痛患者は DASCH diet とは大きく異なる生活をしていることが多い．したがって，DASCH diet を行うだけでも生活習慣をかなり変えることになる．ただし，ストレスを感じるほどに厳格な diet を行うと逆効果になることがあるので緩やかな diet を行うようにする．錠剤のビタミン剤（合成品）はあまり効果が期待できないことがあり，あくまでも食品から摂取する栄養素が中心となる．

**疾患と遺伝子の関係の解明に伴い，より詳細な生活指導も**

頭痛患者に対する生活指導について，全般的なコツと食物摂取を考慮した新しい治療概念としての DASCH diet を中心にして述べた．頭痛を抑えるためにはどのような生活をすれば良いのかを食事面からだけでも指導できることは診療に深みを増す一助となるであろう．今後，分子生物学の発達に伴い種々の疾患と遺伝子の関係が明らかになれば，さらに詳細な生活指導と薬物治療が可能になると考えられる．

## 医者の頭痛の種——chronic daily headache

坂井 文彦（北里大）

### マニュアルどおりにいかない頭痛の治療

頭痛の患者の訴え方はさまざまである．話の長い人，まわりくどい人が多い．逆に頭痛について肝心なことを話してくれない人も少なくない．いずれも医者は相当いらいらさせられるが，そういった患者の場合は，病歴を聞くテクニックを覚えると比較的スムーズに話が進む．

医者も頭が痛くなるのは，再診の患者に「先生からいただいた薬を飲みましたが少しもよくなりませんでした」などと言われたときである．さらに「先生の薬が効かないときは薬局で買った痛み止めを飲んでいいでしょうか」などと言われてダメージがさらに大きくなる．頭痛の治療はなかなかマニュアルどおりにいかないものである．

### 片頭痛治療のマニュアル

片頭痛急性期治療薬の第一選択は，現在はスマトリプタンなどのトリプタン系薬剤であるが，それ以前は酒石酸エルゴタミンとカフェインの合剤であるカフェルゴット®が第一選択薬であった．この薬の服用のしかたにはコツがある．この治療薬は片頭痛が頭部血管に由来するという血管性頭痛との説（血管説）に基づいている．片頭痛の始まりは脳血管が収縮し，閃輝暗点などの局所脳症状を呈する．これが前兆期といわれる．その後，頭蓋内外の血管が拡張し，その際血管周囲に炎症あるいは浮腫を生ずるため，血管が拍動とともに痛むというものである．急性期の治療に用いられるカフェルゴット®は血管収縮作用をもつため，片頭痛発作のなるべく早い時期に服用すると，頭部血管の拡張を予防し，頭痛がひどくならなくてすむという筋書きである．

片頭痛発作は悪心・嘔吐を伴うことが多く，内服薬の吸収も悪いと考えられる．そこでカフェルゴット®はナウゼリン®（ドンペリドン）などと一緒に処方し，前兆を伴う片頭痛の場合は前兆がきたらすぐ服用するように，また前兆のはっきりしない場合には，頭痛のなるべく初めの時期に服用するように指示する．カフェルゴット®が効かなかったという患者には，服薬のタイミングがうまくいったかどうかを確認する必要がある．頭痛がひどくなってからではほとんど効果がない．逆に吐き気がひどくなったりする．

### 難しいカフェルゴット®内服のタイミング

片頭痛急性期でのカフェルゴット®の有効率は60～80％とされており，かなり高い．しかしこれはベストのタイミングで内服された場合と思われる．2度目に来院したとき患者からそんなによい話は聞かれない．またカフェルゴット®が効いたと感じた患者は，少し不安になるとすぐ服用することになる．そのうち「頭痛を予防する」ためにほとんど毎日必要となり，なかには1日2～3錠を何か月も，何年も服用するといった人も出てくる．これらの患者の多くはエルゴタミン中毒となり，狭心症，末梢動脈閉塞症などを起こす．

### 片頭痛が慢性化する

片頭痛が脳血管の頭痛というと，患者は脳血栓とか脳出血を心配するが，これはきわめて少ない．片頭痛患者の脳血管は反応性が高く，かえって動脈硬化になりにくいと考えられる場合もあるほどである．ただ，経口避妊薬など女性ホルモンを使用すると，片頭痛の女性は脳血栓になりやすいという報告もある．

片頭痛患者が陥りやすい悲劇は，混合性頭痛である．これは単純にいえば片頭痛と緊張型頭痛との合併であるが，これは相当患者を苦しめることになる．治療が難しく，医者の頭痛の種の頭痛患者の多くはこのタイプに属すものであり，このタイプの頭痛は慢性化しやすい．

### chronic daily headache

国際頭痛学会の新分類は1988年に発表され，その後多くの人々に使用されている（❶）．この分類のなかにchronic daily headache という病名はないが，米国の頭痛学者たちがこの病名の必要性を声高に主張している．国際学会の分類では，片頭痛と緊張型頭痛とをまったく別のものとしてそれぞれ定義し，診断基準を定めている．

米国学派のなかには片頭痛と緊張型頭痛との病態には共通点があること，また，まったく別のものとしても，両者が合併したときにはまったく新しい病態が生ずるという考え方が

## 治療

### ❶ 頭痛，頭蓋神経痛，顔面痛の分類（国際頭痛学会，1988）

1. 片頭痛
2. 緊張型頭痛
3. 群発頭痛および慢性発作性片側頭痛
4. 器質的病変を伴わない各種の頭痛
5. 頭部外傷に伴う頭痛
6. 血管障害に伴う頭痛
7. 非血管性頭蓋内疾患に伴う頭痛
8. 原因物質あるいはその離脱に伴う頭痛
9. 頭部以外の感染症に伴う頭痛
10. 代謝障害に伴う頭痛
11. 頭蓋骨，頸，眼，耳，鼻，副鼻腔，歯，口あるいは他の顔面・頭蓋組織に起因する頭痛あるいは顔面痛
12. 頭部神経痛，神経幹痛，求心路遮断性疼痛
13. 分類できない頭痛

ある．すなわち毎日毎日頭痛に悩まされ，ときどき片頭痛に特有な拍動痛，悪心，嘔吐がある．これを chronic daily headache と呼ぶが，これは治療が困難で，また患者の QOL はきわめて低下する．

片頭痛の患者がストレスから緊張型頭痛になるのは十分考えられるし，片頭痛はストレスが解決されるときに起こりやすいので，緊張型頭痛患者のストレスの動揺が片頭痛の誘因になりやすいとしてもおかしくない．

### 薬の乱用により頭痛が慢性化する

chronic daily headache は薬物の乱用によって生ずることが少なくないという．片頭痛患者が心配のあまりカフェルゴット®を片頭痛発作もないのに毎日服用するようになると，脳血管を収縮させ，逆に片頭痛を誘発させやすくすることになる．カフェルゴット®の連用により筋肉の血管が収縮すると，頭部筋群は循環障害を起こし，緊張型頭痛は増悪する．このようにして生じた頭痛は片頭痛のように拍動性であったり，緊張型頭痛のように頭部を締めつけられるようであったりするが，徐々に慢性化すると，2種類の頭痛の区別がつかなくなり，毎日が片頭痛だったり，毎日が緊張型頭痛だったりする．本人もつらいが，医者泣かせでもある．

鎮痛薬を乱用した場合にも頭痛は慢性化することが知られている．市販の鎮痛薬を毎日のように飲み続けている人は少なくない．この場合には痛み調節系がコントロールを失い，痛みの域値が低下するために緊張型頭痛も片頭痛も起こりやすくなり，頭痛が慢性化する．

### 頑固な頭痛への対策

慢性化した片頭痛あるいは緊張型頭痛，さらには chronic daily headache の治療はいくつかの因子を明らかにすることから始める．片頭痛あるいは緊張型頭痛が過去にそれぞれどのように関与してきたかを知ることが必要である．精神的ストレスなど心因的なものがどの程度関与しているかも重要である．薬物の使用状況もはっきりさせる必要がある．

薬剤乱用の中止，精神的ストレスに対するカウンセリングがまず重要である．一般の外来では，精神的ストレスが大敵であることをよく説明するだけでも意味がある．

薬物療法としては，最初緊張型頭痛をターゲットにする．抗不安薬，抗うつ薬，筋弛緩薬などを継続的に使用していて，「頭痛の頻度は減りましたが，2～3日前にとてもひどい頭痛がしてきました」といった話になるとしめたもので，これで緊張型頭痛の囲みを破り片頭痛を裸にしたことになる．そうなると片頭痛急性期に対するカフェルゴット®が使いやすくなる．最近はスマトリプタンというさらなる片頭痛の特効薬も出てきた．

### 新薬登場

オーストラリアの Lance による "Headache" という本は片頭痛の教科書として最も有名である．その本のなかで，片頭痛の治療薬について世界各国で使用されている商品名の一覧がある．先進9か国で使用頻度の高い片頭痛治療薬8種類のうち日本で使用されているのはわずか3種類のみであった．いかにも日本の片頭痛患者は無視され，存在していないかのようである．最近，日本でもやっと片頭痛に対するトリプタン系薬剤による治療が積極的に行われるようになった．片頭痛急性期治療薬として開発されたスマトリプタンは頭痛が強くなった時点で内服しても有効性が高いことが確認されている．また，片頭痛予防薬としてカルシウム拮抗薬である塩酸ロメリジンの有効性もわが国で確認された．わが国における片頭痛の治療もやっと諸外国並みになりそうである．日本人の片頭痛人口は潜在的にはかなり多いと推定されているので，成果が期待される．

治療
168

# 頑固な chronic daily headache の治療に苦慮する

荒木 淑郎（大牟田天領病院）

**chronic daily headache は薬物の乱用によって起こりやすい**

実例を紹介する．

症例：68歳，男性．会社を定年退職．

病歴：1995年10月，腰痛が起こり，ある病院の整形外科を受診した．MRI 検査では異常なしといわれた．現実には，腰痛のため不眠が続き，眼と眼との間が少し痛んだ．睡眠薬（レンドルミン®）を2か月服用して，痛みは約1週間で治った．同年12月，再び不眠となり，ある病院の心療内科を受診し，レンドルミン®の服用を継続した．1996年3月，両眉間の中間付近に神経ブロックを受けたが，無効であった．同年8月ころから，前と同様な軽い頭痛が出てきた．抗不安薬（ソラナックス®）の投薬を受けた．最初はごく少量のソラナックス®で頭痛は治っていたが，月日とともに痛みが強くなり，痛む時間も長くなってきた．そのためソラナックス®の量も増えていき，1998年2月には，いちだんと頭痛も強くなって，ソラナックス®では，治らなくなった．

この間，次の検査を受けた．
1996年10月：頭部 CT 検査
1997年1月：眼科で眼の CT 検査
　　　6月：耳鼻科で鼻の CT 検査
　　　12月：脳外科で頭部の MRI 検査
1998年2月：頭部の CT 検査（造影剤使用）
　　　6月：頸椎の X 線検査と MRI 検査
　　　7月：脳波と血液検査
以上の検査には，すべて異常所見はなかった．

1999年4月5日，筆者らの病院を受診した．一般内科の診察では，栄養状態良好，血圧 132/80，脈拍 78/分，整．心，肺，腹部に異常はない．神経内科の診察では，異常はない．

頭痛の内容：痛みの場所は，眉間を中心として絞るような，押さえつけるような，締めつけるような痛みであり，ひどい時は激痛という．拍動性の痛みではなく，吐き気や嘔吐はない．朝起床から夜就床まで，一日中続くという．眠る間は頭痛はない．夜間，トイレに行くときは，痛くなる．眠る

❶使用されたおもな治療薬（患者は几帳面に記録していた）

| | | |
|---|---|---|
| 1. | 解熱，鎮痛，抗炎症薬 | ピリン系：セデス G®<br>非ピリン系（アスピリン）：バファリン®<br>エルゴタミン製剤：クリアミン A®，ジヒデルゴット®<br>アリール酢酸：ボルタレン®と坐薬<br>ロキソプロフェンナトリウム：ロキソニン®<br>塩酸ペンタゾシン：ペンタジン®<br>ナプロキセン：ナイキサン® |
| 2. | 睡眠薬 | ブロチゾラム：レンドルミン®<br>ロルメタゼパム：エバミール®，ユーロジン®，ハルシオン® |
| 3. | 抗不安薬 | ロラゼパム：ワイパックス®<br>アルプラゾラム：ソラナックス®，コンスタン®<br>ブロアゼパム：レキソタン®<br>エチゾラム：デパス®<br>ロフラゼプ酸エチール：メイラックス®<br>ジアゼパム：ホリゾン®，セルシン® |
| 4. | 抗精神病薬 | スルピリド：アビリット®，ドグマチール®<br>塩酸チオリダジン：メレリル® |
| 5. | 抗うつ薬 | 塩酸ノルトリプチリン：ノルトレン®<br>塩酸マプロチリン：ルジオミール®<br>塩酸イミプラミン：トフラニール®，ラントロン®<br>塩酸アミトリプチリン：トリプタノール®<br>塩酸クロミプラミン：アナフラニール®<br>塩酸ロフェプラミン：アップリット®<br>塩酸トラゾドン：レスリン® |
| 6. | 自律神経作用薬 | トフィソパム：グランダキシン® |
| 7. | 抗てんかん薬 | フェニトイン：アレビアチン®<br>バルプロ酸ナトリウム：デパケン®<br>カルバマゼピン：テグレトール®，レキシン®<br>クロナゼパム：ランドセン®，リボトリール® |
| 8. | 筋弛緩薬 | バクロフェン：リオレサール®<br>塩酸チザニジン：テルネリン® |
| 9. | 脳代謝改善薬 | 塩酸フルナリジン：フルナール®<br>Ca 拮抗薬：ワソラン® |
| 10. | 脳循環改善薬 | 酒石酸イフェンプロジル：セロクラール® |
| 11. | 片頭痛薬 | コハク酸スマトリプタン：イミグラン®注 |
| 12. | 麻薬 | 塩酸ペチジン：塩酸ペチジン®<br>塩酸モルヒネ：塩酸モルヒネ® |

とよいので，午後9時には，睡眠薬を服用して就床する．仕事はしていない．毎日，自宅でブラブラとしている．散歩はする．新聞は読むが，本は読まない．性格は誠実，几帳面，

## 治療

### ❷ 頭痛の部位と波状的な圧迫感

眉間を中心として起こり，前頭部に波及する．痛みは波状的で締めつけられるような，うどん粉を練るような性質という．

### ❸ 本症例の投薬とその結果

1. 生理的食塩水：2回のうち，1回は無効．2回目は，効果があった．
2. 非麻薬性鎮痛薬（ペンタジン）の筋肉注射：痛みは，2割方減少した．効果の時間は約3時間．
3. 抗不安薬（ホリゾン）の1/2A，筋肉注射：無効．かえって悪くなる．
4. 非ピリン系鎮痛薬（メチロン）の1A筋肉注射：無効．
5. 抗不安薬（アタラックス）の1Aの筋肉注射：眠気のみ．
6. 塩酸モルヒネの1/2筋肉注射：少し有効．ウトウトして，不明．
7. 浸透圧利尿薬（グリセオール）：無効
8. 酸素吸入：無効
9. 服薬として，選択的セロトニン再取込み阻害薬（デプロメール），精神刺激薬（リタリン），エルゴタミン製剤（ジヒデルゴット），抗不安薬（セデイール），抗てんかん薬（アレビアチン），抗ヒスタミン薬（ペリアクチン），Ca拮抗薬（ワソラン）は，すべて無効であった．唯一，セデスGが2〜3時間の効果を示した．

---

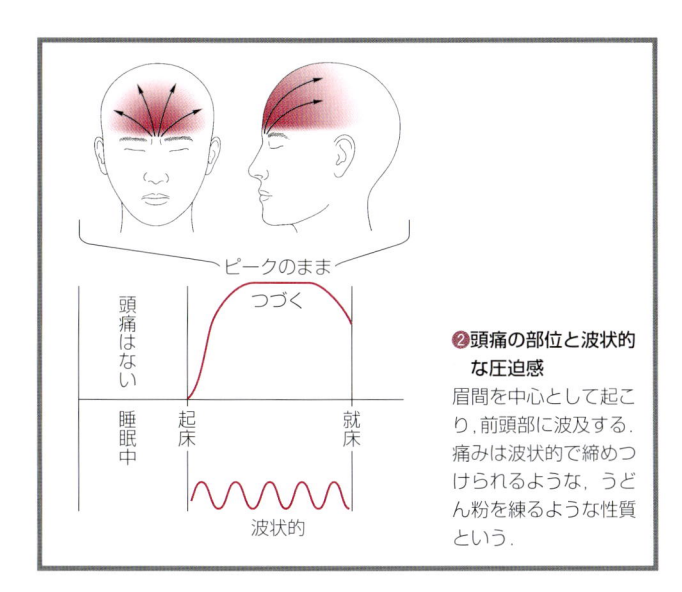

趣味は写真であるが，ほとんど撮影はしていない．

ソラナックス®とレンドルミン®を毎日内服しないと辛抱ができなくなった．鎮痛薬（ロキソニン®）と抗不安薬（ホリゾン®）では，頭痛はかえってひどくなるという．

患者は，これまで服用した主な治療薬物のリストを几帳面に記録しており，それを提示した．それが，❶であり，すべて，無効とのことであった．

頭痛は，毎日起こり，締めつけられるようだという．おそらく緊張性頭痛の激痛型に精神性の頭痛，薬物乱用性の頭痛が加わったchronic daily headacheではないかと考えた．

頭痛をどこかで断ち切る手段はないかという．そこで，患者に入院を勧め，診断と治療を検討することとした．

頭痛の性質：朝起床後，10分位から眉間から前頭部にかけての痛みが起こる．締めつけられる感じ．頭痛は波を打つようである．うどん粉を練るような痛みでグイグイとくる（❷）．抗てんかん薬（テグレトール®）では，痛みはかえって強烈となる．朝から夜眠るまで一日中続く．何と表現してよいかわからないという．夜，就床後は頭痛はない．睡眠薬として，ユーロジン®，エバミール®を内服している．

入院中の薬物は，いっさい，患者には，知らせずに，投薬を行い，その反応を聴取したところ，❸のような結果が得られた．退院時には，睡眠薬（エバミール®，ユーロジン®），抗不安薬（ソラナックス®），セデスG®を処方した．退院後，頭痛は続き，これらの薬物は，無効となってきた．睡眠薬のみを希望してくるようになった．片頭痛薬イミグラン®の皮下注射を試みたが，無効であった．

### この症例からの考察

1998年ころより，激しい頭痛を起こし，現在まで鎮痛薬，精神作動薬を主とするさまざまな頓挫療法，予防療法を他施設で試みたが，頭痛に対する不安や，強迫観念が強く，長期薬物乱用のため，薬を断つ目的で入院した．入院後，睡眠薬のみは中止できなかったが，ほかのすべての薬物は中止した．しかし，4週間にわたり断薬したが，激しい頭痛が起こり，本人の強い希望でソラナックス®を与えた．頭痛は1割方減少するという．ボーッとして酩酊様となり，まだ薬物に依存していると考えられた．

精神科医の診断でも，心因性の頭痛が考えられ，薬物依存性が大きいとのことであった．担当医は「世の中で，考えうるすべての薬物が効かない．麻薬も効かない．神経ブロックがなされたこともあるが，効かなかったようである．精神科の問題と思われるが，精神科でもお手上げの状態である」と述べている．

### chronic daily headacheの治療は現時点では困難である

chronic daily headacheには，ほとんどの薬物は有効ではない．患者は多くの場合，薬物治療に難渋していることが多く，薬物過量気味になっていることが多い．特別の施設への入院によって，薬物を断薬できれば，ある程度の効果は期待できると思われる．しかし，現実的には，薬物を中止しても，頭痛自体は存続するので，予後は不良である．米国の頭痛専門医に相談しても，chronic daily headacheの治療は，予後不良とのことであった．

## 治療
### 170

# 鎮痛薬やエルゴタミン製剤を乱用している患者をどのように治療するか

高瀬 靖（市立豊中病院）

### 鎮痛薬やエルゴタミン製剤の乱用の基準は

鎮痛薬の乱用というと，どのくらいの鎮痛薬の量か，国際頭痛学会の診断基準に準じると，1か月にアスピリン50g相当以上を3か月間以上服用，となる．またエルゴタミン製剤の乱用は経口の場合（わが国では内服のみ），1日に2mg以上を3か月以上服用と定められている．

市販のバファリン®には1錠にアスピリンが330mg含まれており，また他のメーカーのアスピリンは，1錠が500mgである．1錠330mgのアスピリンを，1回2錠，1日に2.5回，つまり1日に5錠毎日飲むと，アスピリンの1か月の服用量が約50gになる．また，1錠500mgのアスピリンの場合，1日に3錠毎日飲むと，1か月に45g，だいたい50gになる．よって頭痛のため，1日に3回，鎮痛薬を毎日3か月以上服用するのを，「鎮痛薬の乱用」と筆者は考えている．

### 鎮痛薬やエルゴタミン製剤の乱用により誘発される頭痛

鎮痛薬やエルゴタミン製剤を飲みすぎると，その副作用により「頭痛」が生じてくる．そして治療の難しい，ひどい慢性連日性頭痛へと移行していく．もともとの慢性頭痛（片頭痛，反復発作性緊張型頭痛）だけではなく，これらの薬剤の飲みすぎ（乱用）による副作用の頭痛が加わってくるからである．

もともとは頭痛出現時，鎮痛薬やエルゴタミン製剤を，時々適切に服用していたはずである．当初は効果があったものが，頻回に服用するようになると，だんだんと効果がなくなっていき，さらに強い鎮痛薬を服用するようになる．しかし，それもやがて効果がなくなっていく．鎮痛薬やエルゴタミン製剤を飲みすぎている患者（乱用している患者）は，痛み止めを飲んでも，頭痛は毎日1日中続いていることがほとんどである．また朝起きて，鎮痛薬を飲むことから1日が始まる，という特徴がある．それは，前の日，鎮痛薬を服用して，最も時間が経過している早朝起床時が，鎮痛薬の血液中の濃度が一番低下しているからである．

### 鎮痛薬やエルゴタミン製剤を乱用している患者の治療

鎮痛薬やエルゴタミン製剤を乱用している症例に対し，治療として，2通りの方法がある．1番目は，鎮痛薬やエルゴタミン製剤を一度に一気にやめる方法であり，2番目は，慢性頭痛の予防薬を毎日服用し，予防薬を使いながら徐々に鎮痛薬やエルゴタミン製剤を減量していく方法である．

筆者は，まずは鎮痛薬やエルゴタミン製剤を，普段まったく服用していない状態に戻すため，つまりこれらの血中濃度を0にするため，鎮痛薬やエルゴタミン製剤を一度に中止することがベストである，と考えている．可能であれば外来で一気に鎮痛薬やエルゴタミン製剤をやめるか，無理であれば，入院したうえで，これらを一度に中止する．

一度に止めるのが困難である患者は，慢性頭痛の予防薬（Ca拮抗薬，$\beta$遮断薬，抗うつ薬，抗てんかん薬など）を投与しながら，鎮痛薬やエルゴタミン製剤を徐々に減らしていくが，なかなか減量できないことが多い．このため筆者は，できれば鎮痛薬を一度に中止したほうが良いと考えている．

しかしもともと頭痛もちであるから，鎮痛薬やエルゴタミン製剤を服用しだしたのである．これらは頭痛がひどくなってから服用しても効かず，頭痛が起こりだして，すぐ飲まないと効果が出ないため，早め早めに飲まなくてはいけないことは，患者自身が十分に知っている．頭痛が完全に出現してからでは，鎮痛薬やエルゴタミン製剤を飲んでも効果は少なく，手遅れである．そしてひどい頭痛が襲ってくるのがとても怖いため，どうしても早め早めにこれらを服用せざるをえない．

しかし，いわゆる頭痛信号が出たとしても，それがどんどんひどくなり，ひどい頭痛へと進行していくのか，案外自然に頭痛が良くなって頭痛が消えてしまうのか，患者自身が予測できるのであろうか？　無理と思われる．しかし，頭痛信号が出ると，頭痛がひどくなっていくのが怖いため，どうしても早め早めに鎮痛薬やエルゴタミン製剤を飲む．そしてこ

れらの薬に，心理的に依存してしまうことも多い．

心理的，精神的に鎮痛薬に依存している患者は，思いきって鎮痛薬を一度にやめても，そのための反動性の頭痛は少ないようである．しかし本当に，もともとたいへんひどい頭痛もちの患者の場合は，鎮痛薬を一度に中止するとその反動で頭痛が出現する．

しかし結果的には，ニコチン中毒あるいはアルコール中毒を治療するのと同様に，徐々に減量していくのではなく，一気に一度に中止するほうが成功しやすい．また，そのほうが長期的にみて慢性頭痛のコントロールが容易になる．そして，いかに鎮痛薬の飲みすぎ，エルゴタミン製剤の飲みすぎが良くないか，十分に患者自身が理解できるようである．

鎮痛薬やエルゴタミン製剤を一度に中止し，その後，頭痛予防薬を開始するが，始めの2週間は頭痛が起こっても痛み止めの服用はいっさい許可しない．我慢してもらうのみである．離断症状がひどい場合，入院していれば，補液，吐き気止めなどの注射などを施行する．2週間以内に，完全に鎮痛薬やエルゴタミン製剤が体から抜けるので，もともとの慢性頭痛のみになる．そして，もともとの頭痛を正しく把握し，頭痛抑制薬や予防薬の内服を開始する．

さて市販の解熱鎮痛薬であるが，ほとんどの鎮痛薬にカフェインが含まれており，時々服用するのには問題はないのであるが，毎日のように鎮痛薬を飲むと，痛み止めの成分を沢山飲むばかりでなく，カフェインも多量に摂取することになる．毎日のように頭が痛い患者は，カフェインの1日の摂取量を，200mg以下に制限すべきである．カフェインも頭痛をこじらせる原因の一つである．長期にわたってカフェインを多量に摂取していると，カフェインが切れてくると，反動で頭痛がでてくるからである．

またカフェルゴット®，クリアミンA®の添付文書には，「1日に最大6錠まで，1週間に最大10錠まで」と記載されているが，実際には，1日に多くても3錠まで，1週間に最大でも2日までに制限するべきである．これ以上飲むと，エルゴタミン製剤の全身の動脈を収縮させる副作用だけでなく，エルゴタミン誘発性頭痛を起こすからである．

慢性頭痛で悩んでいる患者は，鎮痛薬の長期間にわたる漫然たる服用は絶対に避けるべきで，鎮痛薬の服用を1週間に2日まで，どんなに多くても1か月に10日以内にとどめるべきである．そしてこれ以上鎮痛薬を使用する人は，慢性頭痛の予防薬を使用すべきである．

**鎮痛薬やエルゴタミン製剤を乱用している患者の治療方針のまとめ**

①鎮痛薬やエルゴタミン製剤を乱用している患者は，一度に鎮痛薬やエルゴタミン製剤を中止する．外来でも可能であるが，通院で無理であれば，入院して一度に鎮痛薬やエルゴタミン製剤を中止する．

②心理的，精神的に鎮痛薬に依存している患者は，中止による反動性の頭痛はあまり起こらないが，もともとひどい頭痛もちの場合は，反動でかなりの頭痛が数日は続く．しかし，始めの2週間は，いっさい鎮痛薬の使用は許可しない．

③やがて，鎮痛薬やエルゴタミン製剤が体から完全に抜け，もともとの慢性頭痛がはっきりと現れてくる．

④カフェインはなるべく少なく，1日に200mg以内に制限する．

⑤もともとの慢性頭痛がはっきりと現れてきたら，鎮痛薬の服用を1週間に2日（1か月に8日）まで，どんなに多くても1か月に10日以内に制限し，使用を許可する．これを超えるようなら，頭痛の予防薬を毎日服用し，鎮痛薬やエルゴタミン製剤の使用量を減らすべきである．そうしないと，薬剤誘発性頭痛を再び引き起こす可能性がたいへん高い．

**鎮痛薬やエルゴタミン製剤およびトリプタン系薬剤の過剰使用の新しい基準**

また現在，国際頭痛学会で，新しい「頭痛の診断基準」の作成が進行中である．その8番目の「原因物質，あるいはその離脱に伴う頭痛」の項目で，鎮痛薬，エルゴタミン製剤やトリプタン系薬剤の過剰使用の基準が，1988年の国際頭痛学会の診断基準よりも，厳しくなる予定である．鎮痛薬，エルゴタミン製剤またトリプタン系薬剤は，1週間，あるいは1か月間に服用する日数を制限し，正しく服用する必要がある．

# 鎮痛薬乱用性頭痛診療のポイント

大石 実（日大）

### 頭痛薬による頭痛とはどのようなものか

頭痛薬の投与により頭痛が起こる頻度は高く，頭痛患者の約8％に薬剤誘発性頭痛がみられるとの報告もある．頭痛には数多くの原因があるが，頭痛薬の投与による頭痛は片頭痛，緊張型頭痛，群発頭痛でみられることが多く，アセトアミノフェン，エルゴタミン製剤，アスピリン，非ステロイド性抗炎症薬によることが多い．

**エルゴタミン離脱性頭痛** エルゴタミン離脱性頭痛は，エルゴタミン製剤を3か月以上にわたって毎日2mg以上内服している人が，摂取を中止してから48時間以内に起こる頭痛で，エルゴタミン製剤を内服すると治る．

**エルゴタミン誘発性頭痛** エルゴタミン誘発性頭痛はエルゴタミン製剤の服用により起こる頭痛で，エルゴタミン離脱性頭痛とは異なる．エルゴタミン製剤使用患者の14％はエルゴタミン製剤を過剰使用しており，過剰使用患者の68％にエルゴタミン誘発性頭痛がみられたとの報告がある．

### 鎮痛薬乱用性頭痛の診断における特徴

鎮痛薬乱用性頭痛はほぼ毎日起こり，鎮痛薬を服用すると軽快する．片頭痛や緊張型頭痛の治療経過中に，頭痛の頻度，程度，持続時間が悪化してくる場合は，鎮痛薬乱用性頭痛の可能性を考慮する（❶）．

頭痛が起こりやすい人と頭痛が起こりにくい人がおり，頭痛以外の痛みで鎮痛薬を連用した場合でも，慢性頭痛の既往がある人は慢性頭痛の既往のない人よりも頭痛が起こる頻度が高い．頭痛が起こりやすい人は中枢性痛覚抑制系が抑制されており，鎮痛薬乱用により中枢性痛覚抑制系がさらに抑制され，鎮痛薬乱用性頭痛が起こると考えられている．

片頭痛と鎮痛薬乱用性頭痛が合併したような頭痛を変質片頭痛（transformed migraine）ということがあり，頭痛が1か月に15日以上で1か月以上続き，治療しないと平均頭痛持続時間は1日に4時間以上で，片頭痛の既往があること，がその特徴である．

### 鎮痛薬乱用性頭痛の予防と治療の実際

鎮痛薬の連日使用は，鎮痛薬乱用性頭痛により頭痛を

**❶国際頭痛学会の診断基準（1988）**

慢性の薬剤などの摂取または暴露により誘発される頭痛
- A. 薬剤などを3か月以上毎日服用した後に出現する．
- B. 必要最少量より多い量を使用している．
- C. 頭痛は慢性である（1か月に15日以上）．
- D. 薬剤などから離脱後1か月以内に頭痛が消失する．

コメント：頭痛に対してエルゴタミン製剤や鎮痛薬を慢性使用した場合のほうが，他の疾患に対して使用した場合よりも，薬剤誘発性頭痛は起こりやすい．

1. エルゴタミン誘発性頭痛
   - A. 毎日エルゴタミンを2mg以上内服した後に起こる．
   - B. 頭痛は広範性で拍動性であり，片頭痛とは発作パターンがないこと，随伴症状がないことで区別される．

コメント：エルゴタミン離脱によりエルゴタミン誘発性頭痛は消失するが，もとの片頭痛は消失しないことが多い．

2. 鎮痛薬乱用性頭痛（下記のA，B，Cの1つ以上）
   - A. アスピリンを1か月に50g以上，または他の弱い鎮痛薬を同等量以上．
   - B. バルビツレートまたは他の非麻薬性化合物と合剤になっている鎮痛薬を，1か月に100錠以上．
   - C. 麻薬性鎮痛薬を1種類以上．

コメント：鎮痛薬離脱により薬剤誘発性頭痛は消失するが，もとの頭痛は消失しないことが多い．

こじらせる可能性がある．頓用薬を連日服用という結果にならないようにするために，頭痛の頻度が高い場合は塩酸ロメリジン，カルシウム拮抗薬，β遮断薬，抗てんかん薬，抗うつ薬などの頭痛予防薬の使用を考慮する．

鎮痛薬乱用性頭痛を治療する場合は，患者に鎮痛薬の乱用が頭痛の原因であることをよく説明し，鎮痛薬を中止してアミトリプチリンを投与し，必要に応じてメトクロプラミド，ナプロキセンなどを投与する．

### 慢性頭痛患者では鎮痛薬の乱用を疑う

慢性頭痛患者においては，エルゴタミン製剤や鎮痛薬の乱用により，頭痛が起こることがある．それゆえ，いまの頭痛がエルゴタミン製剤や鎮痛薬により誘発されたものである可能性を医師が考慮する必要がある．慢性頭痛患者に鎮痛薬を長期間にわたり漫然と投与することは避けるべきであり，頻回に頭痛が起こる症例には頭痛予防薬を投与したほうがよい．

# 小児・高齢者の頭痛

# 小児の頭痛診療のコツ

藤田 光江（筑波学園病院）

### 頭痛は何歳から訴えられるか

小児が正確に痛みの状況を説明できるのは5歳といわれているが，実際には2歳代でも頭をかかえて「痛い」と訴えた例もある．もちろん低年齢のうちは表現力も未熟であり，成長とともに片頭痛が診断され，年少時顔面蒼白となりうずくまっていたのは，片頭痛発作の始まりであったと推測されることもある．

### 小児科一般外来にも頭痛患者は多い

発熱などの感冒症状を伴わず，慢性反復性に頭痛を訴えて受診する小児は意外に多いものである．熱もないのに繰り返し頭痛を訴える場合，多くの親は脳腫瘍などの頭蓋内の病気が隠されていないか心配になる．このため本人や親を納得させるためにも，血液，尿検査以外に神経画像検査も必要に応じて行っている．一方では，問診を十分行い，頭痛の部位，性質，誘因，随伴症状などの臨床的特徴から，できるだけ正確な頭痛の病型を診断する必要がある．

### 小児の頭痛を間違いなく診断する手順

低年齢ほど表現力が未熟とはいえ，その年齢に合わせた質問をすれば，それなりの頭痛の特徴を探りだせる．筆者は国際頭痛学会（IHS）の分類（1988）および診断基準に基づいて作成された問診票を，低年齢であれば親の協力を得て記載してもらっている．

外来ではまず理学的，神経学的所見をとる．小児科外来では血圧測定はルーチンに行っていないが，まれながら高血圧

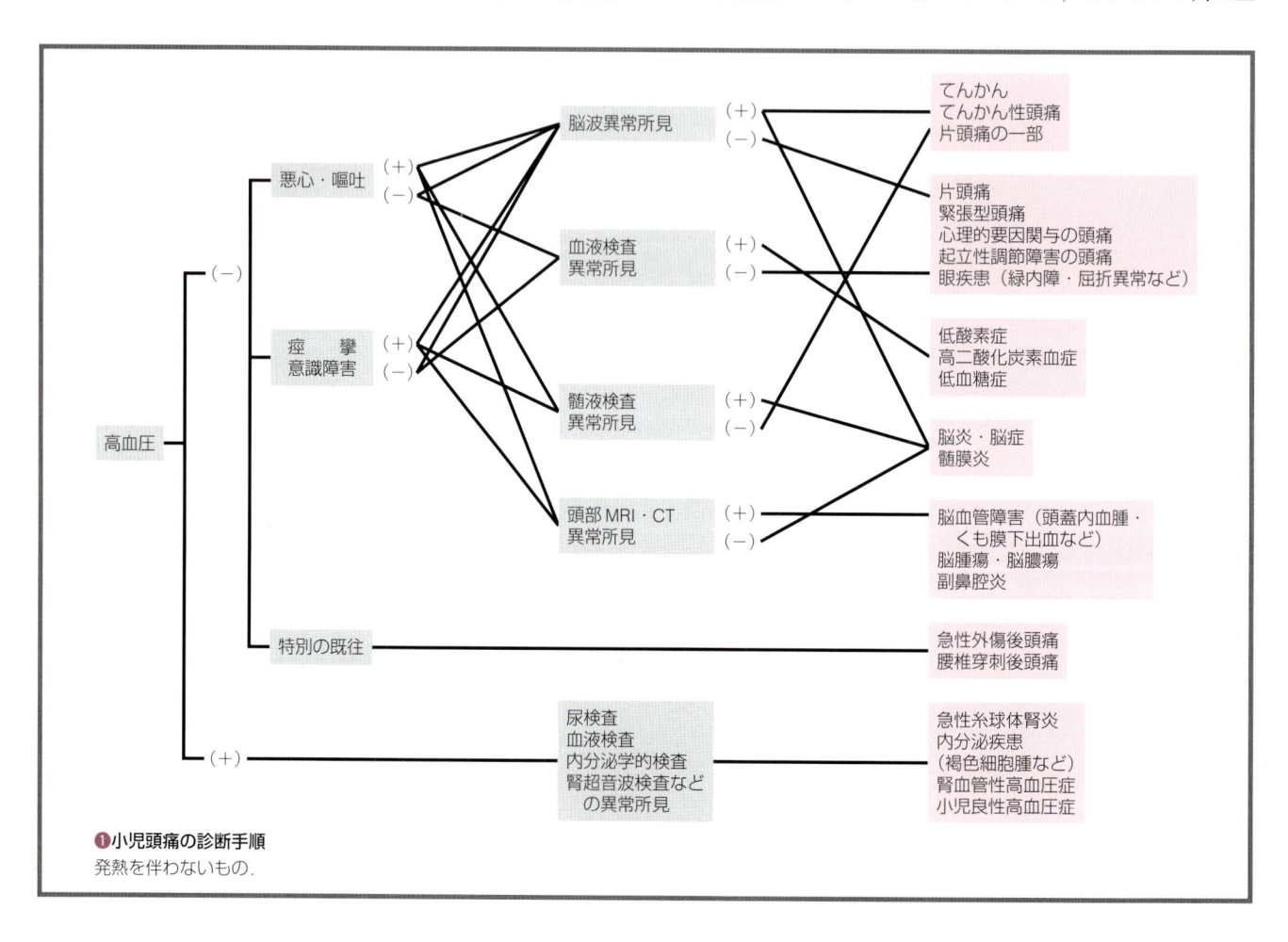

❶小児頭痛の診断手順
発熱を伴わないもの．

による頭痛もあるので忘れずに行う．小学高学年からは起立性調節障害も多くなり，起立試験（10分間安静臥床後と引き続き10分間起立後の血圧，脈拍数，心電図を記録）も症状があれば行う．

小児では，脳波上てんかん波がみられ，抗痙攣薬が有効なてんかん性頭痛が時々みられるので，脳波検査もほぼ全例に行っている．また頭部CT，MRIも症状に応じて行う．小児頭痛の診断手順について筆者は，❶のようなチャートを頭において診療している．

### 小児には片頭痛が最も多い

筆者の12年6か月の小児慢性反復性頭痛478例の集計では，片頭痛275例（57%），緊張型頭痛75例（16%），両者の合併（混合性頭痛）18例（4%），その他13例（3%），分類できない頭痛97例（20%）で片頭痛が約半数を占めた．その他の13例は当院小児科から他科へ紹介した頭痛であり，脳神経外科へ紹介された8例のうち頭蓋内腫瘍の3例は水頭症を合併し，緊急性が高かった．

### 小児片頭痛のIHSの診断基準の問題点

小児の片頭痛の診断は成人と同じくIHSの診断基準に基づいて行われている．本診断基準では，15歳未満の小児の頭痛持続時間は2〜48時間と定められているが，小児片頭痛の研究者らは1〜48時間が適当と提言している．

# 小児頭痛診療の落とし穴体験

藤田 光江（筑波学園病院）

小児科医の多くは，1年のサイクルを頭に入れて診療している．すなわち，4月の年度はじめ集団生活が慣れたころからはやる種々の感染症，春から梅雨入りと秋の運動会シーズンが2大ピークの気管支喘息，冬のインフルエンザを中心とするかぜの大流行などである．

この流れの中に，慢性反復性の頭痛や腹痛，心理的問題をかかえた小児なども受診する．15歳以下は「とりあえず小児科を受診する」ので，他科に緊急に紹介すべき病気が隠されていないか，小児科医は全神経を集中せざるをえない．本稿では，この中から頭痛診療の落とし穴体験を語ってみたいと思う．

### 喘息発作と診断された橋腫瘍の5歳女児例

主訴：周期的な頭痛と嘔吐．

それまで生育歴，既往歴とも問題のなかった女児が，5歳になったころから頭痛を伴う嘔吐が4～5日おきにみられ，当院を受診した．胸部に喘鳴が聴取され，尿アセトン体も陽性のため，気管支喘息発作とアセトン血性嘔吐症の診断で輸液が施行され，気管支拡張薬が処方され帰宅した．しかし，1週間後頭痛，嘔吐に失調性歩行，両側顔面神経麻痺が加わり受診した．頭部増強CTにより橋腫瘍と第四脳室圧迫のための閉塞性水頭症が認められた．

コメント：初診時，気管支喘息のシーズンでもあり，喘鳴に気をとられたが，嚥下時の咳こみもあり，迷走神経障害があったと考えられる．頭痛と嘔吐を重視し，注意深く神経学的所見をとれば，初診時に頭部CT施行に至ったかもしれない．

### インフルエンザが疑われた頭蓋内血腫の9歳女児例

主訴：発熱，嘔吐，右前頭部痛．

右胸心，僧帽弁閉鎖不全と診断されていたが普通生活を送っていた9歳女児に，1月中旬から2～4日続く発熱が2回みられていた．発熱以外に嘔吐，右前頭部痛も出現したため，2月になって当院を受診した．理学的，神経学的に特記

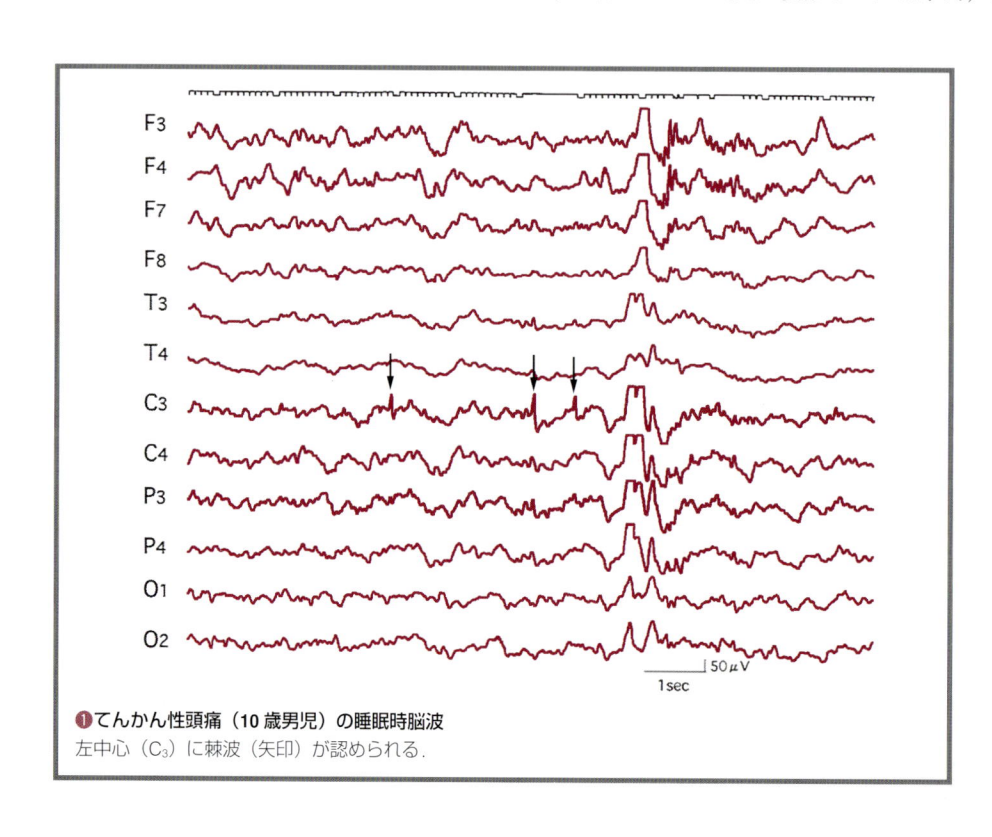

❶ てんかん性頭痛（10歳男児）の睡眠時脳波
左中心（$C_3$）に棘波（矢印）が認められる．

すべきことはなく，ちょうどインフルエンザのA，Bとも流行していたため，本症が疑われた．しかし，心臓に基礎疾患があるので念のため頭部CTを行ったところ，右前頭部に直径5cmの出血像が認められた．

コメント：出血巣が前頭部のため神経症状が認められなかったと考えられる．かぜの流行時期には，発熱と嘔吐は小児科一般外来ではよくみられる症状であり，本症例における重要な頭蓋内疾患を見逃さなかったのは幸いであったといえる．

### 片頭痛が疑われた頭蓋骨の好酸球性肉芽腫の8歳男児例

主訴：左頭頂部の拍動性頭痛．

以前より時々頭痛を訴えていた8歳男児が，左頭頂部痛が強くなったと当院小児科を受診した．理学的，神経学的所見は特に問題なく，左片側の拍動性頭痛のため片頭痛が疑われて鎮痛薬が処方され帰宅した．頭痛は一時的に軽減したが，左頭頂部痛が続いていたため2週間後当院再診となり，頭部CTが施行された．この結果左頭頂部の頭蓋骨に骨融解像が認められ，組織学的に好酸球性肉芽腫と診断された．

コメント：頭痛は自覚症状であるため問診が中心となり，本例のように片側性，拍動性頭痛であれば片頭痛の可能性が濃厚となる．しかし本症例のような器質的疾患もまれにあり，頭痛診療における疼痛部の触診の重要性が示唆された．

### てんかん性頭痛と診断された11歳男児例

主訴：両前頭部の拍動性頭痛．

家族歴：父に前兆を伴わない片頭痛がある．

本児は10歳時に両前頭部の拍動性頭痛を訴え当院小児科を受診した．理学的，神経学的所見，血液，尿所見，血圧は特に問題なく，頭部CTは正常であった．しかし，睡眠時脳波において左中心に棘波が反復して認められた（❶）．この頃は頭痛はがまんできる程度で，鎮痛薬も有効であったため，脳波のフォローアップで経過をみることにした．11歳になってから拍動性頭痛が月に5～15回みられ，脳波上左中心の棘波が頻発していた．フェノバルビタール75mg/日を開始し，90mg/日（血中濃度17.9μg/mL）に増量してからは頭痛は消失し，脳波所見も改善傾向にある．

コメント：てんかん性頭痛の多くは，てんかんの発作型の分類では単純部分発作（自律神経発作）であり，小児では腹痛が主訴の腹性てんかんと同様，時々みられる．てんかん性頭痛は意識消失発作を伴わないので，症状，脳波をみながら抗痙攣薬（フェノバルビタール，カルバマゼピン，バルプロ酸など）を開始する．てんかんと同様，頭痛消失から3年投薬し，脳波をみながら漸減する．

# 繰り返す頭痛とめまい──basilar migraine

岡安 裕之（聖路加国際病院）

### basilar migraineと診断された症例

11歳の小学生女児．既往に特記すべきことなし．2年前から時々ふらつきを訴えて横になりたがるようになる．最近では毎月のようにめまいがするというようになり，嘔吐することもあり，嘔吐とともに後頭部痛もしばしば訴えるようになる．家族が脳腫瘍を心配して受診させた．身体所見に異常はなく，神経学的にも異常なし．CT, MRI, EEGにも異常なし．塾が忙しいことはあるが，心因性の原因も考えにくいということで，相談があった．症状をよく聞いてみると，めまいは回転性で，起きるとふらついて歩けないので横になる．初めの頃は横になって30分もすると楽になっていたが，最近は静かにしていても吐き気がして，そのうち後頭部痛がしてきて吐いてしまう．吐くと少し楽になり，一寝入りするとようやく起きて歩けるようになる．めまいの出る時間は一定せず，目が覚めた途端に何となくおかしいと思っているうちにめまいが出てくることもある．後頭部痛は押さえつけられるような痛みでなく，ズッキンズッキンする．発作時にしびれたり，力が抜けることはないようであった．家族歴で，母と母の妹に片頭痛と思われる頭痛があった．basilar migraine（脳底型片頭痛）と診断してベラパミルの投与を始めたところ，発作はほとんど消失している．

### basilar migraineの診断の基準と注意点

1961年，Bickerstaffは前兆として脳底動脈領域の循環障害によると考えられる同名半盲，構音障害，回転性めまい，聴力低下，複視などを呈する片頭痛にbasilar artery migraineという名称を与えた．同じ時期にこうした前兆と同じ症状を呈して死亡した脳底動脈血栓症の患者を経験したことから，彼は脳底動脈領域の虚血がこうした前兆の発症機序と考えたが，現在では前兆を伴う片頭痛の前兆の起こる機序

**❶脳底型片頭痛に認められる前兆**

- 両眼の耳側と鼻側両方に認められる視覚障害
- 構音障害
- 回転性めまい
- 耳鳴
- 聴力低下
- 複視
- 小脳失調
- 両側性感覚障害
- 四肢不全麻痺
- 意識レベルの低下

が動脈のspasmなどによる循環障害とは考えられなくなり，国際頭痛学会の分類では，arteryが名称から除かれbasilar migraineと呼ばれるようになった．しかしこの形の片頭痛の特異な前兆がすべてcortical spreading depressionにより起こると説明できるとはいいきれない．国際頭痛学会の診断基準（1988）では，前兆を伴う片頭痛の基準を満たしさらに❶に挙げた前兆のうち2つ以上を認めるものとなっている．しかし，前兆だけで片頭痛のない発作を起こすことも知られている．めまいは視覚障害についで多い前兆で，単独で認めることもある．前兆の持続時間は数分から60分とされるが，時により長く続く．

この形の片頭痛は小児に多く，女性のほうが多い．30歳代以降での発症はまれで，逆に10歳以下での発症は珍しくないとされる．頭痛は後頭部に認めるが，しばしば痛みの性状は小児では明らかにできない．頭痛発作は通常20歳代から30歳代になると頻度が減ってくる．治療薬として血管を収縮させる可能性のあるトリプタン系の薬剤は，発症機序が脳底動脈の虚血でないと断定できないため禁忌となっており，注意が必要である．

## 注意すべき高齢者の頭痛——側頭動脈炎

新藤 和雅，渡辺 春江（山梨大）

### 失明につながる可能性のある高齢者の頭痛

高齢者であっても早期診断および早期治療が重要で，見落としてはならない頭痛は少なくない．そのなかでも側頭動脈炎は，失明につながる可能性のある，頭痛を主症状とする疾患の一つとして重要である．

### 炎症所見とこめかみの発赤を認めた症例

筆者の経験した症例は，86歳の女性であった．1998年2月上旬より頭全体にズキズキするような頭痛が一日中みられるようになった．かかりつけの近医より鎮痛薬を処方され一時は改善していたが，徐々に痛みの場所が両側のこめかみに限局し，痛みの程度も強くなり，鎮痛薬はまったく効果がみられなくなった．同年3月2日患者本人が心配になって当院を受診した．既往歴として1996年に脳梗塞があった．初診時現症では，血圧158/84 mmHg，脈拍74/分，体温は37.7℃と軽度上昇していた．神経学的所見では，明らかな痴呆はなく，軽度難聴と右不全片麻痺が認められたが，四肢の筋痛はみられなかった．視力は白内障のために軽度低下していたが，眼底には血管系を含めて異常みられなかった．頭髪は白髪であったが密度は十分に保たれていたため，一見わかりにくかったが，前髪を上げることにより，両側のこめかみに蛇行する色素沈着を伴う発赤が5 cm程度連続して認められた（❶）．側頭動脈の拍動は微弱で，同部周辺に強い圧痛がみられた．本人の話ではこれは1週間前からブヨブヨとしていて変だとは思っていたとのことであった．胸腹部X線および頭部CTには異常なく，血液検査では白血球6130/μL，CRP 10.3 mg/dL，BUN 55 mg/dL，Creat 1.90 mg/dL，赤沈125 mm/時，γ-グロブリン29.6％，RA（＋）と中等度の炎症所見，腎機能障害を認めた．右側頭動脈の生検では，血管壁の一部に単核球の浸潤と多核巨細胞が認められ，内腔は器質化した血栓により完全閉塞に近い状態であった（❷）．以上より，側頭動脈炎と診断し，プレドニゾロン40 mg/日内服を開始したところ，1週間後には頭痛は消失し，側頭動脈に沿った発赤もみられなくなった．CRPと赤沈も2週間後には正常化したため，プレドニゾロンを減量し，退院した．

### 要経過観察の頭部全体からこめかみに限局した頭痛

側頭動脈炎はわが国では比較的まれな疾患とされているが，本症例のように病初期には頭部全体の頭痛として症状を訴える場合があり，側頭動脈の腫脹や発赤は遅れてみられる場合がある点は注意すべきである．特に高齢者では，重篤感のない頭痛は他の膝や腰の慢性的な疼痛と同様に受け取られやすく，積極的な検索が遅れて正確な診断が遅れることも少なくない．本症例は，時間が経ってから典型的な所見が出てくる可能性を考えて経過観察する重要性を，改めて認識させられた症例であった．

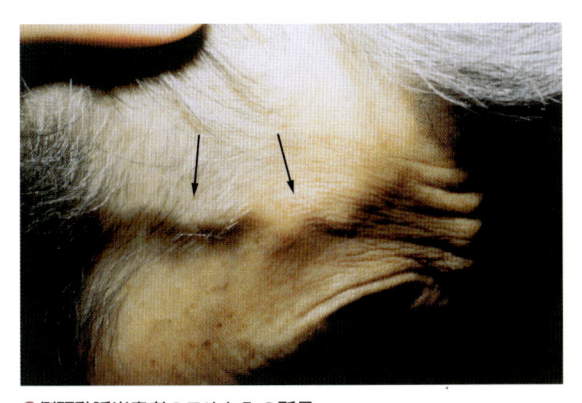

❶側頭動脈炎患者のこめかみの所見
右側こめかみの部分に蛇行した色素沈着を伴う発赤（矢印）が5 cm程度連続して認められた．

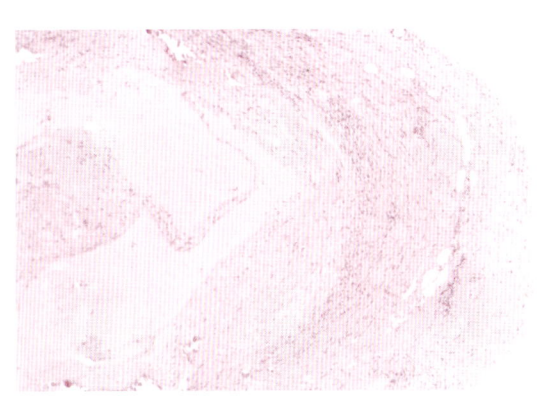

❷側頭動脈の生検所見
血管壁の一部に単核球の浸潤と多核巨細胞が認められ，内腔は器質化した血栓により完全閉塞に近い状態であった．

# 慢性硬膜下血腫による症候性頭痛

阿部 隆志（岩手医大）

### 慢性硬膜下血腫の概念と臨床的特徴

慢性硬膜下血腫（chronic subdural hematoma）は，くも膜より外側で硬膜の内側に血液が貯留した疾患である．急性硬膜下血腫は外傷直後から発症することがほとんどであるのに対し，慢性硬膜下血腫は，一般に受傷後3週間以上を経て発症する．硬膜下血腫は出血した時点では症状を示すほどの出血量には達しないが，被膜が形成されて，被膜内の血液破壊産物を含んだ血液と脳脊髄液の混合した液状物質が徐々に増量してくる．受傷後3週間から，長い場合は，数か月を経て，時には，外傷のことも忘れてしまったころに，脳を圧迫するほどの体積にまで血腫が増大してくる．したがって，当初の外傷は患者本人が外傷と考えないようなきわめて軽微なものであることも多く，意識障害がなく，また，頭にこぶすらもつくらなかったような外傷，たとえば車に乗るときに頭部を軽く打撲した程度の外傷でも発症することがある．外傷と認められる既往がないことが20～50％もあるとされる．片側性のことが多いが，両側性のものも約15％程度ある．特発性として脳梗塞に対する抗凝固薬服用例や悪性腫瘍の硬膜転移，あるいは原因がまったく不明であっても硬膜下血腫を生じることがある．

### 発症頻度と血腫発生の危険因子

男性に多く，男女比は6：1とされ，60歳以上が約半数を占める．発症頻度は年間，人口10万人に1～2人であるが，高齢者になるとさらに頻度が高くなる．アルコール多飲，痙攣，凝固障害，脳萎縮，髄液路の短絡手術などによる頭蓋内圧低下は血腫発生の危険因子となる．

### 発症機序には外傷性と特発性が考えられる

本症が高齢者に多いことから，加齢現象による大脳萎縮（慢性アルコール中毒が加わるとさらに萎縮が著明になる）による架橋静脈走行の直線化やくも膜下腔の拡大などが，相加的にかかわっていると考えられる．この状態での立位での頭蓋内は，脳が頭蓋底部に置かれたようであり，この配置のうえに軽い外傷が加わったり，または特発性に架橋静脈，特に硬膜に付着する部分が脆弱で断裂しやすい場合に起こる．この場合，くも膜断裂も同時に起こり，硬膜下腔に髄液が漏出してくると考えられる．したがって，外傷性も特発性も存在することが理解できる．硬膜下血腫の促進因子として低頭蓋内圧および前述の脳萎縮があげられる．

### 臨床症候の特徴と鑑別すべき疾患

症状は若年者では慢性頭蓋内圧亢進症状が主体である．すなわち，頭痛，悪心・嘔吐，うっ血乳頭の3主徴のほか，めまい，記憶障害，人格変化，外転神経麻痺などである．頭痛は起床時に多く，ときには痛みのため夜間目が覚める場合もある．頭痛の強さと部位は，頭蓋内圧亢進の程度や占拠性病変の局在とは無関係であるが，片側性に常に同じ部位に痛みが局在するときにはその部位の病巣を示していることも多い．頭痛は初めは間欠的で，次第に持続性となる．臥位や身体を屈めたときに頭痛が増強し，立位で軽減したりする．老年者では3週間から3か月後に意識レベルの変動，記銘力障害，精神活動の遅延や痴呆，軽度の片麻痺，失語などを伴う大脳半球症状が出現して頭痛を認め，症状が良くなったり悪くなったり変動しながら悪化していく．特に中年以降の大酒家や老人でよく転ぶくせがある人に多い傾向がある．中年期以降では脳腫瘍，脳梗塞や脳出血などの脳血管障害および痴呆性疾患などと鑑別が必要である．局所徴候が明らかでない場合には老年期痴呆との鑑別が困難である．しかし，老年期痴呆に比べ進行が速く，しかも頭痛を訴える特徴があれば本症を疑う．また，神経症状は変動し，かつ非特異的なことが多いので，正常圧水頭症，一過性脳虚血発作（TIA），および単に老化と診断されていることもまれでない．また，慢性アルコール中毒，性格変化，精神錯乱などのため，精神病院に入院中の患者に発見されることもある．

### 画像検査による確認が重要である

慢性硬膜下血腫の診断のうえで最も大切なことは，本疾患は治療可能な疾患であり，そのような疾患の可能性を念頭におくことである．一方，放置すれば脳ヘルニアにより死亡することもありうる．したがって，確実な診断のため脳CT，MRI検査は必須である．

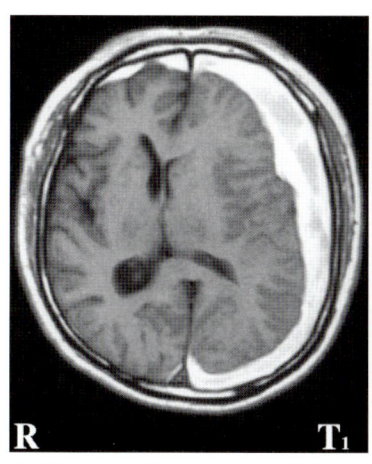

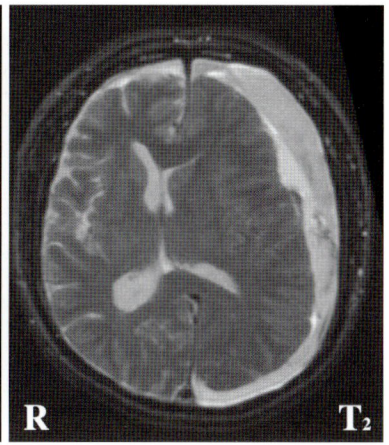

❶頭部 MRI 水平断 T1 強調画像　　❷同 T2 強調画像

**画像の特徴**　発生部位は大脳半球，特に前頭・側頭・頭頂部にわたることが多く，普通は一側性であるが，時に両側性にみられる．テント下腔にはまれであるが，発生することもある．

頭部単純 X 線で線状骨折，松果体石灰化像の偏位，頭部 CT による三日月形の，等から低吸収域を認め，midline shift を伴う．両側性の場合では，midline shift を伴わないこともあるので注意する．頭部 MRI では血腫は T1 強調画像（❶）で高信号，T2 強調画像（❷）で低信号，または高信号と低信号が混在する画像を示す．

### 一度経験すると印象に残るのが慢性硬膜下血腫

**症例1**　数年前から緊張型頭痛の診断の中年男性．2～3 か月にわたり頭痛の増悪を認めていた．外傷の既往もなく，頭痛には鎮痛薬も併用し一時的に有効であった．うっ血乳頭や局所神経徴候もなかったが，強い頭痛のときはベッドには横にはならず，座っていると軽減を認めた．念のため頭痛増悪 3 か月後脳 CT を撮影すると後頭蓋下の硬膜下血腫であった．

**症例2**　高血圧を内科で加療中の 75 歳の女性で，1 か月前からめまいとふらつきがあると訴えていた．話が多少要領を得ないことと軽い歩行時のふらつき以外所見がなかった．めまいの原因として脳幹，小脳周囲の病変や椎骨脳底動脈領域の血流障害を疑って MRI を撮影したところ，以外にもテント上の非常に大きな慢性硬膜下血腫であった．

### 血腫の外科的除去が奏功する

自然に吸収されることはきわめてまれであり，外科的治療が一般的である．局所麻酔下に 1～2 か所穿頭術を施行し，血腫内容を洗浄除去する．術前意識が清明であれば術後成績は非常によく，劇的に症状が改善する．

索引 183

# 執筆者とテーマの索引

**赤松　直樹**
　問診票を効果的に用いた頭痛診療　10
　頭部CTで異常のみられなかったくも膜下出血　76
　てんかんと関連する頭痛　102

**阿部　康二**
　頭痛のみを呈する椎骨動脈解離性動脈瘤　93

**阿部　隆志**
　起立性頭痛を呈する低髄液圧性頭痛の診断のポイント　90
　慢性硬膜下血腫による症候性頭痛　180

**綾部　光芳**
　髄膜炎での頭痛の特徴――ウイルス性髄膜炎　86

**荒木　淑郎**
　頑固な chronic daily headache の治療に苦慮する　168

**荒木　信夫**
　片頭痛の病態生理――3つの学説と血管作動物質, 遺伝子異常　42
　群発頭痛の病態生理と治療　148

**五十嵐　久佳**
　片頭痛発作頓挫薬の種類と重症度別, ステージ別の使用法　136
　群発頭痛の急性期治療と予防療法　152

**井川　雅子**
　筋由来の緊張型頭痛――はぎしり・くいしばりや筋筋膜痛に起因する緊張型頭痛　118
　口腔顔面領域に疼痛を生じさせうる神経血管性頭痛――片頭痛と群発頭痛　120

**池田　幸穂**
　緊急を要する頭痛の鑑別――解離性脳動脈瘤による頭痛と診断　98

**五十棲　一男**
　特発性低髄液圧症候群による頭痛の診断, 鑑別, 治療　92
　統合失調症（精神分裂病）に関連する頭痛　126

**岩田　誠**
　片頭痛治療薬の使い方　130

**上津原　甲一**
　多彩な背景疾患を有する脳底片頭痛　34
　てんかんの混在の多い家族発生片頭痛　100

**魚住　武則**
　頭痛に影響を与える職場環境・生活様式　128

**内野　誠**
　頭痛の問診の要点　4
　症候性頭痛の痛みの特徴と確定診断に有効な画像所見　68

**内堀　歩**
　問診票による判別関数を用いた頭痛の診断　12

**大石　実**
　大病院へ送るべき頭痛の診断と診療上の注意点　18
　鎮痛薬乱用性頭痛診療のポイント　172

**大田　泰正**
　頭痛のみを呈する椎骨動脈解離性動脈瘤　93

**岡安　裕之**
　どうみても SAH を疑った thunderclap headache　78
　繰り返す頭痛とめまい――basilar migraine　178

**小川　彰**
　誤診イコール死に直結するくも膜下出血　72

**片山　宗一**
　冠名頭痛症候群の行方　58
　トリプタンの服用時期について　160

**片山　容一**
　椎骨脳底動脈解離の診断　94

**北川　泰久**
　くも膜下出血からの minor leak による頭痛　73
　群発頭痛の発作時の予防的治療　150

**喜多村　一幸**
　片頭痛の問診を的確に行うコツ　26
　片頭痛薬トリプタン製剤とエルゴタミン製剤の副作用　135

**喜多村　孝幸**
　頭痛診断における頭椎X線の有用性　63

**金　浩澤**
　片頭痛発作期の脳血管動態　29

**久保　慶高**
　誤診イコール死に直結するくも膜下出血　72

**黒岩　義之**
　緊急を要する頭痛について　20
　内科疾患に伴う頭痛　82

**桑澤　二郎**
　緊張型頭痛の誘因の特定に必要な問診　50
　心療内科的アプローチが必要な難治性緊張型頭痛の治療　144

# 索引

小林　祥泰
　緊張型頭痛の背景にある「うつ」の検査も重要　55

小松本　悟
　20年間，片頭痛として治療されていた後頭葉動静脈奇形の一例　38
　性交の際に起こる頭痛——benign coital cephalalgia　124

五味　愼太郎
　医療費からみた緊張型頭痛患者の画像診断のタイミング　62

古和　久典
　緊張型頭痛を呈した髄膜癌腫症　56

坂井　文彦
　医者の頭痛の種——chronic daily headache　166

清水　俊彦
　片頭痛および群発頭痛と副鼻腔炎との鑑別診断およびその治療法　114
　トリプタン製剤の理想的な使い分け　158

下村　登規夫
　CT，MRI検査の適応の実際　66
　頭痛患者の生活指導の基本と応用——DASCH dietを中心に　164

新藤　和雅
　忘れてはならない頑固な頭痛の原因——肥厚性脳硬膜炎　88
　注意すべき高齢者の頭痛——側頭動脈炎　179

鈴木　則宏
　頭痛のみが主症状であった尾状核出血　89

鈴木　ゆめ
　運動に関連した頭痛の分類と対処法　122
　頭痛を鎮静するアスピリンという薬について　162

髙木　繁治
　慢性頭痛の問診を的確に行うコツ　25
　緊張型頭痛の治療には動機づけが必要　139

高瀬　靖
　症状のひどい慢性緊張型頭痛の薬物治療　142
　鎮痛薬やエルゴタミン製剤を乱用している患者をどのように治療するか　170

髙柳　哲也
　頭痛の訴えへの対処の仕方　9
　患者はしばしば頭痛を片頭痛と言うのでご注意を　28

竹島　多賀夫
　緊張型頭痛と片頭痛の関係——合併vs一元論　45

立花　久大
　視力障害を伴う頭痛の鑑別診断　108

田中　尚
　片頭痛，群発頭痛と脳血流異常　32
　頭痛を訴える特殊な疾患——ミトコンドリア脳筋症　84

辻　貞俊
　問診票を効果的に用いた頭痛診療　10
　頭部CTで異常のみられなかったくも膜下出血　76
　てんかんと関連する頭痛　102

寺本　純
　診察室でできる頭痛の用手診断術　14

中島　健二
　繰り返す，短時間持続の発作性頭痛——褐色細胞腫を疑う　99

中野　今治
　頭重感などを呈する緊張型頭痛には抗うつ薬の考慮も　54

成冨　博章
　脳梗塞に伴う頭痛　80

新田　清明
　忘れてはならない頑固な頭痛の原因——肥厚性脳硬膜炎　88

根来　清
　咳嗽によって誘発される頭痛　107
　入浴，あるいはお湯をかぶることで誘発される頭痛　117

端詰　勝敬
　境界性人格障害に伴う頭痛にはまらないために　127

濱田　潤一
　片頭痛および群発頭痛の鑑別診断のポイント　30
　片頭痛の発作時の治療と予防的な治療　132

平田　幸一
　慢性連日性頭痛の診断のコツ　60
　罹患率が最も高く，背景も多様な緊張型頭痛の治療　140

平山　晃康
　脳神経外科手術が必要な頭痛——診断，他疾患との鑑別診断　70
　椎骨脳底動脈解離の診断　94

廣瀬　源二郎
　酸素療法に代わるトリプタンによる群発頭痛の治療　154

藤木　直人
　群発頭痛様頭痛で発症した慢性副鼻腔炎の急性増悪例　116

藤田　光江
　小児の頭痛診療のコツ　174
　小児頭痛診療の落とし穴体験　176

藤村　晴俊
　頭痛と神経痛——末梢神経からのアプローチ　104

星　明彦
　動脈解離にみられる頭痛の特徴　96
　急性緑内障との鑑別が必要な頭痛　112

松本　清
　突然起こる激しい頭痛——命にかかわる頭痛と命にかかわらない頭痛　22
　機能性頭痛と器質性頭痛とを鑑別するポイント　24

松本　博之
　頭痛患者の後頸部のみかた　16
　頭痛の鎮痛補助薬　156

間中　信也
　頭痛の問診の工夫　6

# 索引

美原　盤
　前兆を伴う片頭痛様発作を繰り返した脳動静脈奇形の一例　40
　脳底型片頭痛様発作を繰り返した一過性脳虚血発作の一例　41

宮川　洋輔
　切迫くも膜下出血症状を呈した急性緑内障例　110

宮崎　東洋
　定型的症状を知ることの大切さ　2

目崎　高広
　緊張型頭痛の問診法と鑑別診断　52
　頭痛の性質による薬物の使い方——特に緊張型頭痛について　138

森松　光紀
　緊張型頭痛の非定型症状——診断，他科疾患との鑑別診断　53
　自律神経症状を伴う一側性頭痛——診断，他科疾患との鑑別診断　79

森若　文雄
　高血圧症患者にみられる頭痛への留意点　106

山口　三千夫
　片側の頭痛は片頭痛とは限らない——片側頭痛と片頭痛　27
　外傷後の難治性の頭痛は頸椎が重要　64
　初診時の頭部CTでくも膜下出血を見落とさないために——くも膜下出血の診断は第一線の医師の手で　74
　副鼻腔炎の存在は重要——sinus headacheと呼ばれるもの　113
　診断が何よりも大切な群発頭痛の治療　146

山田　健太郎
　脳梗塞に伴う頭痛　80

山根　清美
　多彩な神経症状を呈する脳底型片頭痛　36
　緊張型頭痛が示すさまざまな臨床症状　48

若山　吉弘
　片頭痛のない視覚の前兆症状だけがみられる症例の治療　155

渡辺　春江
　注意すべき高齢者の頭痛——側頭動脈炎　179

# テーマを検索する索引

## あ行

**赤ワイン**
カフェイン，マグネシウム，スカベンジャー，セロトニン　164

**アスピリン**
頭痛，シクロオキシゲナーゼ，抗血小板作用，プロスタグランジン　162

**意識障害**
一過性全健忘，transient global amnesia，不思議の国のアリス症候群，めまい，脳底型片頭痛，basilar migraine　36

**痛み受容器**
救急疾患，急性化膿性髄膜炎，くも膜下出血，高血圧性小脳出血　20

**一過性全健忘**
transient global amnesia，不思議の国のアリス症候群，めまい，脳底型片頭痛，basilar migraine，意識障害　36

**一過性脳虚血発作**
脳底動脈狭窄，脳底型片頭痛　41

**一側性頭痛**
群発頭痛，慢性発作性片側頭痛，インドメタシン，自律神経症状　79

**インドメタシン**
自律神経症状，一側性頭痛，群発頭痛，慢性発作性片側頭痛　79

**インドメタシン反応性頭痛症候群**
緊張型頭痛，治療，片頭痛　138

**迂回槽**
くも膜下出血，ダビデの星，ペンタゴン　74

**うつ状態**
ZungのSDS，抗うつ薬，緊張型頭痛　55

**エルゴタミン**
ガイドライン，片頭痛，薬物療法，トリプタン系薬剤　132

――，群発頭痛，トリプタン系薬剤，酸素吸入，塩酸ベラパミル　152

**エルゴタミン製剤副作用**
薬剤誘発性頭痛，片頭痛予防薬，トリプタン製剤副作用　135

**エルゴタミン配合薬**
トリプタン系薬剤，発作頓挫薬，片頭痛，鎮痛薬　136

**エルゴタミン誘発性頭痛**
カフェイン離脱性頭痛，慢性連日性頭痛，鎮痛薬乱用による頭痛　170

――，薬剤誘発性頭痛，変質片頭痛，鎮痛薬乱用性頭痛，エルゴタミン離脱性頭痛　172

**エルゴタミン離脱性頭痛**
エルゴタミン誘発性頭痛，薬剤誘発性頭痛，変質片頭痛，鎮痛薬乱用性頭痛　172

**塩酸ベラパミル**
エルゴタミン，群発頭痛，トリプタン系薬剤，酸素吸入　152

**塩酸ロメリジン**
片頭痛，前兆症状，cortical spreading depression，5HT受容体　155

**延髄外側梗塞**
脳梗塞，頭痛，頭頸部動脈解離，片頭痛　80

**嘔吐と頭痛**
性交に伴う頭痛，群発頭痛，三叉神経痛，片頭痛，緊張型頭痛の部位，閃輝暗点と頭痛　24

**悪心**
拍動痛，夜間発作，緊張型頭痛，非定型症状　53

## か行

**開業医が治療すべき頭痛**
大病院へ送るべき頭痛，緊急加療を要する頭痛，頭痛の診療上の注意点，片頭痛　18

**外傷性頭部神経痛**
頸椎捻挫，頸椎X線写真，信頼関係　64

**咳嗽**
良性咳嗽性頭痛，労作性頭痛　107

**ガイドライン**
片頭痛，薬物療法，トリプタン系薬剤，エルゴタミン　132

**解離性脳動脈瘤**
脳底片頭痛，脳幹血管腫　34

――，CT，頭痛，くも膜下出血　98

**顎関節症**
緊張型頭痛，筋筋膜痛，関連痛，ブラキシズム　118

# 索引

**下垂体卒中**
慢性硬膜下血腫，くも膜下出血，脳動脈瘤，脳動静脈奇形　70
――，抗リン脂質抗体症候群，眼窩先端症候群，緑内障発作，側頭動脈炎　108

**画像検査**
費用対効果，不安，緊張型頭痛　62

**家族歴**
病歴，頭痛，既往歴　9

**肩こり**
頭部神経痛，頭皮帯状ヘルペス　27

**褐色細胞腫**
カテコールアミン，高血圧，副腎　99

**カテコールアミン**
高血圧，副腎，褐色細胞腫　99

**カフェイン**
マグネシウム，スカベンジャー，セロトニン，赤ワイン　164

**カフェイン離脱性頭痛**
慢性連日性頭痛，鎮痛薬乱用による頭痛，エルゴタミン誘発性頭痛　170

**カフェルゴット®**
薬物の乱用，chronic daily headache，片頭痛　0166

**カルシウム拮抗薬**
鎮痛補助薬，抗うつ薬，抗てんかん薬，β遮断薬　156

**眼窩先端症候群**
緑内障発作，側頭動脈炎，下垂体卒中，抗リン脂質抗体症候群　108

**環境因子**
sick-building症候群，CO中毒，weekend headache，VDT作業　128

**鑑別診断**
慢性頭痛，片頭痛，群発頭痛　30

**冠名頭痛症候群**
群発頭痛，疾患概念　58

**顔面片頭痛**
群発頭痛，口腔顔面痛，orofacial pain　120

**関連痛**
ブラキシズム，顎関節症，緊張型頭痛，筋筋膜痛　118

**既往歴**
家族歴，病歴，頭痛　9

**キサントクロミー**
突然の頭痛，くも膜下出血，項部硬直，マイナーリーク　72

**機能性頭痛**
症候性頭痛，発症様式，臨床経過，片頭痛　4

**救急疾患**
急性化膿性髄膜炎，くも膜下出血，高血圧性小脳出血，痛み受容器　20

**急性化膿性髄膜炎**
くも膜下出血，高血圧性小脳出血，痛み受容器，救急疾患　20

**急性緑内障**
切迫くも膜下出血，動眼神経麻痺　110
――，くも膜下出血，群発頭痛，内頸動脈・海綿静脈洞瘻，片頭痛　112

**胸郭出口症候群**
緊張型頭痛，大後頭神経痛　48

**橋腫瘍**
頭蓋内血腫，好酸球性肉芽腫，てんかん性頭痛　176

**起立性頭痛**
脳脊髄液圧の低下，低髄液圧性頭痛　90
――，肥厚性硬膜炎，テオフィリン，Monro-Kellieの法則，特発性低髄液圧症候群　92

**起立性調節障害**
頭蓋内腫瘍，片頭痛，緊張型頭痛，てんかん性頭痛　174

**緊急加療を要する頭痛**
頭痛の診療上の注意点，片頭痛，開業医が治療すべき頭痛，大病院へ送るべき頭痛　18

**筋筋膜痛**
関連痛，ブラキシズム，顎関節症，緊張型頭痛　118

**緊張型頭痛**
片頭痛，頭痛，問診票，判別関数　12
――，片頭痛，低髄液圧性頭痛，後頭神経痛，三叉神経痛　14
――，片頭痛，発作性頭痛，拍動性頭痛，問診　25
――，大後頭神経痛，胸郭出口症候群　48
――，誘因，問診　50
――，片頭痛，大後頭神経痛，小後頭神経痛，帯状庖疹　52
――，非定型症状，悪心，拍動，夜間発作　53
――，頭重感，抗うつ薬　54
――，うつ状態，ZungのSDS，抗うつ薬　55
――，画像検査，費用対効果，不安　62
――，頸性頭痛，頸椎X線，変形性頸椎症，頸椎椎間板ヘルニア　63
――，神経症状，脳腫瘍，ミトコンドリア脳筋症，片頭痛　66
――，筋筋膜痛，関連痛，ブラキシズム，顎関節症　118
――，治療，片頭痛，インドメタシン反応性頭痛症候群　138
――，動機づけ，指導，治療　139
――，頭痛体操，鎮痛薬　140
――，心身症，抑うつ　144
――，てんかん性頭痛，起立性調節障害，頭蓋内腫瘍，片頭痛　174

**緊張型頭痛の部位**
閃輝暗点と頭痛，嘔吐と頭痛，性交に伴う頭痛，群発頭痛，三叉神経痛，片頭痛　24

**くも膜下出血**
高血圧性小脳出血，痛み受容器，救急疾患，急性化膿性髄膜炎　20
――，良性性交時頭痛，水泳時頭痛，群発頭痛，静脈洞血栓症

# 索引

　　22
——，髄膜脳炎，脳動脈解離，頭蓋内圧低下症，皮質下出血　68
——，脳動脈瘤，脳動静脈奇形，下垂体卒中，慢性硬膜下血腫　70
——，項部硬直，マイナーリーク，キサントクロミー，突然の頭痛　72
——，脳動脈瘤，minor leak　73
——，ダビデの星，ペンタゴン，迂回槽　74
——，sentinel headache，脳動脈瘤，CT　76
——，脳出血，尾状核出血　89
——，MRI，椎骨動脈解離性動脈瘤，脳梗塞　93
——，椎骨脳底動脈解離，Wallenberg症候群，pearl and string sign，double lumen　94
——，脳梗塞，Horner症候群，Wallenberg症候群，動脈解離　96
——，解離性脳動脈瘤，CT，頭痛　98
——，群発頭痛，内頸動脈・海綿静脈洞瘻，片頭痛，急性緑内障　112
——，coital cephalalgia，性交後の頭痛　124

**繰り返すめまい**
　　トリプタン系薬剤禁忌，脳底型片頭痛　178

**群発頭痛**
　　静脈洞血栓症，くも膜下出血，良性性交時頭痛，水泳時頭痛　22
——，三叉神経痛，片頭痛，緊張型頭痛の部位，閃輝暗点と頭痛，嘔吐と頭痛，性交に伴う頭痛　24
——，鑑別診断，慢性頭痛，片頭痛　30
——，脳血流，SPECT，片頭痛　32
——，疾患概念，冠名頭痛症候群　58
——，慢性発作性片側頭痛，インドメタシン，自律神経症状，一側性頭痛　79
——，内頸動脈・海綿静脈洞瘻，片頭痛，急性緑内障，くも膜下出血　112
——，群発頭痛様頭痛，副鼻腔炎　116
——，口腔顔面痛，orofacial pain，顔面片頭痛　120
——，スマトリプタン皮下注，ベラパミル内服，純酸素吸入　146
——，スマトリプタン，酸素，ベラパミル　148
——，ベラパミル，副腎皮質ステロイド，炭酸リチウム，バルプロ酸ナトリウム　150
——，トリプタン系薬剤，酸素吸入，塩酸ベラパミル，エルゴタミン　152
——，酸素吸入療法，トリプタン皮下注射　154

**群発頭痛様頭痛**
　　副鼻腔炎，群発頭痛　116

**頸性頭痛**
　　頸椎X線，変形性頸椎症，頸椎椎間板ヘルニア，緊張型頭痛　63

**頸椎X線**
　　変形性頸椎症，頸椎椎間板ヘルニア，緊張型頭痛，頸性頭痛　63
——，信頼関係，外傷性頭部神経痛，頸椎捻挫　64

**頸椎椎間板ヘルニア**
　　緊張型頭痛，頸性頭痛，頸椎X線，変形性頸椎症　63

**頸椎捻挫**
　　頸椎X線写真，信頼関係，外傷性頭部神経痛　64

**頸部強剛**
　　髄膜刺激症状，腰椎穿刺，後頭神経痛，項部硬直　16

**血管炎関連疾患**
　　肥厚性脳硬膜炎，脳神経麻痺　88

**血管蛇行**
　　こめかみ，側頭動脈炎，高齢者　179

**ゴーグル片頭痛**
　　陸上選手の頭痛，長距離走者の頭痛，水泳選手の頭痛，重量挙げ選手の頭痛　122

**抗うつ薬**
　　緊張型頭痛，頭重感　54
——，緊張型頭痛，うつ状態，ZungのSDS　55
——，抗てんかん薬，$\beta$遮断薬，カルシウム拮抗薬，鎮痛補助薬　156

**口腔顔面痛**
　　orofacial pain，顔面片頭痛，群発頭痛　120

**高血圧**
　　側頭動脈炎，肺性脳症，透析性頭痛，頭痛　82
——，副腎，褐色細胞腫，カテコールアミン　99

**高血圧症**
　　高血圧性脳症，脳MRI　106

**高血圧性小脳出血**
　　痛み受容器，救急疾患，急性化膿性髄膜炎，くも膜下出血　20

**高血圧性脳症**
　　脳MRI，高血圧症　106

**抗血小板作用**
　　プロスタグランジン，アスピリン，頭痛，シクロオキシゲナーゼ　162

**好酸球性肉芽腫**
　　てんかん性頭痛，橋腫瘍，頭蓋内血腫　176

**抗てんかん薬**
　　$\beta$遮断薬，カルシウム拮抗薬，鎮痛補助薬，抗うつ薬　156

**後頭神経痛**
　　三叉神経痛，緊張型頭痛，片頭痛，低髄液圧性頭痛　14
——，項部硬直，頸部強剛，髄膜刺激症状，腰椎穿刺　16

**後頭葉動静脈奇形**
　　片頭痛，閃輝暗点，前兆を伴う片頭痛　38

**項部硬直**
　　頸部強剛，髄膜刺激症状，腰椎穿刺，後頭神経痛　16
——，マイナーリーク，キサントクロミー，突然の頭痛，くも膜下出血　72

**抗リン脂質抗体症候群**
　眼窩先端症候群，緑内障発作，側頭動脈炎，下垂体卒中　108
**高齢者**
　血管蛇行，こめかみ，側頭動脈炎　179
**高齢者の頭痛**
　慢性硬膜下血腫，症候性頭痛　180
**国際頭痛学会**
　migraine, tension-vascular headache, IHS 分類　45
**こめかみ**
　側頭動脈炎，高齢者，血管蛇行　179

**さ行**

**細菌性炎症**
　上顎洞炎，蝶形骨洞炎，ロイコトリエン受容体阻害薬，神経炎症　114
**三叉神経**
　セロトニン，spreading depression，ニューロペプチド，片頭痛　42
**三叉神経痛**
　緊張型頭痛，片頭痛，低髄液圧性頭痛，後頭神経痛　14
—，片頭痛，緊張型頭痛の部位，閃輝暗点と頭痛，嘔吐と頭痛，性交に伴う頭痛，群発頭痛　24
—，帯状疱疹後神経痛，Tolosa-Hunt 症候群，末梢神経，神経痛　104
**酸素**
　ベラパミル，群発頭痛，スマトリプタン　148
**酸素吸入**
　塩酸ベラパミル，エルゴタミン，群発頭痛，トリプタン系薬剤　152
**酸素吸入療法**
　トリプタン皮下注射，群発頭痛　154
**シクロオキシゲナーゼ**
　抗血小板作用，プロスタグランジン，アスピリン，頭痛　162
**疾患概念**
　冠名頭痛症候群，群発頭痛　58
**指導**
　治療，緊張型頭痛，動機づけ　139
**シャワー**
　良性入浴関連頭痛，入浴　117
**重量挙げ選手の頭痛**
　ゴーグル片頭痛，陸上選手の頭痛，長距離走者の頭痛，水泳選手の頭痛　122
**純酸素吸入**
　群発頭痛，スマトリプタン皮下注，ベラパミル内服　146
**消炎鎮痛薬**
　片頭痛発作頓挫薬，片頭痛発作予防薬，トリプタン，ド

パミン拮抗薬　130
**上顎洞炎**
　蝶形骨洞炎，ロイコトリエン受容体阻害薬，神経炎症，細菌性炎症　114
**症候性頭痛**
　発症様式，臨床経過，片頭痛，機能性頭痛　4
—，副鼻腔炎，頭部 CT 所見　113
—，高齢者の頭痛，慢性硬膜下血腫　180
**小後頭神経痛**
　帯状疱疹，緊張型頭痛，片頭痛，大後頭神経痛　52
**静脈洞血栓症**
　くも膜下出血，良性性交時頭痛，水泳時頭痛，群発頭痛　22
**自律神経症状**
　一側性頭痛，群発頭痛，慢性発作性片側頭痛，インドメタシン　79
**心因性頭痛**
　chronic daily headache, 薬物乱用性慢性頭痛　168
**人格障害**
　鎮痛薬依存，中立的立場　127
**新規発症持続性連日性頭痛**
　慢性緊張型頭痛，薬物治療　142
**神経炎症**
　細菌性炎症，上顎洞炎，蝶形骨洞炎，ロイコトリエン受容体阻害薬　114
**神経症状**
　脳腫瘍，ミトコンドリア脳筋症，片頭痛，緊張型頭痛　66
**神経痛**
　三叉神経痛，帯状疱疹後神経痛，Tolosa-Hunt 症候群，末梢神経　104
**神経内科**
　片頭痛，偏頭痛，頭痛　28
**心身症**
　抑うつ，緊張型頭痛　144
**信頼関係**
　外傷性頭部神経痛，頸椎捻挫，頸椎 X 線写真　64
**水泳時頭痛**
　群発頭痛，静脈洞血栓症，くも膜下出血，良性性交時頭痛　22
**水泳選手の頭痛**
　重量挙げ選手の頭痛，ゴーグル片頭痛，陸上選手の頭痛，長距離走者の頭痛　122
**髄液検査**
　髄液細胞診，脳腫瘍，髄膜癌腫症　56
—，頭痛，髄膜炎，髄膜刺激徴候　86
**髄液細胞診**
　脳腫瘍，髄膜癌腫症，髄液検査　56
**髄膜炎**
　髄膜刺激徴候，髄液検査，頭痛　86

# 索引

髄膜癌腫症
　髄液検査，髄液細胞診，脳腫瘍　56
髄膜刺激症状
　腰椎穿刺，後頭神経痛，項部硬直，頸部強剛　16
髄膜刺激徴候
　髄液検査，頭痛，髄膜炎　86
髄膜脳炎
　脳動脈解離，頭蓋内圧低下症，皮質下出血，くも膜下出血　68
スカベンジャー
　セロトニン，赤ワイン，カフェイン，マグネシウム　164
頭重感
　抗うつ薬，緊張型頭痛　54
頭痛
　問診，定型的症状　2
──，既往歴，家族歴，病歴　9
──，問診票，判別関数，緊張型頭痛，片頭痛　12
──，神経内科，片頭痛，偏頭痛　28
──，頭頸部動脈解離，片頭痛，延髄外側梗塞，脳梗塞　80
──，高血圧，側頭動脈炎，肺性脳症，透析性頭痛　82
──，髄膜炎，髄膜刺激徴候，髄液検査　86
──，くも膜下出血，解離性脳動脈瘤，CT　98
──，シクロオキシゲナーゼ，抗血小板作用，プロスタグランジン，アスピリン　162
頭痛外来
　病歴，問診票　10
頭痛体操
　鎮痛薬，緊張型頭痛　140
頭痛の鑑別
　頭痛の問診，問診票，MIDAS，閃輝暗点　6
頭痛の診療上の注意点
　片頭痛，開業医が治療すべき頭痛，大病院へ送るべき頭痛，緊急加療を要する頭痛　18
頭痛の問診
　問診票，MIDAS，閃輝暗点，頭痛の鑑別　6
スマトリプタン
　ミトコンドリア脳筋症，脳血流，SPECT　84
──，酸素，ベラパミル，群発頭痛　148
スマトリプタン皮下注
　ベラパミル内服，純酸素吸入，群発頭痛　146
性交後の頭痛
　くも膜下出血，coital cephalalgia　124
性交に伴う頭痛
　群発頭痛，三叉神経痛，片頭痛，緊張型頭痛の部位，閃輝暗点と頭痛，嘔吐と頭痛　24
精神分裂病
　schizophrenia，統合失調症　126
生物学的利用率
　トリプタン製剤，ライフスタイル，セロトニン症候群，トリプタン無反応群　158

切迫くも膜下出血
　動眼神経麻痺，急性緑内障　110
セロトニン
　spreading depression，ニューロペプチド，片頭痛，三叉神経　42
──，赤ワイン，カフェイン，マグネシウム，スカベンジャー　164
セロトニン症候群
　トリプタン無反応群，生物学的利用率，トリプタン製剤，ライフスタイル　158
閃輝暗点
　頭痛の鑑別，頭痛の問診，問診票，MIDAS　6
──，拍動性頭痛，片側性頭痛　26
──，前兆を伴う片頭痛，後頭葉動静脈奇形，片頭痛　38
──，前兆を伴う片頭痛，脳動静脈奇形　40
閃輝暗点と頭痛
　嘔吐と頭痛，性交に伴う頭痛，群発頭痛，三叉神経痛，片頭痛，緊張型頭痛の部位　24
前兆症状
　cortical spreading depression，5HT受容体，塩酸ロメリジン，片頭痛　155
前兆を伴う片頭痛
　後頭葉動静脈奇形，片頭痛，閃輝暗点　38
──，脳動静脈奇形，閃輝暗点　40
早期治療
　トリプタン，服用時期　160
側頭動脈炎
　肺性脳症，透析性頭痛，頭痛，高血圧　82
──，下垂体卒中，抗リン脂質抗体症候群，眼窩先端症候群，緑内障発作　108
──，高齢者，血管蛇行，こめかみ　179

た行

大後頭神経痛
　胸郭出口症候群，緊張型頭痛　48
──，小後頭神経痛，帯状疱疹，緊張型頭痛，片頭痛　52
帯状疱疹
　緊張型頭痛，片頭痛，大後頭神経痛，小後頭神経痛　52
帯状疱疹後神経痛
　Tolosa-Hunt症候群，末梢神経，神経痛，三叉神経痛　104
大病院へ送るべき頭痛
　緊急加療を要する頭痛，頭痛の診療上の注意点，片頭痛，開業医が治療すべき頭痛　18
ダビデの星
　ペンタゴン，迂回槽，くも膜下出血　74
炭酸リチウム
　バルプロ酸ナトリウム，群発頭痛，ベラパミル，副腎皮質ステロイド　150

# 索引

**中立的立場**
　人格障害，鎮痛薬依存　127
**長距離走者の頭痛**
　水泳選手の頭痛，重量挙げ選手の頭痛，ゴーグル片頭痛，陸上選手の頭痛　122
**蝶形骨洞炎**
　ロイコトリエン受容体阻害薬，神経炎症，細菌性炎症，上顎洞炎　114
**治療**
　片頭痛，インドメタシン反応性頭痛症候群，緊張型頭痛　138
――，緊張型頭痛，動機づけ，指導　139
**鎮痛補助薬**
　抗うつ薬，抗てんかん薬，β遮断薬，カルシウム拮抗薬　156
**鎮痛薬**
　エルゴタミン配合薬，トリプタン系薬剤，発作頓挫薬，片頭痛　136
――，緊張型頭痛，頭痛体操　140
**鎮痛薬依存**
　中立的立場，人格障害　127
**鎮痛薬乱用性頭痛**
　エルゴタミン誘発性頭痛，カフェイン離脱性頭痛，慢性連日性頭痛　170
――，エルゴタミン離脱性頭痛，エルゴタミン誘発性頭痛，薬剤誘発性頭痛，変質片頭痛　172
**椎骨動脈解離性動脈瘤**
　脳梗塞，くも膜下出血，MRI　93
**椎骨脳底動脈解離**
　Wallenberg症候群，pearl and string sign，double lumen，くも膜下出血　94
**定型的症状**
　頭痛，問診　2
**低髄液圧性頭痛**
　後頭神経痛，三叉神経痛，緊張型頭痛，片頭痛　14
――，起立性頭痛，脳脊髄液圧の低下　90
**テオフィリン**
　Monro-Kellieの法則，特発性低髄液圧症候群，起立性頭痛，肥厚性硬膜炎　92
**てんかん**
　腹部片頭痛，片頭痛，片頭痛てんかん　100
――，複雑部分発作，発作後頭痛　102
**てんかん性頭痛**
　起立性調節障害，頭蓋内腫瘍，片頭痛，緊張型頭痛　174
――，橋腫瘍，頭蓋内血腫，好酸球性肉芽腫　176
**頭蓋内圧低下症**
　皮質下出血，くも膜下出血，髄膜脳炎，脳動脈解離　68
**頭蓋内血腫**
　好酸球性肉芽腫，てんかん性頭痛，橋腫瘍　176

**頭蓋内腫瘍**
　片頭痛，緊張型頭痛，てんかん性頭痛，起立性調節障害　174
**動眼神経麻痺**
　急性緑内障，切迫くも膜下出血　110
**動機づけ**
　指導，治療，緊張型頭痛　139
**頭頸部動脈解離**
　片頭痛，延髄外側梗塞，脳梗塞，頭痛　80
**統合失調症**
　精神分裂病，schizophrenia　126
**透析性頭痛**
　頭痛，高血圧，側頭動脈炎，肺性脳症　82
**頭皮帯状ヘルペス**
　肩こり，頭部神経痛　27
**頭部CT所見**
　症候性頭痛，副鼻腔炎　113
**頭部神経痛**
　頭皮帯状ヘルペス，肩こり　27
**動脈解離**
　くも膜下出血，脳梗塞，Horner症候群，Wallenberg症候群　96
**特発性低髄液圧症候群**
　起立性頭痛，肥厚性硬膜炎，テオフィリン，Monro-Kellieの法則　92
**突然の頭痛**
　くも膜下出血，項部硬直，マイナーリーク，キサントクロミー　72
**ドパミン拮抗薬**
　消炎鎮痛薬，片頭痛発作頓挫薬，片頭痛発作予防薬，トリプタン　130
**トリプタン**
　ドパミン拮抗薬，消炎鎮痛薬，片頭痛発作頓挫薬，片頭痛発作予防薬　130
――，服用時期，早期治療　160
**トリプタン系薬剤**
　エルゴタミン，ガイドライン，片頭痛，薬物療法　132
――，発作頓挫薬，片頭痛，鎮痛薬，エルゴタミン配合薬　136
――，酸素吸入，塩酸ベラパミル，エルゴタミン，群発頭痛　152
**トリプタン系薬剤禁忌**
　脳底型片頭痛，繰り返すめまい　178
**トリプタン製剤**
　ライフスタイル，セロトニン症候群，トリプタン無反応群，生物学的利用率　158
**トリプタン製剤副作用**
　エルゴタミン製剤副作用，薬剤誘発性頭痛，片頭痛予防薬　135
**トリプタン皮下注射**
　群発頭痛，酸素吸入療法　154

# 索引

トリプタン無反応群
　生物学的利用率，トリプタン製剤，ライフスタイル，セロトニン症候群　158

## な行

内頸動脈・海綿静脈洞瘻
　片頭痛，急性緑内障，くも膜下出血，群発頭痛　112
ニューロペプチド
　片頭痛，三叉神経，セロトニン，spreading depression　42
入浴
　シャワー，良性入浴関連頭痛　117
脳MRI
　高血圧症，高血圧性脳症　106
脳幹血管腫
　解離性脳動脈瘤，脳底片頭痛　34
脳血管拡張
　MRA，片頭痛発作期　29
脳血流
　SPECT，片頭痛，群発頭痛　32
——，SPECT，スマトリプタン，ミトコンドリア脳筋症　84
脳梗塞
　頭痛，頭頸部動脈解離，片頭痛，延髄外側梗塞　80
——，くも膜下出血，MRI，椎骨動脈解離性動脈瘤　93
——，Horner症候群，Wallenberg症候群，動脈解離，くも膜下出血　96
脳出血
　尾状核出血，くも膜下出血　89
脳腫瘍
　髄膜癌腫症，髄液検査，髄液細胞診　56
——，ミトコンドリア脳筋症，片頭痛，緊張型頭痛，神経症状　66
脳神経麻痺
　血管炎関連疾患，肥厚性脳硬膜炎　88
脳脊髄液圧の低下
　低髄液圧性頭痛，起立性頭痛　90
脳底型片頭痛
　basilar migraine，意識障害，一過性全健忘，transient global amnesia，不思議の国のアリス症候群，めまい　36
——，一過性脳虚血発作，脳底動脈狭窄　41
——，繰り返すめまい，トリプタン系薬剤禁忌　178
脳底動脈狭窄
　脳底型片頭痛，一過性脳虚血発作　41
脳底片頭痛
　脳幹血管腫，解離性脳動脈瘤　34
脳動静脈奇形
　閃輝暗点，前兆を伴う片頭痛　40
——，下垂体卒中，慢性硬膜下血腫，くも膜下出血，脳動脈瘤　70

脳動脈解離
　頭蓋内圧低下症，皮質下出血，くも膜下出血，髄膜脳炎　68
脳動脈瘤
　脳動静脈奇形，下垂体卒中，慢性硬膜下血腫，くも膜下出血　70
——，minor leak，くも膜下出血　73
——，CT，くも膜下出血，sentinel headache　76

## は行

肺性脳症
　透析性頭痛，頭痛，高血圧，側頭動脈炎　82
拍動性頭痛
　問診，緊張型頭痛，片頭痛，発作性頭痛　25
——，片側性頭痛，閃輝暗点　26
拍動痛
　夜間発作，緊張型頭痛，非定型症状，悪心　53
発症様式
　臨床経過，片頭痛，機能性頭痛，症候性頭痛　4
バルプロ酸ナトリウム
　群発頭痛，ベラパミル，副腎皮質ステロイド，炭酸リチウム　150
判別関数
　緊張型頭痛，片頭痛，頭痛，問診票　12
肥厚性脳硬膜炎
　脳神経麻痺，血管炎関連疾患　88
皮質下出血
　くも膜下出血，髄膜脳炎，脳動脈解離，頭蓋内圧低下症　68
尾状核出血
　くも膜下出血，脳出血　89
非定型症状
　悪心，拍動痛，夜間発作，緊張型頭痛　53
肥厚性硬膜炎
　テオフィリン，Monro-Kellieの法則，特発性低髄液圧症候群，起立性頭痛　92
費用対効果
　不安，緊張型頭痛，画像検査　62
病歴
　頭痛，既往歴，家族歴　9
——，問診票，頭痛外来　10
不安
　緊張型頭痛，画像検査，費用対効果　62
複雑部分発作
　発作後頭痛，てんかん　102
副腎
　褐色細胞腫，カテコールアミン，高血圧　99
副腎皮質ステロイド
　炭酸リチウム，バルプロ酸ナトリウム，群発頭痛，ベラパミル　150

# 索引

副鼻腔炎
　　頭部CT所見，症候性頭痛　113
──，群発頭痛，群発頭痛様頭痛　116
腹部片頭痛
　　片頭痛，片頭痛てんかん，てんかん　100
服用時期
　　早期治療，トリプタン　160
不思議の国のアリス症候群
　　めまい，脳底型片頭痛，basilar migraine，意識障害，一過性全健忘，transient global amnesia　36
ブラキシズム
　　顎関節症，緊張型頭痛，筋筋膜，関連痛　118
プロスタグランジン
　　アスピリン，頭痛，シクロオキシゲナーゼ，抗血小板作用　162
β遮断薬
　　カルシウム拮抗薬，鎮痛補助薬，抗うつ薬，抗てんかん薬　156
ベラパミル
　　群発頭痛，スマトリプタン，酸素　148
──，副腎皮質ステロイド，炭酸リチウム，バルプロ酸ナトリウム，群発頭痛　150
ベラパミル内服
　　純酸素吸入，群発頭痛，スマトリプタン皮下注　146
変形性頸椎症
　　頸椎椎間板ヘルニア，緊張型頭痛，頸性頭痛，頸椎X線　63
変質片頭痛
　　鎮痛薬乱用性頭痛，エルゴタミン離脱性頭痛，エルゴタミン誘発性頭痛，薬剤誘発性頭痛　172
片頭痛
　　機能性頭痛，症候性頭痛，発症様式，臨床経過　4
──，頭痛，問診票，判別関数，緊張型頭痛　12
──，低髄液圧性頭痛，後頭神経痛，三叉神経痛，緊張型頭痛　14
──，開業医が治療すべき頭痛，大病院へ送るべき頭痛，緊急加療を要する頭痛，頭痛の診療上の注意点　18
──，緊張型頭痛の部位，閃輝暗点と頭痛，嘔吐と頭痛，性交に伴う頭痛，群発頭痛，三叉神経痛　24
──，発作性頭痛，拍動性頭痛，問診，緊張型頭痛　25
──，偏頭痛，頭痛，神経内科　28
──，群発頭痛，鑑別診断，慢性頭痛　30
──，群発頭痛，脳血流，SPECT　32
──，閃輝暗点，前兆を伴う片頭痛，後頭葉動静脈奇形　38
──，三叉神経，セロトニン，spreading depression，ニューロペプチド　42
──，大後頭神経痛，小後頭神経痛，帯状疱疹，緊張型頭痛　52
──，緊張型頭痛，神経症状，脳腫瘍，ミトコンドリア脳筋症　66
──，延髄外側梗塞，脳梗塞，頭痛，頭頸部動脈解離　80

──，片頭痛てんかん，てんかん，腹部片頭痛　100
──，急性緑内障，くも膜下出血，群発頭痛，内頸動脈・海綿静脈洞瘻　112
──，薬物療法，トリプタン系薬剤，エルゴタミン，ガイドライン　132
──，鎮痛薬，エルゴタミン配合薬，トリプタン系薬剤，発作頓挫薬　136
──，インドメタシン反応性頭痛症候群，緊張型頭痛，治療　138
──，前兆症状，cortical spreading depression，5HT受容体，塩酸ロメリジン　155
──，カフェルゴット®，薬物の乱用，chronic daily headache　166
──，緊張型頭痛，てんかん性頭痛，起立性調節障害，頭蓋内腫瘍　174
偏頭痛
──，頭痛，神経内科，片頭痛　28
片頭痛てんかん
　　てんかん，腹部片頭痛，片頭痛　100
片頭痛発作期
　　脳血管拡張，MRA　29
片頭痛発作頓挫薬
　　片頭痛発作予防薬，トリプタン，ドパミン拮抗薬，消炎鎮痛薬　130
片頭痛発作予防薬
　　トリプタン，ドパミン拮抗薬，消炎鎮痛薬，片頭痛発作頓挫薬　130
片頭痛予防薬
　　トリプタン製剤副作用，エルゴタミン製剤副作用，薬剤誘発性頭痛　135
片側性頭痛
　　閃輝暗点，拍動性頭痛　26
ペンタゴン
　　迂回槽，くも膜下出血，ダビデの星　74
発作後頭痛
　　てんかん，複雑部分発作　102
発作性頭痛
　　拍動性頭痛，問診，緊張型頭痛，片頭痛　25
発作頓挫薬
　　片頭痛，鎮痛薬，エルゴタミン配合薬，トリプタン系薬剤　136

## ま行

マイナーリーク
　　キサントクロミー，突然の頭痛，くも膜下出血，項部硬直　72
マグネシウム
　　スカベンジャー，セロトニン，赤ワイン，カフェイン　164

# 索引

末梢神経
　神経痛，三叉神経痛，帯状疱疹後神経痛，Tolosa-Hunt症候群　104

慢性緊張型頭痛
　薬物治療，新規発症持続性連日性頭痛　142

慢性硬膜下血腫
　くも膜下出血，脳動脈瘤，脳動静脈奇形，下垂体卒中　70
──，症候性頭痛，高齢者の頭痛　180

慢性頭痛
　片頭痛，群発頭痛，鑑別診断　30
──，chronic daily headache，CDH，transformed migraine　60

慢性発作性片側頭痛
　インドメタシン，自律神経症状，一側性頭痛，群発頭痛　79

慢性連日性頭痛
　鎮痛薬乱用による頭痛，エルゴタミン誘発性頭痛，カフェイン離脱性頭痛　170

ミトコンドリア脳筋症
　片頭痛，緊張型頭痛，神経症状，脳腫瘍　66
──，脳血流，SPECT，スマトリプタン　84

未破裂動脈瘤
　thunderclap headache，SAH　78

めまい
　脳底型片頭痛，basilar migraine，意識障害，一過性全健忘，transient global amnesia，不思議の国のアリス症候群　36

問診
　定型的症状，頭痛　2
──，緊張型頭痛，片頭痛，発作性頭痛，拍動性頭痛　25
──，緊張型頭痛，誘因　50

問診票
　MIDAS，閃輝暗点，頭痛の鑑別，頭痛の問診　6
──，頭痛外来，病歴　10
──，判別関数，緊張型頭痛，片頭痛，頭痛　12

や行

夜間発作
　緊張型頭痛，非定型症状，悪心，拍動痛　53

薬剤誘発性頭痛
　片頭痛予防薬，トリプタン製剤副作用，エルゴタミン製剤副作用　135
──，変質片頭痛，鎮痛薬乱用性頭痛，エルゴタミン離脱性頭痛，エルゴタミン誘発性頭痛　172

薬物治療
　新規発症持続性連日性頭痛，慢性緊張型頭痛　142

薬物の乱用
　chronic daily headache，片頭痛，カフェルゴット®　0166

薬物乱用性慢性頭痛
　心因性頭痛，chronic daily headache　168

薬物療法
　トリプタン系薬剤，エルゴタミン，ガイドライン，片頭痛　132

誘因
　問診，緊張型頭痛　50

腰椎穿刺
　後頭神経痛，項部硬直，頸部強剛，髄膜刺激症状　16

抑うつ
　緊張型頭痛，心身症　144

ら行

ライフスタイル
　セロトニン症候群，トリプタン無反応群，生物学的利用率，トリプタン製剤　158

陸上選手の頭痛
　長距離走者の頭痛，水泳選手の頭痛，重量挙げ選手の頭痛，ゴーグル片頭痛　122

良性咳嗽性頭痛
　労作性頭痛，咳嗽　107

良性性交時頭痛
　水泳時頭痛，群発頭痛，静脈洞血栓症，くも膜下出血　22

良性入浴関連頭痛
　入浴，シャワー　117

緑内障発作
　側頭動脈炎，下垂体卒中，抗リン脂質抗体症候群，眼窩先端症候群　108

臨床経過
　片頭痛，機能性頭痛，症候性頭痛，発症様式　4

ロイコトリエン受容体阻害薬
　神経炎症，細菌性炎症，上顎洞炎，蝶形骨洞炎　114

労作性頭痛
　咳嗽，良性咳嗽性頭痛　107

数字

5HT受容体
　塩酸ロメリジン，片頭痛，前兆症状，cortical spreading depression　155

A〜Z

aspirin
　頭痛，シクロオキシゲナーゼ，抗血小板作用，プロスタグランジン　162

basilar migraine
　意識障害，一過性全健忘，transient global amnesia，不思議の国のアリス症候群，めまい，脳底型片頭痛　36

CDH
　transformed migraine，慢性頭痛，chronic daily headache

# 索引

**chronic daily headache** 60
 CDH, transformed migraine, 慢性頭痛 60
 ——, 片頭痛, カフェルゴット®, 薬物の乱用 0166
 ——, 薬物乱用性慢性頭痛, 心因性頭痛 168
**coital cephalalgia**
 性交後の頭痛, くも膜下出血 124
**cortical spreading depression**
 5HT受容体, 塩酸ロメリジン, 片頭痛, 前兆症状 155
**COX**
 抗血小板作用, プロスタグランジン, アスピリン, 頭痛 162
**CO中毒**
 weekend headache, VDT作業, 環境因子, sick-building症候群 128
**CT**
 くも膜下出血, sentinel headache, 脳動脈瘤 76
 ——, 頭痛, くも膜下出血, 解離性脳動脈瘤 98
**double lumen**
 くも膜下出血, 椎骨脳底動脈解離, Wallenberg症候群, pearl and string sign 94
**Horner症候群**
 Wallenberg症候群, 動脈解離, くも膜下出血, 脳梗塞 96
**IHS分類**
 国際頭痛学会, migraine, tension-vascular headache 45
**MIDAS**
 閃輝暗点, 頭痛の鑑別, 頭痛の問診, 問診票 6
**migraine**
 tension-vascular headache, IHS分類, 国際頭痛学会 45
**minor leak**
 くも膜下出血, 脳動脈瘤 73
**Monro-Kellieの法則**
 特発性低髄液圧症候群, 起立性頭痛, 肥厚性硬膜炎, テオフィリン 92
**MRA**
 片頭痛発作期, 脳血管拡張 29
**MRI**
 椎骨動脈解離性動脈瘤, 脳梗塞, くも膜下出血 93
**orofacial pain**
 顔面片頭痛, 群発頭痛, 口腔顔面痛 120
**pearl and string sign**
 double lumen, くも膜下出血, 椎骨脳底動脈解離, Wallenberg症候群 94
**PG**
 アスピリン, 頭痛, シクロオキシゲナーゼ, 抗血小板作用 162
**SAH**
 未破裂動脈瘤, thunderclap headache 78
**schizophrenia**
 統合失調症, 精神分裂病 126
**sentinel headache**
 脳動脈瘤, CT, くも膜下出血 76
**sick-building症候群**
 CO中毒, weekend headache, VDT作業, 環境因子 128
**SPECT**
 片頭痛, 群発頭痛, 脳血流 32
 ——, スマトリプタン, ミトコンドリア脳筋症, 脳血流 84
**spreading depression**
 ニューロペプチド, 片頭痛, 三叉神経, セロトニン 42
**tension-vascular headache**
 IHS分類, 国際頭痛学会, migraine 45
**thunderclap headache**
 SAH, 未破裂動脈瘤 78
**Tolosa-Hunt症候群**
 末梢神経, 神経痛, 三叉神経痛, 帯状疱疹後神経痛 104
**transformed migraine**
 慢性頭痛, chronic daily headache, CDH 60
**transient global amnesia**
 不思議の国のアリス症候群, めまい, 脳底型片頭痛, basilar migraine, 意識障害, 一過性全健忘 36
**VDT作業**
 環境因子, sick-building症候群, CO中毒, weekend headache 128
**Wallenberg症候群**
 pearl and string sign, double lumen, くも膜下出血, 椎骨脳底動脈解離 94
 ——, 動脈解離, くも膜下出血, 脳梗塞, Horner症候群 96
**weekend headache**
 VDT作業, 環境因子, sick-building症候群, CO中毒 128
**ZungのSDS**
 抗うつ薬, 緊張型頭痛, うつ状態 55

2003年3月28日　初版第1刷発行Ⓒ　　　〔検印省略〕

---

### 頭痛診療のコツと落とし穴

編集　　坂井文彦
発行者　平田　直
発行所　株式会社 中山書店
　　　　〒113-8666　東京都文京区白山1-25-14
　　　　TEL 03-3813-1101（代表）　振替 00130-5-196565
印刷・製本　中央印刷株式会社

Published by Nakayama-Shoten Co., Ltd.
ISBN 4-521-67061-X C3047　　　　　　　　　Printed in Japan

本書に掲載された著作物の翻訳・複写・転載・データベースへの取り込みおよび送信に関する許諾権は，小社が保有します．
本書の無断複写は，著作権法上での例外を除き禁じられています．本書を複写される場合は，そのつど事前に当社（直通電話03-3813-1132）の許諾を得てください．

# 脳卒中データバンク

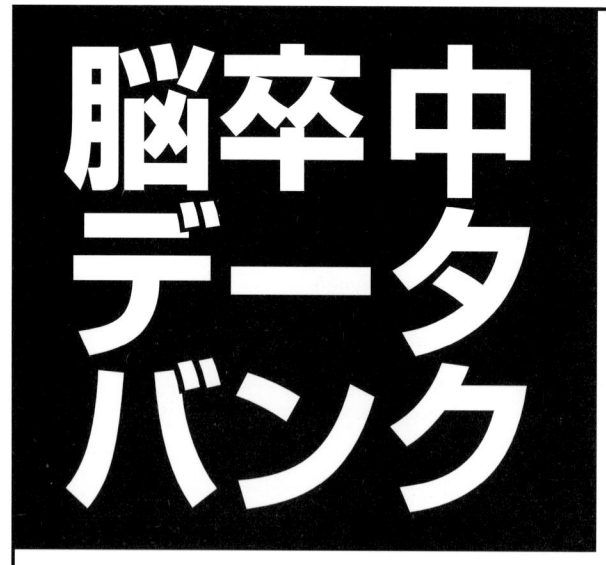

全国50施設，患者数8000人の日本初の脳卒中データバンクから最新の診療エビデンスを収載したEBMデータブック

編集：小林 祥泰
島根医大第3内科教授

A4判／並製／108頁／写・図・表250点
定価 **3,360** 円（本体3,200円）

「脳卒中急性期患者データベース」は，わが国における脳卒中診療のEBM確立を目的として，平成11年度に構築され，現在，50施設，8000例のデータベースに成長し，すでに院内LANに組み込んで運用している病院もあります．本書はこのデータベースで得られた最新の診療エビデンスを収載し，第一線の医師，ならびに医薬品関係者にとっての必須のデータブックです．併せて，日本初のデータバンク構築の意義，将来構想をも記載し，今後のさらなるエビデンス集積に寄与することを願って編集・執筆されています．

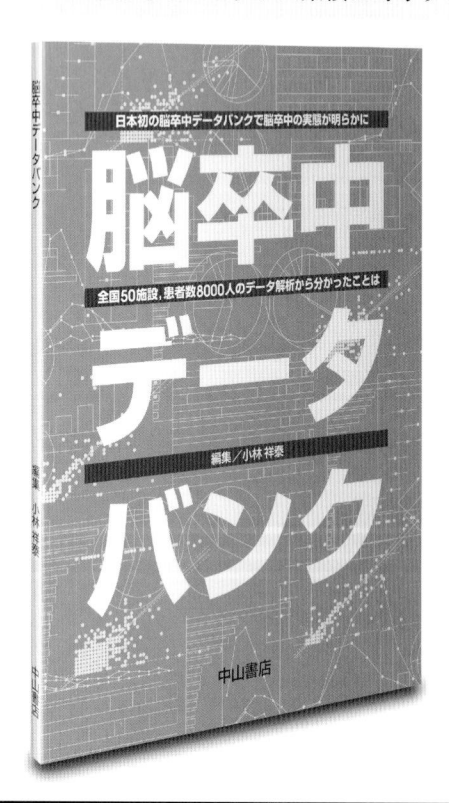

## CONTENTS

### 第1部 脳卒中急性期患者データベースの概要
1. 脳卒中急性期患者データベース開発経緯
2. 脳卒中急性期患者データベースにおける標準化項目
3. 脳卒中急性期患者データベース入力画面
4. 脳梗塞・脳出血患者の脳卒中スケールを用いた重症度，予後の検討

### 第2部 脳卒中診療のエビデンス
1. 急性期脳卒中の実態
2. 脳梗塞の実態
3. 脳出血の実態
4. くも膜下出血の実態

### 第3部 脳卒中急性期患者データベースの付加価値
1. 院内LANによる継続入力とデータの活用
2. 脳卒中データベースによる治療指針作成・検証
3. 脳卒中データベースの病棟医教育効果

---

**中山書店**　〒113-8666　東京都文京区白山1-25-14
http://www.nakayamashoten.co.jp/
TEL：03-3813-1100
FAX：03-3816-1015

**内科テキストのスタンダード，強力バージョンアップ!!**

# 改訂第6版
# 内科学書 全2冊

*Standard Textbook of Internal Medicine*

●責任編集
島田　馨

●専門編集
朝倉　均
太田　保世
柏木平八郎
金澤　一郎
黒川　清
齋藤　英彦
猿田　亨男
戸田剛太郎
藤島　正敏
松澤　佑次
矢崎　義雄

## 10大特色

1 全編にわたる増補・改訂により，最新知見をフォロー
2 内科臨床で遭遇する殆どの疾患を網羅し，ていねいに解説
3 索引は和文・欧文を両方の巻にそれぞれ収録
4 病因・病態に関する記述は類書を圧倒
5 **EBM**や新ガイドラインに沿った治療法にも言及
6 前版と比し，テキスト**130**頁，写図表**30**点のボリュームアップ
7 関連記述が探しやすいリンク頁の明示
8 確実にポイントがわかる写真を多用
9 相互の関連性はわかりやすいフローチャートで説明
10 読みやすい**2**色刷・**2**段組レイアウト

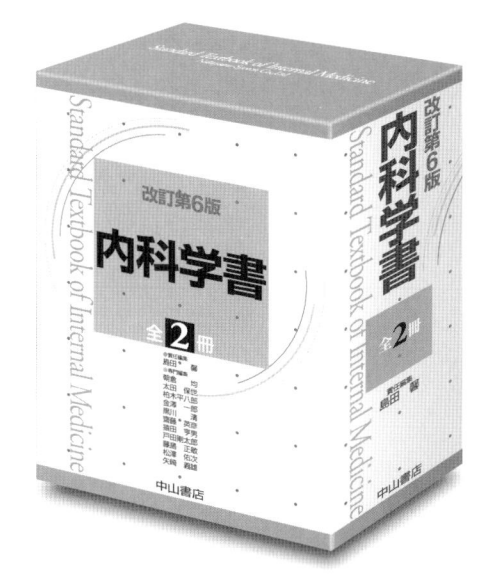

## 収録項目

**1**
- 内科学総論
- 臨床症状
- 代謝疾患
- 内分泌疾患
- 血液・造血器疾患
- リウマチ性疾患・アレルギー性疾患・免疫不全症
- 感染症

**2**
- 循環器疾患
- 呼吸器疾患
- 消化管・腹膜疾患
- 肝・胆道・膵疾患
- 腎・尿路疾患
- 神経疾患
- [付]正常値

B5判　函入並製　2分冊（分売不可）
総2,630頁　2色刷　写図表2,550点
定価 **26,250** 円（本体 25,000 円）

**中山書店**　〒113-8666 東京都文京区白山1-25-14
http://www.nakayamashoten.co.jp/
TEL 03-3813-1100　FAX 03-3816-1015

# 中山書店の コツと落とし穴シリーズ  Pitfalls & Knack

### 急増中のウイルス性肝炎など，肝疾患の検査・診療のコツを伝授!
## 肝疾患診療 のコツと落とし穴
【編集】井廻 道夫（自治医大大宮医療センター教授）
AB判／並製／232頁／122テーマ／定価**7,980**円（本体7,600円）

急増する肝疾患の検査・診断・治療のコツや落とし穴をスペシャリストが披露．穿刺から見落としがちな疾患，生活指導法，メンタルケア，移植までをも取り入れた実用的な書．

---

### 透析導入から機器管理，長期透析の合併症対策まで137テーマ!
## 透析診療 のコツと落とし穴
【編集】浅野 泰（自治医大客員教授／猿島赤十字病院長）
AB判／並製／280頁／137テーマ／定価**9,240**円（本体8,800円）

腎移植が少ない日本では慢性腎不全治療のほとんどを透析が担っている．確立された医療である一方，技術向上によりもたらされた，古くて新しいテーマに93名もの経験者が挑む．

---

### 心電波形から病態情報を読み取るノウハウがここに濃縮!
## 心電図検査 のコツと落とし穴
【編集】小川 聡（慶大呼吸循環器内科教授）
AB判／並製／280頁／124テーマ／定価**7,140**円（本体6,800円）

心電図の波形を十分に読みとるには，教科書学習だけでは不十分である．本書は，心電図のエキスパートが実例をあげ，永年に亘る蓄積を披露した極めて実際的な虎の巻である．

---

### EBM時代の成人気管支喘息診療の極意!
## 喘息診療 のコツと落とし穴
【編集】牧野 荘平（東京アレルギー疾患研究所）
AB判／並製／256頁／132テーマ／定価**9,240**円（本体8,800円）

喘息予防・管理ガイドラインの発表後，喘息治療は大きく変わった．本書では70名以上の専門医が，問診から長期管理にわたる喘息診療の「コツ」と「落とし穴」を開陳する．

---

### ベテラン医師が選び抜いた症例を画像満載で紹介!
## 虚血性心疾患診療 のコツと落とし穴
【編集】上松瀬 勝男（日大内科教授）
AB判／並製／240頁／112テーマ／定価**9,030**円（本体8,600円）

心疾患は，症状の多様さにより初回診療での診断や治療が困難である．本書では，第一線で活躍の医師78名が豊富な臨床経験に裏打ちされたとっておきのコツと落とし穴を披露．

---

### 薬物・食事・運動療法から合併症予防・治療まで第一人者の奥義を詳説!
## 糖尿病診療 のコツと落とし穴
【編集】河盛 隆造（順大内科学・代謝内分泌学教授）
AB判／並製／232頁／109テーマ／定価**8,400**円（本体8,000円）

食の欧米化などで激増する糖尿病．その病態は個々で異なり，治療法は患者数分だけ存在する．その診療のノウハウを，第一人者たちが過去の成功と失敗を踏まえ，ここに披露．

---

### ベテラン医師が選び抜いた症例を画像満載で紹介!
## 脳卒中診療 のコツと落とし穴
【編集】峰松 一夫（国立循環器病センター内科脳血管部門部長）
AB判／並製／230頁／101テーマ／定価**9,240**円（本体8,800円）

脳卒中の診療医なら興味のある，ベテラン医師97名の出会った100以上の症例記録を豊富な画像とともに紹介している．コツあり落とし穴あり，診療の勘どころが浮かびあがる．

---

**中山書店**　〒113-8666 東京都文京区白山1-25-14
http://www.nakayamashoten.co.jp/
TEL 03-3813-1100　FAX 03-3816-1015